医用耗材

供应链管理与大数据应用

秦利荣 许 锋 ◎ 主 编

刘 洋 肖勇波 程维国 ◎ 副主编

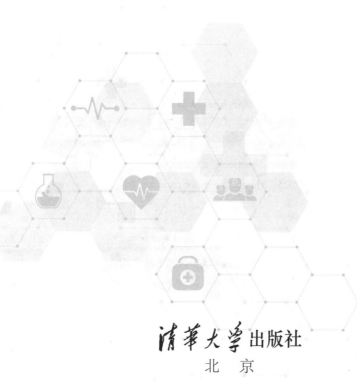

清華大学出版社

北 京

内 容 简 介

本书由中国卫生信息与健康医疗大数据学会医院物流供应链（SPD）大数据应用分会组织编写，从行业发展、法规要求、技术特点、发展趋势等方面对医用耗材供应链管理进行全面阐述，为医疗机构医用耗材管理人员提供可借鉴的管理方法及思路。

全书共 15 章，内容包括：物流供应链管理概述，医用耗材管理相关法律法规，医用耗材管理相关术语和定义，医用耗材供应链管理特点，医用耗材管理机构、人员和职责，医用耗材采购与资料管理，医用耗材中心库房管理，医用耗材二级库房管理，医用耗材管理信息化建设，医用耗材智能管理与追溯，医用耗材财务管理，医用耗材管理内部控制评价与风险评估，医用耗材临床使用大数据评价，医用耗材供应链管理检查，医用耗材供应链管理未来发展趋势等。

图书在版编目 (CIP) 数据

医用耗材供应链管理与大数据应用 / 秦利荣，许锋

主编；刘洋，肖勇波，程维国副主编 . -- 北京：清华

大学出版社 , 2025. 1. -- ISBN 978-7-302-68064-2

Ⅰ . R197.39-39

中国国家版本馆 CIP 数据核字第 2025VX6086 号

责任编辑：高晓蔚
装帧设计：方加青
责任校对：宋玉莲
责任印制：刘 菲

出版发行：清华大学出版社
    网 址：https://www.tup.com.cn，https://www.wqxuetang.com
    地 址：北京清华大学学研大厦 A 座   邮 编：100084
    社 总 机：010-83470000   邮 购：010-62786544
    投稿与读者服务：010-62776969，c-service@tup.tsinghua.edu.cn
    质 量 反 馈：010-62772015，zhiliang@tup.tsinghua.edu.cn
印 装 者：三河市科茂嘉荣印务有限公司
经 销：全国新华书店
开 本：185mm×260mm   印 张：15.25   字 数：306 千字
版 次：2025 年 2 月第 1 版   印 次：2025 年 2 月第 1 次印刷
定 价：88.00 元

产品编号：102398-01

刘伟军　陕西省人民医院

吕晓凡　南京大学医学院附属鼓楼医院

马　静　中央军委机关事务管理总局服务局保健室

孟　莎　中南大学湘雅医院

尼　燕　南方医科大学深圳医院

潘　晶　上海钛米机器人股份有限公司

潘燕君　浙江大学医学院附属第一医院

彭春秋　国药联众致远（北京）医疗器械有限公司

蒲　力　华润广东医药有限公司

钱珊珊　南京大学医学院附属鼓楼医院

邱晓誉　上海特融网络科技有限公司

阮常红　上海三瑞信息技术有限公司

沈国平　上海万序健康科技有限公司

谈春荣　首都医科大学附属北京世纪坛医院

夏慧琳　内蒙古自治区人民医院

徐小林　南京大学

薛巍立　东南大学

薛昕昀　北京大学第三医院

王春云　南京大学医学院附属鼓楼医院

王宜威　北京国药新创科技发展有限公司

王　桢　广东通用医药有限公司

王宗强　吉林大学中日联谊医院

魏国勇　德州市人民医院

吴佳乐　南昌大学附属医院

姚　辰　深圳优博讯科技股份有限公司

余冬兰　中山大学附属第一医院

张凤勤　中国医学科学院阜外医院

张和华　陆军军医大学陆军特色医学中心

张国臣　山东鹰能智能设备制造有限公司

张　雷　复旦大学附属华山医院

张　磊　天津第五中心医院

张　勤　江苏省苏北人民医院

张夏俊　江苏省溧阳市人民医院

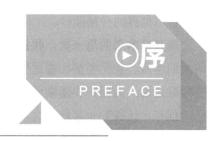
在医疗领域的广阔舞台上，每一次紧急救治都是一场与时间的赛跑，每一件医用耗材都承载着生命的重量。

供应链，这个听起来缺乏温情的词，在医疗领域却关乎每一个生命的脉动。它不是物流和分配的简单组合，而是一套精密复杂的系统，涉及预测、采购、存储、分发、使用等众多环节。在这个系统中，任何一个微小的失误，都可能引发连锁反应，影响到医疗服务的质量和效率，甚至直接关系到患者的安全与健康。

这是一本探讨医用耗材及医疗机构供应链管理的书。我们将带领读者深入理解医用耗材的重要性，从简单的纱布、绷带，到高精尖的心脏起搏器，每一种物资都扮演着不可或缺的角色。我们将探索这些看似普通却又至关重要的物品是如何被精确地配送到需要它们的地方，如何在紧急情况下得以迅速响应调配，以及它们的质量和安全性如何保证。

随着科技的进步和全球化的发展，供应链管理已经变得越来越复杂。医疗机构面临着成本控制的压力，同时又要确保服务的连续性和质量。这就要求供应链不仅要高效，还要足够灵活，能够适应不断变化的需求和不可预测的挑战。本书将揭示，如何通过战略采购、库存优化、风险管理等手段，构建一个既经济又可靠的供应链体系。

在本书的写作过程中，我们采访了众多行业内的专家，包括供应链管理人员、医院行政领导、临床医生以及一线护理人员。他们的经验和见解为我们提供了宝贵的第一手资料，使我们能够更深入地剖析供应链管理的每个细节，更真切地感受到这个领域对于整个医疗系统的重要性。

我们也深知，供应链管理并非一成不变。随着新技术如物联网（IoT）、人工智能（AI）、区块链等的不断涌现，供应链管理的方式也在发生着翻天覆地的变化。本书将探讨这些技术如何影响供应链的设计和运作，以及它们如何帮助医疗机构更好地应对未来的挑战。

在这场无声的战斗中，医用耗材和供应链管理是医疗英雄们的坚强后盾。它们是无名的守护者，确保每一次手术的顺利进行、每一份药物的安全送达、每一次急救的及时响应。通过本书，我们希望向在这些领域辛勤工作的人们致敬，同时也希望为广大读者揭开这个幕后世界的神秘面纱。

翻开这本书的每一页，我们都在向那些致力于让医疗供应链更加高效、安全、可持续的人们学习。我们相信，通过分享这些知识和经验，可以共同推动医疗供应链管理向更高的标准迈进，为保护和拯救更多的生命贡献力量。

现在，让我们一起打开这本书，踏上一段关于医用耗材和供应链管理的知识之旅，探索那些在医疗幕后默默支撑我们健康与安全的力量。这是一次不仅关乎智慧和创新，更关乎爱与责任的探索。欢迎你，勇敢地走进这个充满挑战与机遇的领域，一起见证和创造未来。

2024 年 11 月于南京

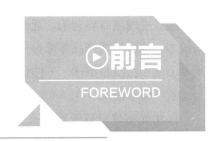

作为医药产品院内运行的重要环节，医疗机构院内物流供应链涵盖药品、医用耗材、后勤物资等的供应。目前，许多医疗机构在医院信息系统（HIS）、医院资源管理系统（HRP）、医学影像存档与通信系统（PACS）、信息平台、远程医疗等方面投入巨大，也产生了较好的管理效益。但是，对物资管理、物流供应相关的信息化管理重视不够，相关供应链软件技术，目前远未达到精细化管理的要求。

早在20世纪六七十年代，为了应对美国的医疗体制改革，提高医用耗材物流管理效率，进一步提高临床医疗服务质量，美国的医院经营管理顾问戈登-弗里森医生（Dr. Gordon A. Friesen）提出了"医院物资产品采购、供应一体化"的构想，以医院医用物资管理部门为主导、以物流信息技术手段为工具，通过合理使用社会资源，对医用物资在院内的供应、加工、推送等院内物流供应链形成了一种集成管理方法。

2019年《国务院办公厅关于印发深化医药卫生体制改革2019年重点工作任务的通知》（国办发〔2019〕28号）和《治理高值医用耗材改革方案》（国办发〔2019〕37号），明确推动落实进一步规范医用耗材使用的重点工作。制定医疗器械唯一标识系统规则，逐步统一全国医保高值医用耗材分类与编码，对单价和资源消耗占比相对较高的高值医用耗材开展重点治理，进一步对医用耗材管理提出了严格的要求。

医院实行医用耗材供应链管理，既是现代医院管理的需要，也是医院开源节流、精细化管理的一种选择。近年来，医用耗材供应链管理从以下几点进行了探索，以推进医院精细化、一体化管理。

① 管理理念

医用耗材供应链管理不同于传统医院管理，首先要从理念上进行转变。这就要求医院管理人员从管理观念上向现代企业管理学习，以精细化管理理念为核心，依托物流信息技术工具，通过智能化、信息化手段合理管理医用耗材，实现医用耗材在院内从供应、配送、使用到结算的集中管理方式，使医用耗材的精细化管理水平显著提升。

② 信息化

信息化在医院工作中具有重要的推动作用。医院除加强自身医疗工作管理外，还应加强信息化管理。医用耗材供应链管理与智能化息息相关，是结合信息系统、智能硬件与专业管理等手段进行运营的，通过协同优化、高效智能的管理办法，节省医药产品管理时间与成本，达到医药产品零库存及全生命周期可追溯，提升管理精准度及医院整体医疗服务水平，实现医院精细化、一体化管理。

③ 技术创新

医用耗材供应链管理是通过信息技术专业手段，加之物联网设备以及专业运营团队，为医院提供精细化物资管理的一种服务。医用耗材供应链管理创新模式将为医院管理和高质量发展开辟一条新道路和新路径，通过新技术和新模式创新，能够在当下医院改革过程中，既提升管理水平，又把管理成本降下来。

④ 服务价值

市场需求即市场导向，市场导向也体现了服务价值。供应链不仅仅是物质的供应链，也是产品供应链，还有很重要的服务供应链。在现代信息化时代，是需要很多服务类产品去支持整个供应链体系的。因此，医院要重视服务供应链创新，同时创新价值链。医用耗材供应链管理服务就是协助医院把"最后一公里"打通，补齐传统医院管理短板，发挥供应链本身的服务作用，对医院整个细枝末节实行集约化管理，推动医院、患者等需求实现。

⑤ 专业人才

术业有专攻，专业人才永远是各个行业发展的关键因素，同时也是制约行业运营发展的重大因素。医疗是专业性较强的行业，运用于医院的医用耗材供应链管理，既需要医疗专业人才，也需要专业化配送人员，才能更好地实现医院的精细化管理，推动医院高质量发展。因此，要注意既具备医疗知识，又精通信息化运营管理的专业人才的培养与引进。

本书从近年来国家政策要求、行业专业化管理实践、未来发展等方面，对医用耗材供应链智慧化管理和大数据应用方向进行了阐述，以期能给医院医用耗材管理者和企事业单位相关从业人员带来启迪。

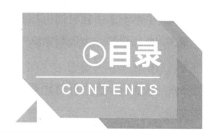
▶目录

CONTENTS

第 1 章

物流供应链管理概述

本章概要

- 物流与供应链管理
- 医药物流供应链管理发展

本章重点介绍物流与供应链管理的基础概念，医药物流供应链管理发展的历程、行业现状，以及面临的机遇与挑战等。

1.1 物流与供应链管理

1.1.1 物流与物流管理

人类社会的进步以生产力的进步为基础，通过连续的社会再生产过程，物质资料和人口再生产得以从低级向高级发展。社会再生产过程中，商品和货币不断地进行着相互转换，我们称这种转换为商品流通。商品流通对经济社会的发展具有重要的意义和影响，不论在任何国家、任何时代，其都是人们在经济活动中所要关注和考虑的重点环节，物流就诞生和脱胎于商品流通过程。

现代意义上的物流（logistics）概念通常被认为起源于第二次世界大战时期的美国，是美军围绕战时物资的生产、采购、运输和配给等环节，以时效、成本和质量作为评价其服务的三维指标，所形成的一个完整的后勤服务体系。物流体系在二战期间发挥了重要的基石作用，为美国及其盟友的胜利奠定了坚实基础。战争结束后，随着生产力水平的飞速进步和商品经济的发展，生产活动中的社会化分工程度越来越高，美军的这种物流体系被广泛地移植到经济活动当中来，应用到各类企业当中。由于交通运输技术的进步和交通基础设施的完善，物流运输的成本也大大降低，物流行业还出现了许多新业态，诞生了一批专门经营第三方物流业务的企业。并且，近几十年来互联网技术的飞速进步和发展，深刻地改变了人们的生产和生活方式，以电子商务为代表的新兴商业模式给物流行业提供了巨大的发展空间，越来越多的"互联网＋"企业也对物流服务提出了更多的需求和要求。

美国物流管理协会（Council of Logistics Management，CLM）1998 年修订的物流定义[①] 为："物流是供应链流程的一部分，是为了满足客户需求而对商品、服务及相关信息从原产地到消费地的高效率、高效益的正向和逆向流动及储存进行的计划、实施与控制过程。"

我国于 2021 年 12 月最新修订实行的物流术语国家标准中，将物流定义[②] 为："根据实际需要，将运输、储存、装卸、搬运、包装、流通加工、配送、信息处理等基本功能实施有机结合，使物品从供应地向接收地进行实体流动的过程"。另外，在此次国家标准的修订中，顺应时代发展，还专门制定了智慧物流的定义："以物联网技术为基础，综合运用大数据、云计算、区块链及相关信息技术，通过全面感知、识别、跟踪物流作业状态，实现实时应对、智能优化决策的物流服务系统"。这一定义充分展现了物流业发展的新趋势、新方向，也帮助我们在新时代背景下对物流概念获取更深的理解和认识。

在不同地区、不同时代下，所面临的客观条件不同，社会经济的需求也不同，物流的发展同样如此，其特征会随着社会的进步而不断变化。结合上述的智慧物流定义，在当今的时代背景下，物流的特征可以体现在以下方面。（1）智能化。在当今时代，物流活动可以更多摆脱人工的限制，结合自动化和人工智能技术，高效率、高质量、低成本地完成装卸、包装、识别、分拣、运输等各项工作。（2）标准化。时效、成本和质量是物流的生命线，而上述目标的实现都依托于各企业间统一的物流标准。得益于区块链等技术的运用，物流标准化的进程被大大加速，各类企业和技术标准的统一为物流行业的发展提供了新的契机。（3）个性化。在信息技术迅速发展的大背景下，消费和生产模式不断迭代升级，供需识别和匹配的机制不断优化，人们对高质量的定制化、个性化产品和服务提出了更高需求，这也对物流行业提出了新的要求。

物流是国民经济的重要组成部分，发挥着"动脉"作用，推动着各类经济活动的进行，具有重要的经济和社会价值。从价值创造过程当中的物理过程角度来看，物流所创造的价值主要体现在两方面：首先，物流改变了物资在生产和消费上存在的客观空间差异，通过改变货物的所在场所创造了空间价值；其次，物流活动充分强调其时效性，弥补了生产和消费间的时间差，创造了时间价值。从价值创造的其他过程而言，物流还充分体现了其社会方面的价值。物流活动以契约为基础，重视质量和时效，其发展过程很大程度上促进了人们契约精神和时间观念的提升，发挥了积极的社会作用。

1.1.2　供应链管理

① 供应链管理定义

随着产品生产周期不断压缩与现代物流高度发展，各大企业逐渐将运营重点转移至企业供应链及其管理当中。一条基础完备的供应链应当包括供应商、制造商、仓库与零售商四个环节，供应商通过向各大原材料产地购买产品原材料，将其提供给产品制造商用

---

① 定义来源于美国物流协会官网：cscmp.org。
② 定义来源国家标准全文公开系统：openstd.samr.gov.cn，物流术语国家标准：GB/T18354-2021。

于产品生产，待产品生产完成后，所有产品将运往仓库临时储存，最后向各大零售商分配运送。而在企业供应链运作的过程中，会相应产生各项成本，包括原材料成本、制造成本、库存成本及运输成本，如图 1-1 所示。为了使企业供应链能够持续稳定地工作，需要引入一系列相关技术方法用于供应链管理[①]，使企业生产或提供恰当的产品或服务（right product or service），以恰当的数量（right quantity）的产品及恰当的成本（right cost），送达恰当的顾客（right customer），实现系统效益最大化与成本最小化。

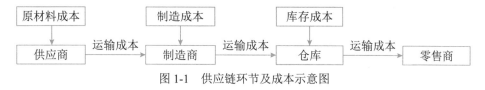

图 1-1　供应链环节及成本示意图

供应链作为一个动态复杂网络，不同环节之间往往由于信息不对称而产生目标冲突。供应商期望下游制造商能够稳定大量采购，并给予其足够的响应灵活性；制造商受到顾客需求变动以及诸多不可抗因素影响，尽管其期望能够长期稳定生产产品，但对于原材料的采购同样需要足够的灵活性，可见，供应商与制造商两者目标存在冲突。同样地，制造商的大批量生产目标与仓库降低库存的目标存在冲突。因此，在供应链管理中，如果仅对其中某一环节进行优化，则会对其他环节造成影响，这就意味着，企业供应链管理应当遵循全局优化的原则，实现供应链协同，提高供应链整体运行效率，降低整体运行成本，提高消费者满意程度。

② 供应链管理核心

"牛鞭效应"[②]作为供应链运作过程中的经典问题，其产生原因主要是外部需求信息流在从下游零售商向上游供应商传递过程中，由于各环节无法实现及时有效的信息共享，使得信息流在传递过程中被逐级扭曲，需求信息波动变大。在供应链中，越位于上游，该环节受到"牛鞭效应"的影响越大，如图 1-2 所示。

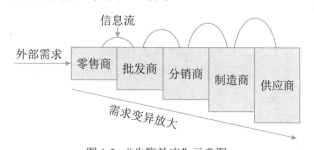

图 1-2　"牛鞭效应"示意图

① David Simchi-Levi，Philip Kaminsky，Edith Simchi-Levi. Designing and Managing the Supply Chain[M].
北京：中国人民大学出版社，2009.
② H L Lee，V Padmanaban，S Whang. The Bullwhip Effect in Supply Chains[J]. Sloan Management Review，1997，38：93-102.

供应链管理的核心在于实现各环节的合作共赢，因此要尽可能缓解供应链运作过程中所产生的"牛鞭效应"。随着互联网技术的快速发展，区块链技术被广泛应用于企业供应链管理中，其通过"去中心化"技术，打破传统供应链中存在的数据孤岛，实现"产品流、信息流、资金流"三流合一，确保各个节点的信息完全一致，能够有效削弱供应链的"牛鞭效应"。

1.2 医药物流供应链管理发展历程

1.2.1 医用耗材供应链管理的发展历程

医用耗材是医院物资的一种，区别于药品，医院通常由设备管理职能部门管理医用耗材，药剂管理职能部门管理药品。医用耗材供应链管理包括采购、配送、验收、存储等多个环节的内容，涉及医院中的物流、信息、医保、财务等多个部门的工作，是支持医院医疗工作有序开展的重要组成部分之一，对于降低医院运营成本、提高服务质量和病人的满意度具有十分重要的意义（李颖琦和梁思源，2023）。

起初的医用耗材供应链模式主要为传统的采购—物流模式，随着医疗技术水平的不断提升，医用耗材种类和规格也在逐步精细化，传统的人工管理模式已不能满足医院高质量发展和精细化管理的需要（丁嘉鹏，2023）。

近年来，结合信息技术，SPD（supply，processing，distribution，即供应、管理、配送）模式作为一种全新的现代化医院供应链管理模式，被越来越多的医院所采用。SPD 模式诞生于 20 世纪六七十年代，美国医生戈登－弗里曼把原本应用于军队中的物流管理理论引入医用耗材的管理之中（李立萍，2020）。SPD 模式由 supply（面向供应商的供应管理环节）、processing（面向院内各级医用耗材库房的库存/加工管理环节）、distribution（面向院内科室和手术室的配送管理环节）三部分构成，主要目的在于帮助医院摆脱繁杂的医用耗材管理，以此集中精力于临床业务，同时，利用专业的第三方物流管理理念来支持医疗机构工作的有序开展（刘同柱，2017）。SPD 模式以医院物流管理部门为主导，以物流信息化为手段，合理使用医疗物流供应链上的资源，对全院的医用耗材进行统一管理的模式，如图 1-3 所示。

SPD 供应链服务商作为物流中心，为医疗机构提供医用耗材的采购、仓储与配送服务等供应链管理服务。实行集中仓储管理，可以对医疗机构仓库进行改造升级，提供医疗物资的全程托管服务，帮助医疗机构实现院内物资零库存管理。如果医疗机构没有一级库，SPD 服务商可以在院外建立中心仓库提供补货配送服务，以智慧仓等技术减轻医务人员的物资管理负担，极大提高物资配送效率，如图 1-4 所示。

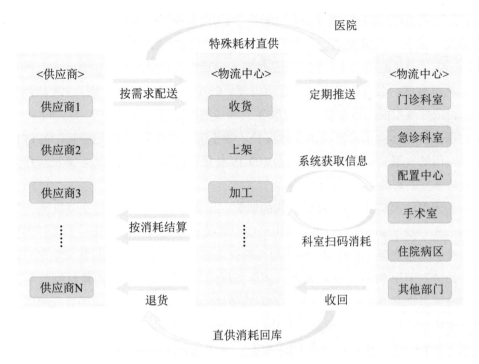

图 1-3 SPD 模式流程图

资料来源：刘同柱 . SPD 模式下的医院医用耗材供应与库存管理问题研究 [D]. 合肥工业大学，2017.

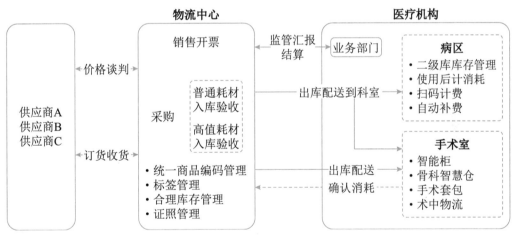

图 1-4 SPD 供应链管理流程

1.2.2 研究热点变迁

在医用耗材供应链管理方面，国外的研究从早期的简化流程向借助电子系统构建供应链网络方向进行了转变。Wen 等（2010）在分析了以库存驱动为基础的传统医院物资管理模式的不足后，建立了基于准时制生产方式（just in time，JIT）和供应链管理（supply chain management，SCM）理论的医院物资系统化、集成化的物流管理模式，以降低物资管理的总成本，提高工作效率。随着国外信息技术研究的整体进步，不少学者开始对医用耗材信息管理系统产生兴趣。Ramani（2006）为医用耗材采购和库存保管环节构建了全新的管理系统，试图以此解决当时库存管理系统中的问题。Tsourougiannis（2015）提出观点，在电子定价系统的帮助下，获取药品过海关前后定价和审批相关信息，效率得到有效提高，信息可靠度、合规性保障也均有所提升。Carvalho（2017）开发了一种应用于 HIS 环境的综合成熟度模型，该模型包括 HIS 生长和成熟度进展的六个阶段。Govindan（2020）为了帮助医疗保健行业供应链需求管理提升，基于医生的知识和模糊推理系统（FIS）开发了一个实用的决策支持系统，打破 COVID-19 传播链，减少社区压力，减轻医疗供应链中断对疫情暴发的影响。

国内的研究主要集中于对 SPD 模式的研究，汤国平等（2014）将企业资源计划系统（enterprise resource planning，ERP）应用到整个系统设计过程中，设计一个具有一套标准化流程的医用耗材管理信息系统，将医用耗材管理者、供应商和临床科室聚集在一起。刘同柱等（2017）运用 SPD 管理的理念，从全流程的角度提出针对医用耗材物流环节的优化策略，对促进物流供应链理论在医疗物流系统的应用、优化医疗物流的资源配置、降低医疗物流运营成本提供了参考依据。刘晓华和许峰（2018）结合医院实际管理需求，针对高风险医用耗材管理，提出了建立 UDI 数据库并实现条码解析自动识别的统一编码管理及信息系统解决方案，为实现医用耗材供应链的信息共享，解决医用耗材管理中的产品识别难、流程管理难、后期追溯难等难题提供了参考和借鉴。陈春梅和李梅（2020）评估发现应用 SPD 系统后，手术室高值医用耗材月存放种类数、存放总数量、订货提前期、储存空间、人力成本、高值医用耗材使用记录单填写错误月发生例数、追溯条码粘贴错误月发生例数明显少于应用前。于波等（2023）基于医院 SPD 医用耗材管理模式进行风险评价分析，通过专家咨询法确定 SPD 管理中的风险指标及权重系数，将风险评估体系应用于样本医院 SPD 医用耗材管理风险评估，为提升医院 SPD 模式下医用耗材管理风险识别及工作效能提供参考。

1.2.3 行业现状

随着全球医疗水平和医疗卫生投入的持续增长、人口老龄化的加剧以及人们支付能力和健康意识的提高，全球医疗需求不断增加，从而推动了全球医用耗材行业的快速发展。资料显示，2021 年全球医用耗材行业市场规模约为 2712.7 亿美元，同比增长 19.2%。预计到 2025 年行业规模将增长至 3652.9 亿美元。2022 年，我国医疗器械行业持续健康快速发展，如图 1-5 所示，生产和经营企业总数保持增长趋势，全国医疗器械生产企业主营收入约 12400 亿元，比上一年增长约 20%。未来我国医疗器械行业将继续保持较快的发展速度，医疗器械产品的总体质量将稳步提高，创新医疗器械将加速涌现，一些高端医疗器械的关键核心技术和关键零配件研发将取得新突破，公众用械安全有效将得到更有力的保障，我国医疗器械行业仍然处于"黄金发展期"（《中国医疗器械行业发展报告（2023）》中国药品监督管理研究会组织编写的）。

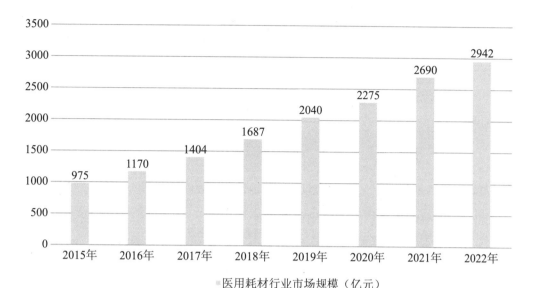

图 1-5   2015—2022 年中国医用耗材行业市场规模走势

资料来源：共研网

在一系列围绕控费、降价、分级诊疗、国产创新等的政策相继出台后，中国的医疗改革已然进入深水区。在"两票制"、带量采购等政策的推动下，医疗器械生产及流通企业的整个供应链的经营模式受到了巨大的冲击，医疗供应链网络呈现出"调整物流网络布局，横向扩展与垂直纵深网络并进"的新趋势，如图 1-6、图 1-7 所示。

医用耗材上游行业主要包括塑料、橡胶、棉纺织等材料行业；下游是直接面向终端消费市场的医疗卫生系统，主要包括各级医院、社区卫生服务中心（站）、疾病预防控制中心、独立检测机构和医学科研机构等，如图 1-8 所示。

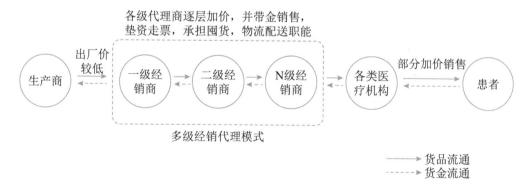

图 1-6   两票制和带量采购前医疗器械供应链示意图

资料来源：仲量联行 . 锐意革新，韧则行远——中国医疗器械供应链发展趋势报告 [R]，2022.

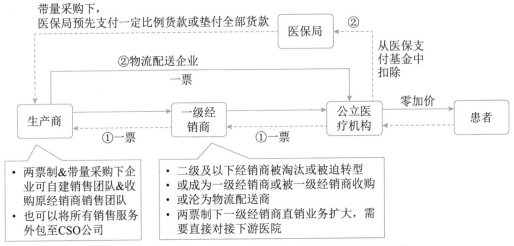

图 1-7　两票制和带量采购后的高值医用耗材供应链流通变化

资料来源：仲量联行.锐意革新，韧则行远——中国医疗器械供应链发展趋势报告 [R]，2022.

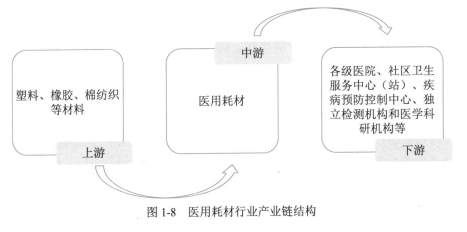

图 1-8　医用耗材行业产业链结构

资料来源：共研网

1.2.4　机遇与挑战

近年来，在政策和市场的共同作用下，医用耗材供应链呈现出智能化、数据化、精细化、专业化、共享化等趋势，为国内医疗器械企业带来了大量机会。一方面，从政策来看，我国不仅持续释放政策红利鼓励医疗器械国产化替代，还加大对公共卫生体系、疾控体系、基层医疗的建设，各级医疗机构扩容和能力提升的需求得到长期释放；另一方面，从市场来说，新冠疫情的暴发和人口老龄化的加剧，催生了医疗行业的红利期，人们对其需求快速增长。

但在前景乐观的同时，医用耗材供应链也发生着巨大的变化。从医用耗材两票制的提出到执行，再到取消医用耗材加成，供应链环节不断压缩，去中间化程度之快超出很多人的预期。目前，医院面临着很突出的经济负担，商业企业、配送企业面临着利润骤降的巨大压力，供应链上下游企业转型迫在眉睫。然而，由于政策差异化、企业创新能力不足以及行业标准化程度有待提高等因素的存在，医用耗材行业供应链的发展仍面临重重困难。

本章小结

本章详细介绍了物流与供应链管理在医药领域的应用和发展，为读者提供了全面的知识和理解。首先，本章对物流与供应链管理的基本概念进行了介绍，包括物流管理和供应链管理的定义、原理、目标等内容。通过对这些基本概念的介绍，读者能够建立起对物流与供应链管理的整体认识，为后续的学习和实践奠定了基础。其次，本章重点阐述了医药物流供应链管理的发展历程和现状。通过对医药物流供应链管理发展的概述，读者可以了解医药物流供应链管理在不同阶段的发展特点、趋势和挑战，有助于他们更好地把握行业发展的脉搏，做出相应的决策和规划。最后，本章还介绍了医药物流供应链管理中的关键问题和挑战，包括但不限于质量控制、安全管理、信息技术应用等方面。通过对这些关键问题和挑战的介绍，读者可以深入了解医药物流供应链管理中存在的问题和难点，为他们在实际工作中寻找解决方案提供了参考和借鉴。总之，本章的内容全面系统地介绍了物流与供应链管理在医药领域的应用和发展，对于读者深入了解医药物流供应链管理的理论和实践具有重要的指导意义，有助于他们在医药物流供应链管理领域的学习和实践中取得更好的成绩。

第 2 章

医用耗材管理相关法律法规

本章概要

- 国务院相关规定
- 中华人民共和国国家卫生健康委员会相关法规
- 中华人民共和国国家药品监督管理局相关法规
- 中华人民共和国国家医疗保障局相关法规

本章重点介绍近年来国务院、国家卫生健康委员会、国家医疗保障局、国家药品监督管理局关于医用耗材在医疗机构遴选、采购、保管、运送、加工、使用、不良反应报告、召回、销毁等全过程的法律法规，以方便医疗机构相关管理人员学习、对照、执行。

本章中列示的法律法规均可在国家官方发布渠道中查阅，故此处只提供名称。

2.1 国务院相关法规

《公立医院综合改革试点的指导意见》（2015 年 5 月）
《关于印发治理高值医用耗材改革方案的通知》（2019 年 7 月）
《国务院办公厅关于推动公立医院高质量发展的意见》（国办发〔2021〕18 号）

2.2 中华人民共和国国家卫生健康委员会相关法规

《医疗器械不良事件监测和再评价管理办法》（国家市场监督管理总局、国家卫生健康委员会令第 1 号）（2018 年 8 月 13 日）
《医院智慧服务分级评估标准体系（试行）》（2019 年 3 月）
《医疗机构医用耗材管理办法（试行）》（2019 年 6 月）
《关于印发第一批国家高值医用耗材重点治理清单的通知》（国卫医发〔2020〕13 号）（2020 年 1 月）
《医疗联合体管理办法（试行）》（国卫医发〔2020〕13 号）（2020 年 7 月）

《关于加强医疗机构药事管理促进合理用药的意见》（国卫医发〔2020〕2 号）（2020年 2 月）

《医疗器械临床使用管理办法》（国家卫生健康委员会令第 8 号）（2021 年 1 月）

《医疗废物分类目录（2021 年版）》（2021 年 11 月）

《公立医院运营管理信息化功能指引》（国卫办财务函〔2022〕126 号）（2022 年 4 月）

《三级医院评审标准（2022 年版）》

《国家三级公立医院绩效考核操作手册（2023 年版）》

《患者安全专项行动方案（2023—2025 年）》（2023 年 10 月）

《卫生健康行业内部审计基本指引（试行）》等 7 个工作指引（国卫办财务函〔2023〕416 号，以下简称《指引》）（2023 年 11 月）

2.3 中华人民共和国国家药品监督管理局相关法规

《一次性使用无菌医疗器械监督管理办法》(暂行)（国家药品监督管理局令第 24 号）（2000 年 10 月）

《医疗器械使用质量监督管理办法》（国家食品药品监督管理总局令第 18 号）（2015 年 10 月）

《医疗器械召回管理办法》（国家食品药品监督管理总局令第 29 号）（2017 年 1 月）

《医疗器械唯一标识系统试点工作方案》（药监综械注〔2019〕56 号）（2019 年 7 月）

《医疗器械唯一标识系统规则》（2019 年 第 66 号）（2019 年 8 月）

《医疗器械质量抽查检验管理办法》（国药监械管〔2020〕9 号）（2020 年 3 月）

《医疗器械监督管理条例》（中华人民共和国国务院令第 739 号）（2021 年 2 月）

《关于进一步促进医疗器械标准化工作高质量发展的意见》（国药监械注〔2021〕21 号）（2021 年 3 月）

《医疗器械经营质量管理规范》（2023 年第 153 号）（2023 年 12 月）

2.4 中华人民共和国国家医疗保障局相关法规

《关于开展医保药品、医用耗材产品信息维护的通知》（医保办发〔2019〕20 号）（2019 年 6 月）

《国家医疗保障局办公室关于印发医保体外诊断试剂编码规则和方法的通知》（医保办发〔2022〕27 号）（2022 年 12 月）

《医疗保障基金飞行检查管理暂行办法》（国家医疗保障局令第 6 号）（2023 年 3 月）

《2023 年医保领域打击欺诈骗保专项整治工作方案》（医保发〔[2023]15 号）（2023 年 4 月）

《关于做好基本医疗保险医用耗材支付管理有关工作的通知》（医保发〔2023〕23 号）（2023 年 7 月）

本章小结

本章详细介绍了国务院、国家卫生健康委员会、国家医疗保障局、国家药品监督管理局近年来针对医用耗材在医疗机构遴选、采购、保管、运送、加工、使用、不良反应报告、召回、销毁等全过程制定的法律法规。这些法规的制定旨在规范医疗机构对医用耗材的管理和使用，以确保患者的安全和权益。通过学习本章内容，医疗机构相关管理人员能够深入了解并熟悉国家对医用耗材管理的法律法规要求，包括遴选、采购、保管、运送、加工、使用、不良反应报告、召回、销毁等环节的具体规定和要求。这有助于医疗机构管理人员更好地对照执行相关法规，确保医用耗材管理工作符合法律法规的要求。此外，本章还强调了法规对医疗机构管理人员的指导和约束作用，促使他们更加严格地遵守相关规定，提高医用耗材管理的规范化水平，从而提升医疗服务质量和患者安全水平。总之，本章的内容对于医疗机构相关管理人员具有重要的指导意义，有助于他们更好地理解和执行相关法规，规范医用耗材管理，提高医疗服务水平，保障患者的安全和权益。

医用耗材管理相关术语和定义

本章概要

- 基础概念术语
- 实务相关术语
- 系统相关术语
- 其他相关术语

本章从基础概念、实务相关、系统相关、其他相关四方面介绍将于后文中出现的医院物流供应链医用耗材管理中重要的术语，并给出定义。望对读者在后面的学习过程中有所帮助。

3.1 基础概念术语

① 智慧物流

智慧物流是通过智能软硬件、物联网、大数据等智慧化技术手段，实现物流各环节精细化、动态化、可视化管理，提高物流系统智能化分析决策和自动化操作执行能力，提升物流运作效率的现代化物流模式①。

② 医用耗材

医用耗材是指经药品监督管理部门批准的使用次数有限的消耗性医疗器械，包括一次性及可重复使用医用耗材。

③ 医用耗材管理

根据《医疗机构医用耗材管理办法（试行）》（国卫医发〔2019〕43号）的定义，医用耗材管理，是指医疗机构以病人为中心，以医学科学为基础，对医用耗材的采购、储存、使用、追溯、监测、评价、监督等全过程进行有效组织实施与管理，以促进临床科学、合理使用医用耗材的专业技术服务和相关的医用耗材管理工作，是医疗管理工作的重

---

① 钱慧敏，何江，关娇."智慧＋共享"物流耦合效应评价[J].中国流通经济，2019，33（11）：3-16.

要组成部分。

④ **医用耗材供应目录**

根据《医疗机构医用耗材管理办法（试行）》（国卫医发〔2019〕43 号），各医疗机构需设定医用耗材管理部门，并按照合法、安全、有效、适宜、经济的原则，遴选出本机构需要的医用耗材及其生产、经营企业名单，报医用耗材管理委员会批准，形成医用耗材供应目录。该目录应当定期调整，并应当根据国家药监局印发的《医疗器械分类目录》明确管理级别，为Ⅰ级、Ⅱ级和Ⅲ级。

⑤ **医疗器械注册 / 备案**

根据《医疗器械监督管理条例》（国令第 739 号）及《医疗器械注册与备案管理办法》（国家市场监督管理总局令第 47 号），医疗器械注册是指医疗器械注册申请人依照法定程序和要求提出医疗器械注册申请，药品监督管理部门依据法律法规，基于科学认知，进行安全性、有效性和质量可控性等审查，决定是否同意其申请的活动。医疗器械备案是指医疗器械备案人依照法定程序和要求向药品监督管理部门提交备案资料，药品监督管理部门对提交的备案资料存档备查的活动。

⑥ **高值医用耗材**

高值医用耗材是指直接作用于人体、对安全性有严格要求、临床使用量大、价格相对较高、群众费用负担重的医用耗材。高值医用耗材类别包括：心脏介入类、外周血管介入类、神经内科介入类、电生理类、心外科类、骨科材料等。

⑦ **中低值收费医用耗材**

中低值收费医用耗材是指未达到各家医院设定的高值收费医用耗材价格标准，但能够对患者单独收费的消耗性医疗器械，如真空采血管、一次性输液器、留置针等。

⑧ **不单独计费医用耗材**

不单独计费医用耗材是指医疗机构在开展医疗服务过程中经常使用的按照政策规定不得向患者单独收取费用的一次性卫生材料，如皮条、棉球、敷料等。

⑨ **一次性使用无菌医疗器械**

一次性使用无菌医疗器械（以下简称"无菌器械"）是指无菌、无热源、经检验合格、在有效期内一次性直接使用的医疗器械。

⑩ **医疗器械唯一标识**（unique device identification，UDI）

根据《医疗器械唯一标识系统规则》，UDI 是指在医疗器械产品或者包装上附载的，由数字、字母或者符号组成的代码，用于对医疗器械进行唯一性识别。其包括产品标识和生产标识。产品标识为识别注册人 / 备案人、医疗器械型号规格和包装的唯一代码；生产标识由医疗器械生产过程相关信息的代码组成，根据监管和实际应用需求，可包含医疗器械序列号、生产批号、生产日期、失效日期等。

3.2 实务相关术语

① **SPD**

SPD 是英文 supply（供应）、processing（加工）、distribution（配送）的简称，是医院院内物流一体化的服务，按终端实际需求，将药品、医疗耗材、试剂或其他医疗用品及时提供至终端使用场所，是一种物流集中管理方法。SPD 的导入，可以减轻医疗现场的库存管理业务量及库存周转环节，实现医疗用品的一元化、精细化、效率化的管理。通常是在医院物流部门主导的前提下，专业的物流服务商通过物流信息化，对全院的医疗用品或某类医疗用品（例如：医疗耗材）进行统一管理。S、P、D 的具体服务应包含以下内容。

supply（供应）：建立商品主档、面向供应商的采购、供应商的管理及整合等服务。

processing（加工）：院内中心库的加工管理，包括医疗物品的拆包、拆零、定数管理、术前物资准备、附条码等服务。

distribution（配送）：面向院内各级临床消耗点推送管理医疗物品，由库房配送至手术室或病区。

② **三色五区**

医用耗材管理中，利用红、黄、绿三种色标和待验区、合格品区、不合格品区、发货区、退货区 5 个区域来对不同质量状态的医用耗材进行区分。其中红色标注不合格品区，黄色标注待验区和退货区，绿色标注合格品区和发货区。

③ **中心库**

中心库也称一级库，集中存储医疗用品的仓库，一般进一步分为药品库、医用耗材库、诊断试剂库等。在中心库处理医疗用品的入库、短期存储、定数包加工、术前物资准备等服务。

④ **二级库**

二级库是指使用医院医疗用品的部门，包括但不限于科室病区、手术室、介入室、消化内镜室等用于存放本部门使用的医疗用品的库房。医疗用品的具体存放地点可以是普通货架也可以是智能柜 / 屋。

⑤ **三级库**

三级库是指二级库出库后，医用耗材存放目的地、未使用前的周转区域，即临床科室用于存放从二级库扫码消耗后的拆零医用耗材或存放纳入三级库追溯管理的医用耗材的空间，如：诊疗室、手术间、换药室、护理车等区域。

⑥ **定数**

针对某一科室，为保障科室消耗供给安全，定期进行补货时，该科室对该医用耗材的消耗刚好或接近安全库存，为满足上述优化而进行设置的相对固定的物品数量，称为是数。

⑦ **定数包**

为便于临床物资交接、保管、储存及使用，在保证质量、安全的前提下，将数量为一个及以上同品种、同规格、同保存要求的产品根据特定规格包装在一起形成的包裹，称为定数包。该包裹大小通常以临床各科室实际用量为基础，综合考虑厂商原始包装后形成，通常为院内物资流通的基本物流单位。"定数"通常为该包裹大小的整数倍。

⑧ **赋码**

为便于验收、上架、消耗或计费等流通操作，为医用耗材制作并附着特定标签的操作，称为赋码。赋码颗粒度按医院管理要求而定，常与上一条"定数包"保持一致，是医院内部流转唯一标识。标签形式及内容存在条码、电子标签等多种形态，同时与 UDI 兼容。消耗点的护士可通过扫描粘贴在定数包上的定数包标签，录入使用信息，并让系统自动生成补货清单。定数包标签，通常包括产品名称及规格、唯一的产品编码及内含数、产品的有效期及批号、产品的医保编码（如有）。

⑨ **医用耗材医保编码**

医用耗材医保编码分为 5 个部分共 20 位，从大写英文字母和阿拉伯数字按特定顺序排列表示。5 部分分别为医用耗材标识码、分类码、通用名码、产品特征码、生产企业码。对医疗服务收费项目中可单独收费的一次性医用耗材，形成统一分类与代码。

⑩ **人工请领**

人工请领是指科室护士根据日常护理所需，通过盘点科室库房后，通过系统或电话申领本科室所需医用耗材的方式。

⑪ **智能补货**

智能补货是中心库与二级库通过设置最大库存、补货点、安全库存，在科室扫码消耗触发补货点后自动生成补货计划的方式。

⑫ **无线射频识别技术**

无线射频识别技术（radio frequency identification，RFID）是自动识别技术的一种，通过无线射频方式进行非接触双向数据通信，利用无线射频方式对记录媒体（电子标签或射频卡）进行读写，从而达到识别目标和数据交换的目的，其被认为是 21 世纪最具发展潜力的信息技术之一。其应用非常广泛，典型应用有物流、防伪、交通、资产管理、信息统计等诸多方面。

⑬ **智能柜 / 屋**

智能柜 / 屋是指放置于消耗点，拥有智能管理功能的医用耗材存放和管理的柜子或房间。一般采用 RFID 方式进行读取、计数、盘点，再通过控制软件经医院内网与 SPD/HRP 系统对接。目前多见于高值医用耗材的管理，但近年随着智能柜 / 屋的成本下降及医院对于医用耗材管理要求的提升，中低值医用耗材的智能柜 / 屋也逐步出现。

⑭ **物流机器人**

物流机器人是一种智能型服务机器人，主要执行的是配送、搬运等工作。因无须对建筑物本身进行破坏性改造，不受场地、道路和空间的限制，设置柔性强，在老院区改造过程中常被使用。实施部署过程快速便捷、可按需增减等特性受到医院青睐。

3.3 系统相关术语

1 医院信息系统（hospital information system，HIS）

2001 年卫生部发布的《医院信息系统基本功能规范》中定义，医院信息系统是指利用计算机软硬件技术和网络通信技术等现代化手段，对医院及其所属各部门的人流、物流、财流进行综合管理，对在医疗活动各阶段产生的数据进行采集、存储、处理、提取、传输、汇总，加工形成各种信息，从而为医院的整体运行提供全面的自动化管理及各种服务的信息系统。

2 医院资源管理系统（hospital resource planning，HRP）

医院资源管理系统是对传统 HIS 系统中人财物事、药品、医用耗材、资产设备等管理模块的深化应用，融合现代管理理念，整合医院资源的具有统一高效、互联互通、信息共享的系统化医院资源管理平台。

3 SPD 系统

SPD 系统即医院物流信息系统，通常由第三方 SPD 服务商使用，可经医院内网与智能柜 / 屋等智能设备对接，并可与医院 HIS 系统或 HRP 系统对接。

4 供应链管理平台系统

供应链管理平台系统是集成医院与医用耗材供应商之间的纽带，通过平台将医院与医用耗材供应商业务往来紧密结合起来，供应商利用平台对医院业务需求进行及时的响应服务，完成与医院业务往来的流程高效流转，实现院内院外一体化信息协同。

5 商务智能大数据分析系统

商务智能（business intelligence，BI）大数据分析系统，指用现代数据仓库技术、线上分析处理技术、数据挖掘和数据展现技术进行数据分析以实现商业价值的系统。20 世纪 90 年代开始在企业中使用。近些年医疗机构也导入相应的专业软件以挖掘数据价值，指导医疗机构日常运营管理。

3.4 其他相关术语

1 疾病诊断相关组（diagnosis related groups，DRG）**病种分值法**（diagnosis-intervention packet，DIP）

《国家医疗保障疾病诊断相关分组与付费技术规范》（医保办发〔2019〕36 号）中定义：DRG 是用于衡量医疗服务质量效率以及进行医保支付的一个重要工具，一种病例组合分类方案，即根据年龄、疾病诊断、合并症、并发症、治疗方式、病症严重程度及转归和资源消耗等因素，将患者分入若干诊断组进行管理的体系。DIP 是一种基于大数据的 DRG 付费方式。

②以资源为基础的相对价值比率（resource-based relative value scale，RBRVS）**绩效 考核**

以资源消耗为基础，以相对价值为尺度来支付医师费用的相对价值尺度法，主要以医 生劳动价值点数、职业成本点数、保险责任点数衡量绩效。

本章小结

本章详细介绍了医院物流供应链中与医用耗材管理相关的基础概念术语、实务相关 术语、系统相关术语以及其他相关术语，并为这些术语提供了清晰的定义。通过学习本章 内容，读者能够全面了解和掌握医用耗材管理领域中所涉及的专业术语和概念，有助于他 们在后续的学习和工作中更好地理解和应用相关知识。首先，本章介绍了医用耗材管理中 的基础概念术语，这些术语涵盖了医用耗材管理的基本原理和基本概念，包括但不限于库 存管理、采购管理、供应链管理等方面的术语和概念。这些基础概念对于建立对医用耗材 管理的整体认识至关重要。其次，实务相关术语部分介绍了在实际医用耗材管理工作中常 见的术语和概念，涉及实际操作中的流程、技术和实践经验等方面的内容，有助于读者更 好地理解和应用这些概念。系统相关术语部分介绍了医用耗材管理系统中的相关术语和概 念，包括信息系统、管理系统、监控系统等方面的内容，有助于读者了解医用耗材管理系 统的构成和运作原理。最后，其他相关术语部分介绍了一些与医用耗材管理相关但不属于 前述三类的术语和概念，这些术语可能涉及医疗法规、质量管理、风险控制等方面的内 容。总之，本章的内容对于读者在医用耗材管理领域的学习和工作具有重要的指导意义，
有助于他们全面了解和掌握相关术语和概念，提升专业素养，更好地应对实际工作中的 挑战。

第 4 章

医用耗材供应链管理特点

📋 本章概要

- 高值医用耗材（含植介入类）管理特点
- 中低值可计费医用耗材管理特点
- 不单独计费医用耗材管理特点

合格的医用耗材供应链管理应该遵循合规原则，达到降本、增效的要求。

"合规"指医用耗材管理全流程按照国家对医疗机构的各项法规和要求进行。这就要求医用耗材管理人员熟悉医用耗材运营和物流的专业知识，熟知各类医用耗材相关法规，确保医用耗材合规采购、验收、存储和使用的同时，满足国家和地方机构的各项检查。这也是医用耗材管理的基本标准。

"增效"就是保证合规的前提下，找到医院医用耗材运营中的不合理及烦琐的环节，通过不断学习，思考如何利用各种手段降低运营成本，提升医用耗材院内运营效率。比如供应商评价、流程再造、使用智能设备、信息系统优化和互通、引进 SPD 等先进管理模式等。

在实现以上两点后，如何根据医院医用耗材管理要求和指标，通过数据统计和分析，为医院提供合理和行之有效的降低医用耗材成本建议，这就是"降本"。比如通过某类医用耗材使用量合理性分析，同类手术使用医用耗材分析，医保医用耗材计费和使用监控，体外诊断试剂的利用率提升，院内使用及市场上同类同效医用耗材产品效果和价格对比，创新型医用耗材引进，等等，为降低医院耗占比提供数据支撑和合理建议。这些工作在医保 DRG/DIP 付费实施后尤其重要。

4.1 高值医用耗材（含植介入类）管理特点

随着医疗技术的不断进步，越来越多的高值医用耗材被广泛应用于临床医疗领域。高值医用耗材具有昂贵价格、高附加值和严格的贮运要求等特点，对医院的管理和资金使用产生了较大的影响。因此，为了保证高值医用耗材的安全使用和有效管理，国家相关机构出台了专门的高值医用耗材管理规定，以规范高值医用耗材的采购、保管、使用和后续处理等方面的工作。

4.1.1 高值医用耗材管理特点

高值医用耗材是相对于低值医用耗材而言，一般是指具有特殊用途、直接作用于人体、对安全性有严格要求的高价值医疗用品。其特点主要有：（1）一次性手术，通常专科用途；（2）安全质量要求高；（3）价值高，在医用耗材支出中占较大比例。

随着科学技术的发展，高值医用耗材品种不断增加，性能逐步改善，有力推动了医疗技术的更新，在促进医疗事业的发展的同时，也给医院管理带来了新的挑战。一方面，质量、安全和价格问题受到人们越来越多的关注；另一方面，高值医用耗材采购金额大，占医疗支出的比重越来越大。因此，高值医用耗材受关注度高，管理变得越来越重要，各医院都高度重视高值医用耗材的管理工作。

① 高值医用耗材的采购和使用

对于高值医用耗材的采购和使用，相关部门制定了严格的规定。医疗机构采购高值医用耗材必须遵照质量、技术、手续、价格等方面的要求，进行公开、公平、公正的采购程序。同时，医疗机构应该制定高值医用耗材的使用管理制度，包括高值医疗设备和高值医用耗材的审批和使用、检测标准和过程、库存管理、日常保养和维护等方面。

② 高值医用耗材的库存管理

高值医用耗材的库存管理具有一定的难度和风险，医疗机构应该根据临床需求和科学规划，合理确定高值医用耗材的库存量。同时，在高值医用耗材的进货、入库和领用等关键环节，应该加强对高值医用耗材的管理和监控。高值医用耗材的库存管理应该遵照"先进先出"原则，以确保高值医用耗材的最短使用期限和最佳使用效果。

③ 高值医用耗材的回收和处理

在高值医用耗材的回收和处理方面，医疗机构应该遵照国家相关法规和政策，加强技术标准、管理规定和应急处理等方面的执行。高值医用耗材的回收和处理应该明确责任，依照医疗废弃物管理等标准程序进行，以确保高值医用耗材的安全回收和可靠处理。同时，高值医用耗材的回收和处理应该注重节能减排、资源循环和环境保护等方面的工作，以实现经济效益和环保效益的双重目标。

4.1.2 高值医用耗材管理意义

2019年国务院关于《治理高值医用耗材改革方案》中明确指出，通过优化制度、完善政策、创新方式、理顺高值医用耗材价格体系，完善高值医用耗材全流程监管。高值医用耗材的合规管理是保证高值医用耗材安全使用和管理的重要手段。科学、规范的高值医用耗材管理有利于促进医疗服务的质量、安全和效益，降低医疗费用的运营成本和风险，提升医疗机构的管理和经济效益水平。同时，也有利于促进高值医用耗材及医疗器械行业的规范化、标准化和科学化发展，提高高值医用耗材的质量、竞争力和市场份额。

同时，高值医用耗材合规管理是保证我国医疗服务质量和安全提升医疗机构管理水平和经济效益，促进高值医用耗材及医疗器械行业科学、规范和良性发展的必要手段。医疗机构应该通过强化科学管理、加强质量监控和提升人员能力等方面的努力，全面推进高值医用耗材管理规定的实施和落地。

4.2 中低值可计费医用耗材管理特点

中低值医用耗材根据收费情况分为可单独计费和不可单独计费两类。

4.2.1 中低值可计费医用耗材管理特点

与高值医用耗材相比，中低值可计费医用耗材的临床用量更大，精准计费的难度较高，在合规性管理方面存在更多问题。

① 医用耗材采购渠道单一，性价比不高

根据相关规定，医院大型设备配套使用的单一医用耗材或试剂不得向患者收费。由于目前集采目录中还没有涉及中低值医用耗材，大部分中低值医用耗材采取医院内部谈判方式，采购来源单一，往往无法招标到价格合适的医用耗材或试剂，有些医用耗材或试剂的成本甚至超过了项目收费标准，导致医院面临亏损。

② 医用耗材品类繁多，目录库只进不出

总体来说，中低值医用耗材种类繁多、数量庞大，各科室在请购新医用耗材时，未及时清理相关被替代产品，导致收费字典库中医用耗材品规条目越积越多，影响工作效率的同时，极易导致收费错误。

③ 条形码技术不够成熟，医用耗材使用和收费相分离

目前，医疗机构 HIS 计费系统中相同的医用耗材有各种规格的设置，或者名称类似的医用耗材价格只有细微差别，医生开出医嘱后，护理人员凭经验人工识别、手工计费，难免出现漏收错收的情况，这也为后续医保飞检、物价审计检查埋下了隐患，极易出现"医用耗材进销存不符"问题。

④ 医用耗材监管缺位，医用耗材可行性论证不充分

医院医用耗材库的烦冗很大一部分原因在于对同一类型的中低值医用耗材，不同科室要求使用不同厂家不同型号的产品，物价员很难给出医保、自费或不得收费的意见。同时，部分医院缺乏相关制度和专业人员对新医用耗材的品牌准入和合理性使用进行监管。

⑤ 可收费的中低值医用耗材与医保目录不符

根据政策要求，医保支付的医用耗材必须在医疗服务项目的内容里，且与适用医疗服务项目相匹配。物价规定的同一内容，只有限定的手术才能医保报销。若临床收费没有仔细甄别，物价也做不到逐一审核，容易造成医保拒付，给患者带来不便。医用耗材收费与医保目录不符也会限制医疗新技术新项目的开展，不利于医疗新技术的发展。

4.2.2 中低值可计费医用耗材管理措施

1 提高物价人员配置

落实中低值可计费医用耗材精细化管理，首先应根据国家规定从质量和数量两方面提高医院的专职物价员和临床科室的兼职物价员配置。其次，物价员要提高政治站位，增强工作责任心，充分掌握价格政策，善于探索新的医用耗材管理方式方法，提高低值医用耗材精细化管理能力。

2 建立低值医用耗材精细化管理体系

（1）探索统一的低值医用耗材管理编码：按照国家医疗保障局 2023 年医保发〔2023〕23 号文要求，探索统一的医用耗材分类和编码。统一编码后，可实现医用耗材带码采购、带码使用、带码结算、带码监督的全流程和全生命周期的信息化闭环管理，为低值医用耗材精细化管理提供数据支撑。

（2）完善医用耗材申请审批流程，建立医用耗材监测和评价机制：优化医用耗材申请审批单，对临床科室请购的医用耗材，由医院采购部门根据备选产品及时上传产品注册证，明确适用范围，实行双人复核审批，提高物价审核质量。实行科室医用耗材点评机制，指导临床科室合理使用医用耗材，对低值医用耗材使用频次较高的科室进行重点监控；分析医用耗材不良事件，及时停用有质量问题的医用耗材。由医用耗材管理委员会牵头，联系相关科室对功能类似且品种繁多的低值医用耗材进行协商删减。

（3）加强绩效考核，规范临床医用耗材使用：充分听取临床科室意见，掌握临床中低值医用耗材需求，有针对性地进行中低值医用耗材规范化使用培训，提高临床科室对物价管理的重视程度。同时，加强绩效管理，建立临床科室价格管理奖惩制度。将临床科室使用新增低值医用耗材预算纳入科室全年医用耗材预算管理，将百元医疗卫生材料消耗作为年度考核指标，按标准化操作考核临床科室医用耗材使用情况，根据医院相关制度，对考核结果优秀的科室给予适当奖励，不达标的科室下一年度不得申购新的医用耗材。

3 建立健全医用耗材价格管理信息化制度

（1）有效对接医用耗材物资供应链系统和收费库：集成医院医用耗材管理系统和 HIS 医用耗材收费库目录，建立物资和物价的一一对应关系，实现低值医用耗材的条码化管理。建立医用耗材申请采购、入库、出库、核销、结算管理的闭环系统，实现中低值医用耗材的实时扫描追踪、全溯源管理，同时将收入与成本、手术医用耗材项目与手术消耗标准成本对应。另外，定期清理在库医用耗材，及时停用长期未使用的低值医用耗材。

（2）建立智能医保物价审核系统：利用信息化手段，融合物价规则、医保支付条件和医学知识库，建立智能医保物价审核系统，对医疗机构上传的诊疗和费用等海量数据进行全量、全程的自动化审核和筛查，弥补人工检查能力的不足，实现医保支付的事前控制、事中提醒、事后审核。前期设置规则时做到诊疗和医用耗材的对应控制，录入诊疗项目时，系统会自动提示可以收费的医用耗材及对应的医保代码，实时监督规范医生的诊疗行为，控制医用耗材费用的不合理增长，维护医保基金安全。

（3）加快推进医疗服务价格改革：根据审批权限，逐级向价格管理部门申报新技术新项目，尽快解决医用耗材收费目录滞后的难题；参照国家版收费目录及时增加医疗服务项目，以适应临床诊疗技术开展的需求，规范新技术新项目除外内容医用耗材的收费管理。

4.2.3 中低值可计费医用耗材管理意义

从目前形势看，加强价格监管，实现医用中低值医用耗材的精细化管理，是政府和医院的共同责任。医院要以推进医疗服务价格改革为导向，以患者需求为驱动力，围绕发展战略，构建高效化、精益化、信息化、规范化的医用耗材信息链和价格管理体系，降低医院运营成本，提高管理水平。

4.3 不单独计费医用耗材管理特点

4.3.1 不单独计费医用耗材定义

不单独计费医用耗材是指医疗机构在开展医疗服务过程中经常使用的按照政策规定不得向患者单独收取费用的一次性卫生材料，比如棉签、纱布等。不单独计费一次性医用耗材使用量大、品种繁多、价格悬殊，由于不能向患者收取费用，其成本由医疗机构承担，在医院运营管理降本增效中尤为重要。

4.3.2 不单独计费医用耗材管理特点

① 管理部门重视程度不够

目前大多数医疗机构对高值医用耗材的管理比较规范，依托医用耗材管理信息化系统和 HIS 的多环节交叉监管，利用条形码技术实现了高值医用耗材全流程追踪管理，并可进行扫码计费。而不可单独收费一次性医用耗材由于其不向患者收费、没有追溯管理要求且大多数医用耗材单位价值较低，没有得到医疗机构的重视。

② 采购渠道较多，价格差别大

不可单独收费一次性医用耗材品种、厂牌、规格型号繁多，供货来源分散，医用耗材价格不透明，大部分不可单独收费一次性医用耗材未纳入地区招标目录，各医疗机构自行采购，价格方面量价差别较大，增加了医疗机构的运营成本。

③ 采用库存管理方式，管理不科学

不可单独收费一次性医用耗材需求量大、使用范围广。因此大多数医疗机构采用库存管理方式，临床科室领用后即为出库，无法得知临床科室的实际使用情况，采购部门也无法根据实际使用情况制订采购计划，导致采购过多而积压库存或者采购不及时影响临床使用的情况时有发生。

④ 医用耗材使用无追踪，成本数据难以统计

库存管理模式导致不可单独收费一次性医用耗材没有追踪到患者、使用者或医疗服务项目，因此无法统计患者费用、医疗服务项目成本等数据，不能为决策者提供客观、科学的成本数据。同时因其不能向患者收取费用，临床科室使用随意，不计成本，存在跑、冒、滴、漏等浪费现象，无形中增加了医疗机构成本。

4.3.3　不单独计费医用耗材管理措施

① 加强不可单独收费一次性医用耗材管理，实行分类分级别管理

借助医改契机，医疗机构应高度重视不可单独收费一次性医用耗材的管理，从准入、采购、使用、统计等各方面进一步加强精细化管理，并针对不同性质的不可单独收费一次性医用耗材进行分类分级别管理。例如，对医改政策影响较大的、成本高于医疗服务项目价格的、单位价值较高的不可单独收费一次性医用耗材实行重点管理和控制。

② 严把医用耗材准入关，统一招标采购

根据管理需要对已入院和新入院的不可单独收费一次性医用耗材统一进行招标采购，引入竞争磋商机制控制在院医用耗材品牌种类、规格数量，有效降低医用耗材成本。对于临床科室提出新入院的不可单独收费一次性医用耗材，充分讨论其必要性、可替代性、成本可控性等内容，同时结合医疗服务项目开展情况，严把不可单独收费一次性医用耗材的准入关。

③ 建立不可单独收费低值医用耗材目录库，定期清理医用耗材字典

建立不可单独收费一次性医用耗材目录字典库，定期统计使用情况，适时清理停产、更新换代、长期没有科室使用的不可单独收费医用耗材，提高医用耗材目录字典库的时效性、准确性。

4.3.4　不单独计费医用耗材管理意义

加强医疗机构不可单独收费一次性医用耗材的管理，能够有效降低其成本，优化医疗服务流程。对不可单独收费一次性医用耗材物价管理模式进行探索，通过医疗机构信息化建设促进其精细化管理，对医疗机构加强不可单独收费医用耗材管控有积极意义。

医用耗材管理水平的高低直接影响医院的医疗质量、运营效率和长期发展。随着医改的不断推进和 DRG 支付方式的推广实施，医院管理者需要全方位探索如何在保证医疗质量和患者安全的前提下，科学合理地控制医疗费用。面对新技术使用所伴随的居高不下的医用耗材成本，"促降价、严准入、防滥用、控成本"是医疗机构医用耗材管理的一条可持续发展之道。

本章小结

本章主要介绍了高值医用耗材管理特点、中低值可计费医用耗材管理特点以及不单独计费医用耗材管理特点。在医用耗材供应链管理中，要求遵循合规原则，达到降本、增效的要求。合规要求医用耗材管理全流程按照国家对医疗机构的各项法规和要求进行，保证医用耗材合规采购、验收、存储和使用，同时满足国家和地方机构的各项检查。增效则是在保证合规的前提下，找到医院医用耗材运营中的不合理及烦琐的环节，通过学习和思考降低运营成本，提升医用耗材院内运营效率。降本则是根据医院医用耗材管理要求和指标，通过数据统计和分析，为医院提供合理和行之有效的降低医用耗材成本建议。这些工作对于医用耗材管理的提升和医疗机构的经济效益都具有重要意义。

第 **5** 章

医用耗材管理机构、人员和职责

本章概要

- 医疗机构医用耗材管理机构
- 医疗机构临床使用医疗器械的监督管理机构

本章主要从医疗机构医用耗材管理机构和医疗机构临床使用医疗器械的监督管理机构的角度阐述相关管理部门的机构、人员和职责。医用耗材管理部门负责医用耗材的遴选、采购、验收、存储、发放等日常管理工作；医务管理部门负责医用耗材的临床使用、监测、评价等专业技术服务日常管理工作。

5.1 医疗机构医用耗材管理机构

根据《医疗机构医用耗材管理办法（试行）》规定，医用耗材管理部门，负责医用耗材的遴选、采购、验收、存储、发放等日常管理工作。

5.1.1 医用耗材管理机构

根据《医疗机构医用耗材管理办法（试行）》规定：二级以上医院应当设立医用耗材管理委员会；其他医疗机构应当成立医用耗材管理组织。村卫生室（所、站）、门诊部、诊所、医务室等其他医疗机构可不设医用耗材管理组织，由机构负责人指定人员负责医用耗材管理工作。

5.1.2 医用耗材管理委员会组成

医用耗材管理委员会由具有高级技术职务任职资格的相关临床科室、药学、医学工程、护理、医技科室人员，以及医院感染管理、医用耗材管理、医务管理、财务管理、医保管理、信息管理、纪检监察、审计等部门负责人组成。医疗机构负责人任医用耗材管理委员会主任委员，医用耗材管理部门和医务管理部门负责人任医用耗材管理委员会副主任委员。

5.1.3 医用耗材管理委员会主要职责

1. 贯彻执行医疗卫生及医用耗材管理等有关法律、法规、规章，审核制定本机构医用耗材管理工作规章制度，并监督实施；

2. 建立医用耗材遴选制度，审核本机构科室或部门提出的新购入医用耗材、调整医用耗材品种或者供应企业等申请，制订本机构的医用耗材供应目录（以下简称供应目录）；

3. 推动医用耗材临床应用指导原则的制订与实施，监测、评估本机构医用耗材使用情况，提出干预和改进措施，指导临床合理使用医用耗材；

4. 分析、评估医用耗材使用的不良反应、医用耗材质量安全事件，并提供咨询与指导；

5. 监督、指导医用耗材的临床使用与规范化管理；

6. 负责对医用耗材的临床使用进行监测，对重点医用耗材进行监控；

7. 对医务人员进行有关医用耗材管理法律法规、规章制度和合理使用医用耗材知识教育培训，向患者宣传合理使用医用耗材知识；

8. 与医用耗材管理相关的其他重要事项。

5.1.4 医用耗材管理人员要求

根据《医疗机构医用耗材管理办法（试行）》规定：医疗机构从事医用耗材管理相关工作的人员，应当具备与管理工作相适应的专业学历、技术职称，上岗前要经过相关技术培训。医用耗材管理人员不但需要基本的医学临床知识，还应具备医疗器械专业知识；同时，还要兼顾医保、物价、财务、运营、临床等各科室对医用耗材使用和监管要求，为各科室做好相应保障工作；既要做好医用耗材遴选、评价工作，同时还要不断学习国家最新政策法规，以及物流、仓储、配送等先进理论、技术和设备，不断对医院医用耗材精细化和高效管理进行改进。

医疗机构直接接触医用耗材的人员，应当每年进行健康检查。传染病病人、病原携带者和疑似传染病病人，在治愈前或者在排除传染病嫌疑前，不得从事直接接触医用耗材的工作。

根据医用耗材管理相关流程，人员岗位按照管理、采购、库管、质量管理等设置。

5.1.5 社会化医用耗材供应链管理人员要求

社会化医用耗材供应链服务机构派遣到医院从事医用耗材供应链管理相关工作的人员，须满足以下条件。

1. 应当具备与管理工作岗位相适应的专业学历，如药学、医疗器械、生物医学工程、计算机应用、信息技术、护理、医学、物流管理、会计学、财务管理等，并通过一定时间培训合格后上岗。

2. 社会化医用耗材供应链服务机构在医院服务应设立质量负责人制度，质量负责人应当具备医疗器械相关专业（相关专业指医疗器械、生物医学工程、机械、电子、医学、生物工程、化学、药学、护理学、康复、检验学、管理等专业，下同）大专以上学历或者中级以上专业技术职称，同时应当具有 3 年以上医疗器械经营质量管理工作经历。

3. 从事体外诊断试剂的质量管理人员中，应当有 1 人为主管检验师，或具有检验学相关专业大专以上学历并从事检验相关工作 3 年以上工作经历。从事体外诊断试剂验收工作的人员，应当具有检验学相关专业中专以上学历或者具有检验师初级以上专业技术职称。

4. 从事植入和介入类医疗器械管理人员中，应当配备医学相关专业大专以上学历，并经过相关培训的人员。

5. 社会化医用耗材供应链服务机构派遣到医院从事医用耗材供应链管理相关工作的人员应经过相关技术培训并取得相应上岗资格。

6. 社会化医用耗材供应链服务机构派遣到医院从事医用耗材供应链管理相关工作的人员，应当每年进行健康检查。传染病病人、病原携带者和疑似传染病病人，在治愈前或者在排除传染病嫌疑前，不得从事直接接触医用耗材的工作。

7. 信息管理工作人员应具备信息应用及技术等相关专业大专以上学历并从事信息相关工作 1 年以上工作经历。精通数据库、信息系统语言逻辑、信息系统业务逻辑等相关内容。

5.2 医疗机构临床使用医疗器械的监督管理机构

根据 2021 年 1 月 12 日由国家卫生健康委员会发布的《医疗器械临床使用管理办法》（国家卫生健康委员会令第 8 号）等相关系列法规，对医疗机构临床使用医疗器械的监督管理组织机构与职责提出明确要求。

5.2.1 国家级机构：国家医疗器械临床使用专家委员会

根据《国家卫生健康委办公厅关于成立国家医疗器械临床使用专家委员会的通知》（国卫办医函〔2021〕254 号）要求，专家委员会主要职责为监测、分析我国医疗器械临床使用情况，提出医疗器械临床使用管理政策专家意见；组织制定医疗器械临床使用监测、评价等工作指标体系和规范，开展相关培训和技术指导；指导医疗器械使用安全事件的处置，并对相关事件进行分析，提出意见建议；收集国内外医疗器械临床使用有关信息并进行研究分析；指导医疗机构及其医务人员合理使用医疗器械；完成国家卫生健康委交办的医疗器械使用管理领域的其他工作。

5.2.2 省级机构：省级医疗器械临床使用专家委员会或者委托相关组织、机构负责本行政区域内医疗器械临床使用的监测、评价等工作

各省级卫生健康委应当按照《医疗器械临床使用管理办法》要求，成立省级医疗器械临床使用专家委员会或委托相关组织、机构，负责本行政区域内医疗器械临床使用监测、评价等工作。

5.2.3 二级以上医疗机构内设机构：医疗器械临床使用管理委员会

二级以上医疗机构内设医疗器械临床使用管理委员会，其人员组成由本机构负责医疗

管理、质量控制、医院感染管理、医学工程、信息等工作的相关职能部门负责人，以及相关临床、医技等科室负责人组成，负责指导和监督本机构医疗器械临床使用行为，日常管理工作依托本机构的相关部门负责。

职责：医疗机构医疗器械临床使用管理委员会和配备的专（兼）职人员对本机构医疗器械临床使用管理承担以下职责。

1. 依法拟订医疗器械临床使用工作制度并组织实施；

2. 组织开展医疗器械临床使用安全管理、技术评估与论证；

3. 监测、评价医疗器械临床使用情况，对临床科室在用医疗器械的使用效能进行分析、评估和反馈；监督、指导高风险医疗器械的临床使用与安全管理；提出干预和改进医疗器械临床使用措施，指导临床合理使用；

4. 监测识别医疗器械临床使用安全风险，分析、评估使用安全事件，并提供咨询与指导；

5. 组织开展医疗器械管理法律、法规、规章和合理使用相关制度、规范的业务知识培训，宣传医疗器械临床使用安全知识。

二级以上医疗机构应当明确本机构各相关职能部门和各相关科室的医疗器械临床使用管理职责；相关职能部门、相关科室应当指定专人负责本部门或者本科室的医疗器械临床使用管理工作。

5.2.4 二级以下医疗机构：配备负责医疗器械临床使用管理的专（兼）职人员

二级以下医疗机构应当根据本机构实际情况，明确相关部门、科室和人员的职责。

医疗机构主要负责人是本机构医疗器械临床使用管理的第一责任人。

医疗机构应当建立并完善本机构医疗器械临床使用管理制度，确保医疗器械合理使用。

本章小结

本章主要从医疗机构医用耗材管理和临床使用医疗器械的监督管理两个方面进行了详细介绍。在医用耗材管理方面，指出了应当指定具体部门作为医用耗材供应链管理部门，负责医用耗材的遴选、采购、验收、存储、发放等日常管理工作。同时，还指定了医务管理部门负责医用耗材的临床使用、监测、评价等专业技术服务日常管理工作。这些都是医疗机构中非常重要的管理工作，对于保障医疗服务的质量和安全具有重要意义。通过本章的学习，可以更好地了解医疗机构中医用耗材管理的相关机构、人员和职责，有助于提高医用耗材管理的效率和水平。

第 **6** 章

医用耗材采购与资料管理

本章概要

- 医用耗材预算管理
- 医用耗材准入管理
- 医用耗材遴选管理
- 医用耗材合同管理
- 医用耗材资料管理

从公立医院医用耗材采购全流程看，医用耗材的采购工作分为两个环节：第一个环节为新引进产品（未入院产品）的论证及遴选，第二个环节为已引进产品（已入院产品）的订货采购。本章采购管理主要阐述第一环节，第二环节详见第 9 章医用耗材管理信息化建设。

6.1 医用耗材预算管理

医院预算管理为医院经济运行控制主线，包括业务预算、收入预算、支出预算、项目预算、采购预算、资金预算等内容，实现各预算之间的联控功能。支持自上而下、自下而上、两上两下等编制流程。支持对预算执行实时监控，实现执行核销、预算执行分析、预算绩效考评。实现事前计划、事中监督、事后分析的管理。

医用耗材的预算管理，是每个医疗机构日常管理的重要组成和监管工作，也是医用耗材日常采购的重要财务依据。科学、合理地制定医用耗材预算，是一项非常复杂的工作：预算制定过少，可以控制耗占比，但是可能会导致临床服务下降或科室怨声载道；预算制定过多，不能对医院医用耗材进行有效控制，造成浪费。

医用耗材预算的制定过程，不只是对下一年度的医用耗材使用量进行估算的工作，还应该是找到医用耗材使用中的不合理，或存在可以改进的业务环节，对医用耗材运营进行更为精细化管理的改进工作，更应该是站在医院降低成本、效率最大化的角度，对业务方向进行合理调整的工作。

预算应根据每个医疗机构的收入规模、主要业务类型、接诊量和住院量等因素来制定。医疗机构制定预算前，应利用信息化工具（如 BI）对医院医用耗材历史大数据进行多维度的采集、挖掘和分析，从而确定相对精确的预算。

首先，制定预算前，应按科室、接诊病种、手术类型等维度，对全院往年数据进行效益分析，从收入中扣除药品、诊疗、医用耗材等成本，分析出效益最好的业务，考虑来年加大该类型业务，而效益较差的业务，应尽量减少。

医用耗材预算的制定，首先需要从 HIS 中采集往年收入数据，并对历年收入趋势进行分析。在对历史数据统计时，可以对历史数据进行加权平均处理，如最近三年数据，在数据分析占比按 1 ∶ 3 ∶ 6 比例计算均值。再结合医院业务调整方向，以及其他外部因素（如医用耗材带量采购，近年出现的疫情情况等），估算下年度医院整体收入。

接下来，应该分科室对历年收入和医用耗材成本进行统计和分析，在这个步骤，应结合接诊量、病人住院天数、手术量等因素进行对比，找到科室收入、医用耗材成本和以上这些因素的关系。此外，还应考虑科室业务特点，将各科室按业务类型进行分类，同类科室间进行横向对比。

有以上数据分析做支撑，就可以为每个科室分别估算出制定合理的耗占比指标，从而结合科室收入预算，得出各科室医用耗材预算。对于在数据分析中发现的不合理、不正常数据，如某些科室历史数据分析中发现耗占比较高的情况，应在了解实际情况后，决定是否对某些科室进行整改，如加强医用耗材使用流程管理、规范诊疗过程等，并进行有效监督。除此之外，还可以对不同医用耗材类型进行用量和成本统计和分析，找出医用耗材用量较大的品种，和临床科室、医用耗材管理科室进行沟通后，从医用耗材进货层面进行改进。如通过降价、更换医用耗材品种等方式进行医用耗材成本控制。另外，还可以考虑如何利用信息化建设，减少医用耗材成本。如放射科底片可通过纸质打印，需要底片的患者通过系统自助缴费再进行打印。

如果为了更加精确化地对医用耗材成本进行控制，医院在制定整体医用耗材预算之外，还可以考虑按不同医用耗材分类分别制定预算。如：高值医用耗材预算、低值医用耗材预算、不可单独收费医用耗材预算、本院重点关注类医用耗材预算等。

医用耗材预算制定后，还应该在预算执行时进行有效监控，这里不只是医疗机构的管理层和医用耗材管理科室进行监控，更应该提供信息化工具，让各临床科室了解本科室的医用耗材预算执行情况，从而让科室实时对医用耗材的使用进行控制和调整，而不是亡羊补牢。

6.2 医用耗材准入管理

6.2.1 医用耗材论证机构管理

根据《医疗机构医用耗材管理办法（试行）》（国卫医发〔2019〕43 号），二级以上医院应当设立医用耗材管理委员会，其他医疗机构应当成立医用耗材管理组织[①]，新引进医用耗材需通过医用耗材管理委员会论证讨论，经医院各级办公会审议后，方可正式引进。

6.2.2　主要模式

结合目前国内大部分医院做法，各医院医用耗材论证方式主要分为以下两种。第一种为带规格、型号论证。由申请科室从诊疗需求、技术引领、患者利益、成本效益、管控安全等方面阐述所需医用耗材的情况；医保部门负责核查项目收费情况；采购部门负责核查产品在省市医保平台（集中采购平台）中标及价格情况；医用耗材管理部门负责核查医院有无同类可替代产品以及产品在院使用情况；医用耗材管委会成员综合以上情况进行打分，依照医院医用耗材管理工作规章制度进行论证及讨论，最终结果报院长办公会及院党委会研究确定。

第二种为不带规格、型号，即项目需求论证。与第一种的不同点在于，论证会讨论通过的为同种用途的医用耗材项目，并不指定具体品牌、型号，论证通过的项目清单交由采购部门组织遴选，从多个品牌中遴选出合适的产品并签订采购协议。为强化竞争、更多地体现集体决策，目前采取第二种论证方式的医院逐渐增多。

6.2.3　卫生经济学评估在医用耗材论证中的应用

卫生经济学评估是帮助决策者在资源有限的情况下，选择更具有价值的医疗技术的科学。卫生经济学评估有如下几种方式。

（1）最小成本分析（cost-minimizations analysis，CMA）：不同方法或技术下具有相同效果的成本最低的方案。

（2）成本效果分析（cost-effectiveness analysis，CEA）：在同等成本条件下，取得效果最佳的方案和技术。

（3）成本效用分析（cost-utility analysis，CUA）：在预算约束下，找出健康效用最大化的方案。

（4）成本效益分析（cost-benefit analysis，CBA）：找出净效益最大化的方案。

（5）疾病负担分析（burden of illness，BOI）：衡量一种疾病对社会的经济负担。

（6）预算影响分析（budgetary impact analysis，BIA）：预测一个新技术或新材料的预算影响。

6.3　医用耗材遴选管理

采购部门收到医院最终批复论证通过的医用耗材项目清单后，依照医院采购管理办法进行遴选采购。

---

① 《医疗机构医用耗材管理办法（试行）》（国卫医发〔2019〕43号）

6.3.1 工作流程

① **在医院官网发布遴选公告**

公告应注明对供应商及产品的各项要求、报名截止时间、报名材料提交方式、联系人、联系方式等信息。

② **审核报名材料并调研**

报名截止后，调研工程师审核整理报名材料，同时对于项目的省市医保平台中标情况、医保收费情况、价格等信息做市场调研。

③ **组织院内遴选**

遴选会议参加人员应由多部门组成，包括且不限于采购、使用、审计、财务等部门代表人员，报名材料审核通过的供应商均应被通知参加遴选。为确保遴选客观性，采购部门可制定遴选评分办法，明确主客观评分条款及分值；不同类别的项目可适当调整评分权重。各医疗机构应选择平台中标产品。此外，医疗机构还应严格执行采购国家、省、市组织的带量采购结果。如各品牌产品在阳光采购平台均未中标，则需主动办理平台备案手续，备案成功后方可采购。

④ **在医院官网发布遴选结果公告**

遴选采购结果应包括项目名称、中选公司、公告时间及联系人、联系电话等信息。

⑤ **与产品供应商签订采购协议，并交由医用耗材管理部门执行下订单采购及出入库等手续。**

6.3.2 管理要求

① **所公示的项目名称**

医用耗材种类繁多，既存在同名不同用途情况，又存在同用途不同名称情况。因此在发布需求名称时，应尽可能采用产品通用名称，以邀请更多潜在供应商参加报名；另外，可以备注项目具体用途，使得需求更加清晰，减少不必要的工作反复。

② **公示的周期**

公示后，原则上满三家公司报名后才能启动遴选谈判，对于公示后不足三家供应商报名的，可以根据各家医院的采购管理规定，确定是否增加公示周期或者直接邀请潜在供应商参加报名。

③ **公司及产品的资质**

采购调研工程师应仔细审核报名材料，尤其应注意产品的医疗器械注册证有效期、各级授权链及授权有效期，应尽可能要求正式区域代理报名。

6.4 医用耗材合同管理

6.4.1 工作流程

医用耗材采购协议的签订是院内遴选采购的具体体现，采购协议中应约定产品的品牌、规格、型号、价格、送货要求、到货周期、付款方式、违约条款、协议执行日期、廉洁采购条款等内容。协议条款应清晰明了，无歧义，便于执行。

6.4.2 管理要求

如第 3 节所述，为了强化对医用耗材的采购及使用监管，省市医保部门要求各医疗机构应尽可能采购平台中标产品，或者经平台备案成功后再行采购。各省市医保平台价格是动态调整的，医疗机构同供应商之间签订的协议价格受平台价格限制，因此，当平台价格低于协议价格时，执行平台低价。

6.5 临时性医用耗材采购管理

医疗机构应当加强临时性医用耗材采购管理。医用耗材使用科室或部门临时性采购供应目录之外的医用耗材，需经主任委员、副主任委员同意后方可实施。对一年内重复多次临时采购的医用耗材，应当按照程序及时纳入供应目录管理。对于实施集中招标采购的地方，需要按有关程序报上级主管部门同意后实施临时性采购。遇有重大急救任务、突发公共卫生事件等紧急情况，以及需要紧急救治但缺乏必要医用耗材时，医疗机构可以不受供应目录及临时采购的限制。

出现特别重大突发公共卫生事件或者其他严重威胁公众健康的紧急事件时，为满足预防、控制事件需要，经研究论证，可以在一定范围和期限内紧急使用国家药监局、国家卫生健康委、国家疾控局关于发布符合《医疗器械紧急使用管理规定（试行）》（2023 年第 150 号）要求的医疗器械。医疗卫生机构应当严格按照产品说明书或者标签标示要求，贮存、保管、使用产品，并监测使用风险，密切跟踪产品使用情况，如出现重大风险，应当采取紧急措施，并向所在地省级药品监督管理部门、卫生健康部门、疾控部门报告。有下列情形之一的，医疗器械紧急使用终止：

（1）特别重大突发公共卫生事件或者其他严重威胁公众健康的紧急事件结束的，或者达到紧急使用期限的，紧急使用自动终止；

（2）紧急使用的医疗器械存在重大安全性问题或者质量缺陷的，由国家药监局会同国家卫生健康委、国家疾控局终止紧急使用；

（3）已注册产品能够满足使用需求的，由国家药监局会同国家卫生健康委、国家疾控局终止紧急使用。

紧急使用终止后，剩余未使用医疗器械应当退回紧急使用医疗器械企业，剩余未使用医疗器械不得继续流通使用或者协商后进行无害化处理。达到紧急使用期限，但特别重大突发公共卫生事件或者其他严重威胁公众健康的紧急事件尚未结束，需要继续紧急使用的，应当经国家卫生健康委、国家疾控局会同国家药监局同意后方可继续紧急使用。

6.6 医用耗材采购资料管理

采购档案管理是指对采购档案的归档、收集、保管、鉴定、借阅、销毁等各个环节的总称。采购档案资料是反映采购活动过程的真实记录，是直接反映物资采购活动是否规范有序和公平公正的基本依据，也是采购法律救济、责任追溯和采购机构考核评价的重要凭据。

采购资料管理应依据《中华人民共和国档案法》（以下简称《档案法》）的规定进行。依据《档案法》的规定，对政府采购档案的管理"应当建立科学的管理制度，便于对档案的利用；配置必要的设施，确保档案的安全；采用先进技术，实现档案管理的现代化"。采购资料的管理须具有真实性、时效性、完整性、必要性和科学性等特点。

6.6.1 医用耗材采购资料的存档范围

包含但不限于以下方面。

（1）供货企业的资质，以及医疗器械注册证和备案信息、合格证明文件应真实、有效。

（2）进货查验记录应当真实、准确、完整和可追溯。进货查验记录应当保存至医疗器械有效期满后 2 年；没有有效期的，不得少于 5 年。植入类医疗器械进货查验记录应当永久保存。

（3）医用耗材遴选过程记录单，管理部门对医用耗材进行遴选时应关注政府招标采购平台目录，完善内部遴选流程并进行线上化管理。中标目录需要通过资质证照管理系统将入院医用耗材证照、供应商证照、代理商证照、生产厂家证照和销售员资质等信息进行线上化管理，严格把控入院物资关口，保证医用耗材入院合规性与安全性。

（4）所有院内医用耗材采购应保证流程合规性，所有医用耗材必须由医用耗材管理部门统一采购验收完成后才能入院使用。以信息化平台为支撑，支持一般采购、临时采购、应急物资采购、手术医用耗材采购等不同类型。支持对接政府采购平台，重要节点严格把控，保证信息连续性和可追溯性，避免流程倒置和不规范带来医用耗材使用风险。

（5）医用耗材信息化系统对所有采购数据须进行全程记录，通过智能化数据报表可直观展现全院医用耗材采购量及各月度、季度、年度同环比情况，为医院采购管理部门及决策层输出采购数据对比，增强采购环节合理性与准确性。

（6）采购项目的合同文件。

（7）与采购项目相关的政府公文、医院文件。

（8）临床科室、职能处室、供应商等对采购结果存在影响需特殊说明的文件的扫描件。

6.6.2 管理要求

采购资料的保存期限为 15 ～ 30 年。档案存档保存时应根据项目分门别类保管。存档文件在封面显著位置应标明档案的采购项目名称、合同时间、保存期限等信息，文字清晰，内容简练明确，其中档案文件摆放应遵循一定的顺序。对于重大项目文件的存档应配有目录清单。

档案保管场地应防潮、防鼠、防虫、防火、防尘。部门应该设定专职档案保管员，定期巡查保管场地，任何人不得伪造、变造、隐匿或者销毁材料，同时遵循保密原则。借阅采购档案资料时需说明借阅缘由及借阅资料范围，做书面申请且需通过借阅人所在部门领导的批准。借阅时需档案管理员及借阅人签字确认，借阅档案范围不能超出申请范围。

本章小结

本章主要介绍了医用耗材的预算管理、遴选管理、招标管理、合同管理以及资料管理。在医疗机构中，医用耗材是非常重要的物资，对于医疗服务的质量和成本都有着重要影响。因此，对医用耗材的管理至关重要。通过本章的学习，可以了解到如何进行医用耗材的预算编制和管理，以及如何进行耗材的遴选和招标工作。同时，还介绍了医用耗材合同的签订和管理，以及医用耗材资料的管理方法。对于医疗机构的管理者和相关工作人员来说都具有重要的参考价值，有助于提高医用耗材的管理水平，保障医疗服务的质量和安全。

第 7 章

医用耗材中心库房管理

本章概要

- 医用耗材中心库房管理的特点和挑战
- 院内中心库房管理
- 院外中心库房管理

为满足临床医疗活动对医用耗材的需求，医院一般会存储一定数量、不同种类和规格的医用耗材。随着医疗卫生服务量的不断增加和服务范围的不断扩大，医用耗材在临床活动中的需求量迅速增长，对医院库存空间和物流服务能力提出巨大的挑战和更高的要求。

医用耗材中心库房是医用耗材卸载、验收、存储、分包、发放、转运、回收、退换货等作业流程的一级库房，集中管理各种医用耗材，确保医护人员能在医疗过程中的准确、安全、高效地使用医用耗材。医用耗材库房规范化管理的目的是确保医用耗材的安全有效使用，以取得最佳的资源利用效益，节约医院管理成本，保障医院正常的临床诊疗工作，提高医院管理水平。

目前的医用耗材库房管理大多是在 HRP 中进行管理，但是 HRP 系统主要以财务管理为导向，在医用耗材管理相关方面存在较多缺陷。本章主要介绍以医用耗材管理为导向的 SPD 管理模式下，通过设立 SPD 中心库为一级库房，用于医用耗材备货或院内库存周转。随着医用耗材 SPD 管理模式的发展，单体医院院内中心库医用耗材 SPD 模式已经拓展至院外中心库 SPD 管理模式。

本章重点讲述在 SPD 管理模式下，通过对院内中心库以及院外中心库的精细化改进和优化，使得医疗机构能够更好地满足高质量医用耗材的需求，提高医疗服务质量。在未来的发展中不断创新，以满足医疗卫生事业的发展需求。

7.1 医用耗材中心库房管理的特点和挑战

医用耗材种类繁多、规格不同，医用耗材管理的灵活性要求高，常常需要在短时间内根据患者的需求及医生的手术计划而调整。库房管理要求高效，缺货可能会导致医疗活动无法开展。库房需要精细化管理，对于每个患者使用的有追溯管理要求的医用耗材要有完整、准确的追溯记录。库房需保证有足够的库存，既要避免过多库存导致浪费、更要避免库存不足导致临床因缺货而产生不良事件。目前许多医院的库房管理还比较传统，对于库房管理的自动化和信息化程度不高，面临着一定的信息化转型压力。医用耗材质量控制与医疗质量直接相关，一些医用耗材的质量问题可能会严重影响患者的生命健康，因此库房管理需要保证医用耗材原材料质量的可追溯性及过期、损坏等信息的准确性。

7.2 院内中心库房管理

7.2.1 院内中心库房基础建设和环境设施要求

医用耗材中心库房的选址、设计、布局、建造、改造和维护应当符合医疗器械贮存的要求，防止医疗器械的混淆、差错或污损，并配备齐全的、符合医用耗材产品特性要求的贮存设施设备，保持适于医用耗材贮存的环境。

1 库房基建

医用耗材中心库房的基础建设应将保障安全放在第一位，结合医院实际情况的同时，应符合《医疗器械经营质量管理规范》对医疗器械库房的要求。

（1）库房内外环境整洁，无污染源。

（2）库房内墙光洁，地面平整，房屋结构严密。

（3）有防止室外装卸、搬运、接收、发运等作业受异常天气影响的措施。

（4）库房有可靠的安全防护措施，能够对无关人员进入实行可控管理。

（5）室内的通道宽度应满足物流运输、设备搬运及人员疏散的要求，物流通道宜设置防撞构件。

（6）人流、物流设计必须合理，减少不必要的交叉影响。

（7）室内装修材料的阻燃性能应符合现行国家标准《建筑内部装修设计防火规范》的有关规定。

（8）应设置消防应急照明灯。在安全出口和疏散通道及转角处设置的疏散标志，应符合现行国家标准《建筑设计防火规范》的有关规定。

（9）设备的供配电设计应符合现行国家标准《建筑设计防火规范》的有关规定。

2 库房分区、设施、布局及环境相关要求

（1）在库房贮存医用耗材，应当按质量状态采取控制措施，实行分区管理，包括待验区、合格品区、不合格品区、发货区、退货区等，并有明显区分（如可采用色标管理，设置待验区和退货区为黄色、合格品区和发货区为绿色、不合格品区为红色），退货产品应当单独存放。医用耗材贮存作业区、辅助作业区应当与办公区和生活区分开一定距离或者有隔离措施。中心库入口明显处应张贴仓库平面图，标明仓库各区域的位置、周边环境、主要通道等。

（2）库房应当配备相应的设施设备：医用耗材与地面之间有效隔离的设备，包括货架、托盘等；医用耗材物流管理设备，包括拣货车、拣货箱、推送车、推送箱等；医用耗材信息管理设备，包括电脑、掌上电脑（personal digital assistant，PDA）、条码打印机等；要有避光、通风、防潮、防虫、防鼠等设施；符合安全用电要求的照明设备；包装物料的存放场所；有特殊要求的医用耗材应配备的相应设施设备。

（3）仓库标识：仓库应有货架编号标识、禁烟标识、消防器材位置标识等，各类标识清晰可见，悬挂或张贴在指定位置的正上方。

（4）仓库上墙制度：仓库应上墙制度管理，包括医用耗材入库、库存管理、出库制度，消防安全管理制度等。

（5）医用耗材堆放：不同品类、规格、型号的整件医用耗材不可混放、间杂堆码，物资码放保证"五距"，垛与顶间距不小于 0.3m，垛与灯间距不小于 0.5m，垛与墙间距不小于 0.5m，垛与柱间距不小于 0.3m，垛与垛间距不小于 1.0m。

（6）仓库调温设备：利用温湿度调节设备，日常保持常温库温度在 0℃～30℃，阴凉库温度 0℃～20℃，冷藏库温度 2℃～8℃，湿度保持 35%～75%。仓库每天上、下午至少各记录 1 次温湿度；使用温湿度电子监测设备应保留各监测点数据至少 3 个月，可每天监测记录 1 次温湿度。

（7）特殊医用耗材管理：需要冷藏、冷冻贮存运输的医用耗材，应当配备以下设施设备，与其管理相适应的冷库或冷柜；用于冷库温度监测、显示、记录、调控、报警的设备；能确保制冷设备正常运转的设施（如备用发电机组或者双回路供电系统）；应当根据相应的运输规模和运输环境要求配备冷藏车、保温车，或者冷藏箱、保温箱等设备；对有特殊温度要求的医用耗材，应当配备符合其贮存要求的设施设备。

③ 库房建造、改造相关要求

（1）区域规划

SPD 管理模式下对中心库实行分区管理，根据活动属性将库房分为工作区与生活区，工作区用于医用耗材存储及日常工作办公；生活区用于员工就餐、饮水、休息等活动，如图 7-1 所示。

一般情况下，工作区分为整件区、拆零区和办公区。不同体量医院中心库库房面积参考，如表 7-1 所示。拆零区与整件区相似，按储存环境同样分为常温区、阴凉区、冷藏区与冷冻区，对应各区域温湿度要求，配置不同硬件设备来满足储存条件。

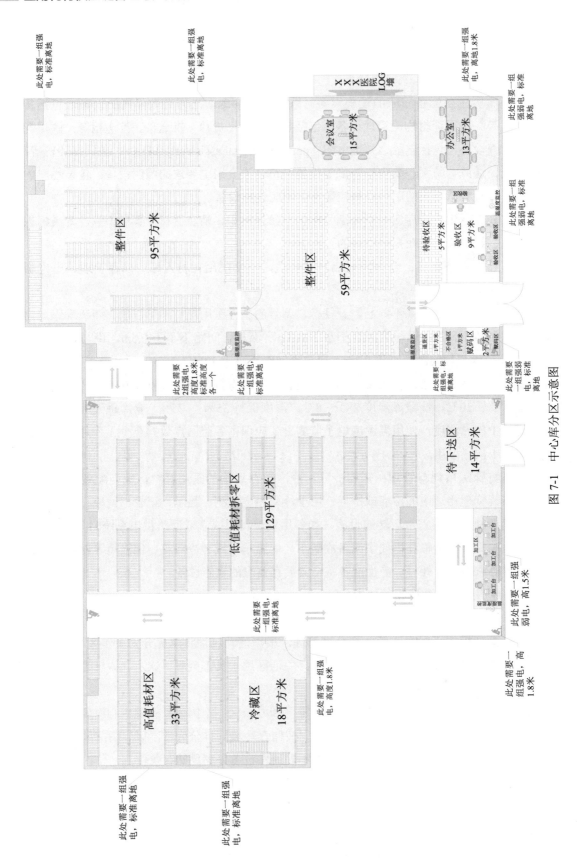

图 7-1　中心库分区示意图

表 7-1　不同体量医院中心库规划面积参考

医院分类	医用耗材体量（元）	整件区 + 拆零区总面积（m²）
普通二级医院	1 亿左右	150 ～ 200
普通三级医院	1 亿～ 5 亿	200 ～ 500
大型三级医院	5 亿～ 20 亿	500 ～ 1000

按照医疗器械监督管理条例相关规定，医用耗材依次分为一类医疗器械、二类医疗器械、三类医疗器械。SPD 中心库模式下，整件区与拆零区需悬挂对应的医疗器械分类标识，如图 7-2 所示。

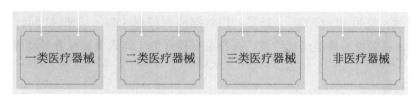

图 7-2　医用耗材分类标识

为有效控制医用耗材储存质量，对中心库的整件医用耗材，拆零医用耗材进行分区、分类管理。SPD 模式下，在传统的"三色五区"的基础上增加了一个加工区，对医用耗材进行重新拆包加工，功能区分别为待验区、合格品区、不合格品区、加工区、发货区、退货区。

功能区说明，如图 7-3 所示。

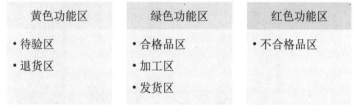

图 7-3　功能区说明

①待验区：配送至中心库尚未进行验收的医用耗材存放区。

②合格品区：合格品区分为整件区、拆零区（定数包区）、拆零区（非灭菌医用耗材区）、拆零区（灭菌医用耗材 I 类区）、拆零区（灭菌医用耗材 II 类区）、拆零区（灭菌医用耗材 III 类区）、高值医用耗材区、诊断试剂区等。

③退货区：近效期、包装破损等退货医用耗材存放区。

④不合格品区：验收不合格，产品质量问题等需退回医用耗材存放区。

⑤加工区：根据待加工医用耗材的生产和储存特性，设置符合相应要求的独立的加工区，设置适当数量的加工台，在加工过程中严格实行双核对制度，对待加工区拣货完成的任务进行加工复核，加工过的医用耗材存放于相应库位。

⑥装卸区：中心库到货医用耗材装卸工作区。

⑦发货区：中心库发货到各个院区的货物装卸区。

⑧工具区：仓储作业设备存放区。

根据储存环境要求，整件区划分为常温区、阴凉区、冷藏区及冷冻区，对应各区域温湿度要求，需配置不同硬件设备来满足储存条件。

①常温区：温度为0℃～30℃，相对湿度保持在45%～75%之间，用于储存常温存放要求的医用耗材。

②阴凉区：温度不高于20℃，相对湿度保持在45%～75%之间。针对阴凉区温度要求，可以采用空调调节。

③冷藏区：温度为2℃～8℃，需配有自动监测、记录显示温度状况和自动报警的设备，根据冷藏医用耗材品种、数量，多采用冰箱进行储存。

④冷冻区：温度为-15℃～-25℃，相对湿度保持在45%～75%之间，用于存放特殊诊断试剂，需要做整体的冻库改造。在冷冻区操作的工作人员要注意劳动保护，有必要的防冻设施。

（2）工作区

SPD中心库工作区内设有专门的办公区，以满足日常办公需求，非库房人员不得进入。办公区包括会议室、材料区及日常办公区域，并配备会议桌、投影仪、办公桌椅、文件柜（用于单据存放）等设备，如图7-4所示。

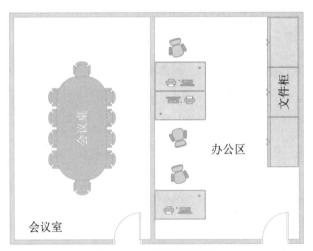

图7-4　办公区规划示例

SPD中心库需设置专门的生活区，与工作区隔离。生活区包括更衣室、饮食区及休息室，配备更衣柜、生活电器及休息桌椅等设备。

7.2.2　院内中心库房管理流程

国家卫健委在2019年实行的《医疗机构医用耗材管理办法》中规定医疗机构应指定具体部门作为医用耗材管理部门，负责医用耗材的遴选、采购、验收、存储、发放等日常管理工作；指定医务管理部门，负责医用耗材的临床使用、监测、评价等专业技术服务日常管理工作。如图7-5所示。

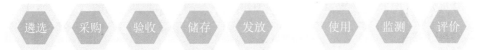

图 7-5 医用耗材管理流程

根据物流作业流程，医用耗材中心库管理具体包括医用耗材的采购、验收、上架、预加工、拣货、复核、推送、节假日备货、退货、盘点、结算等环节。

医用耗材中心库在 SPD 管理模式下，由中心库汇总、生成采购计划经医用耗材管理部门审核后转成采购订单，通过供应链管理平台发送给供应商。供应商登录平台接受订单，制作配送单将医用耗材送至中心库。医院库管验收医用耗材后，进行上架，日常对整件区医用耗材拆包预加工成定数包（依据各科室医用耗材消耗规律，将一定数量的医用耗材重新打包成一个包）上架至拆零区货架。在科室库设置医用耗材的最大使用量以及补货点，第一次补货至最大使用量，科室取用扫码消耗，当科室库存降至补货点时，系统自动触发补货计划，医用耗材 SPD 管理中心库（简称中心库）服务人员根据系统指示拣取对应医用耗材并装箱，复核后推送至科室上架，以此循环往复。

中心库管理模式如图 7-6 所示。

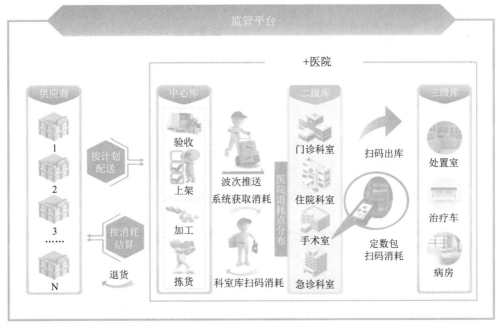

图 7-6 中心库管理模式

7.2.2.1 采购管理流程

采购管理是医用耗材入库的前置环节，是对采购计划、采购订单等单据的处理，包括采购计划的生成、提交、审核、转订单；采购订单的发送、接收、处理。中心库对外采购流程如图 7-7 所示。

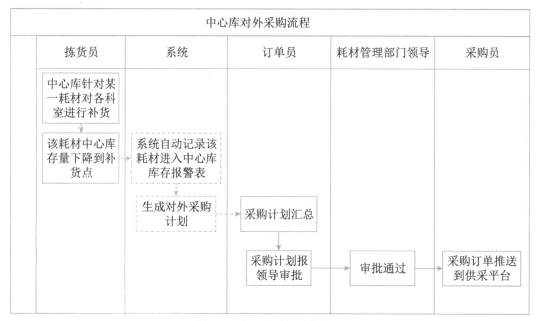

图 7-7　中心库对外采购流程

（1）生成采购计划

采购计划由系统自动生成，其生成方式可列举如图 7-8 所示。

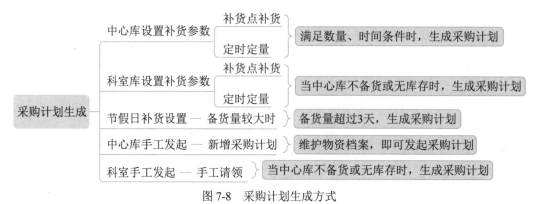

图 7-8　采购计划生成方式

（2）提交和审核采购计划

采购计划生成后，采购人员将采购计划提交部门领导审核（可根据参与人员数量，配置多级审核）。

（3）采购计划转订单

审核通过的采购计划，可以在审核通过的同时由系统自动转换为采购订单。

7.2.2.2 供应商配送管理流程

采购计划在转换为采购订单后,经医院采购员审核后,可自动将订单通过供应链管理平台发送至供应商。同时向供应商预留手机号发送含订单号的短信,以提醒供应商登录供应链管理平台查看。

供应商可在 SPD 管理平台对应的应用(application,APP)端查看订单详细信息,并在个人电脑(personal computer,PC)端登录供应链管理平台,按照订单需求,进行备货,在供应链管理平台进行制单(配送单),并将物资配送至医院。供应商接单配送流程如图 7-9 所示。

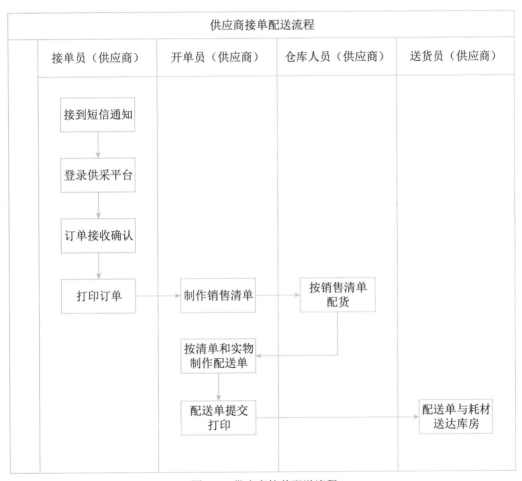

图 7-9 供应商接单配送流程

7.2.2.3 验收入库管理流程

验收入库阶段为供应商配送医用耗材至医院后的操作流程,包括验收、赋码、上架三个环节。

(1)验收

医用耗材由专人验收后方可入库,无质量合格证明、过期、失效、近效期的医用耗材不得入库。验收时检查包装是否完整,检查包装标识是否规范,检查产品名称、规格型号、数量、价格、生产厂家、供货商、注册证是否与配送单相符。验收合格的医用耗材应及时入库登记。

验收由医院验收人员负责，在医院和供应商双方的全程参与下完成，操作顺序如下几个方面。

①扫描配送单二维码，确认配送单信息与系统信息是否相符；

②验证提供附件是否完整有效，物资包装是否完好，赋码标签是否清晰，赋码信息与实物是否一致；

③验收不通过的物资，交予供应商带回；

④验收通过的暂时存放于物资待上架区，由上架员将物资转运至相应整件区库位进行上架，完成实物入库；

⑤医院验收人员 PC 端或 APP 端提交验收结果，SPD 系统库存增加，完成系统入库；

⑥医院验收人员在供应商提供的多份配送单上签字确认，并返还一份作为医用耗材接收凭据。

（2）赋码

赋码操作指中心库仓管人员在院内打印含 SPD 条码的赋码标签并将赋码标签粘贴至对应医用耗材包装上（若供应商自己具备标签打印设备，SPD 系统也支持供应商自主赋码）。

医院验收人员完成医用耗材验收及系统入库后，SPD 系统将生成医用耗材 SPD 条码，中心库仓管人员点击条码打印，打印出对应的医用耗材赋码标签；核对标签上医用耗材信息与实物，确认信息无误后将对应的赋码标签按赋码标准粘贴至对应医用耗材的正确位置。

赋码标签一般为热敏纸不干胶标签。低值医用耗材一箱一码，高值医用耗材一物一码。高值医用耗材标签和低值医用耗材标签可使用色标管理，物理区分高低值医用耗材。医用耗材赋码需统一粘贴在医用耗材外包装合适位置，不得遮挡医用耗材外包装有效信息。

（3）上架

①协验员复核确认医用耗材无误后，将医用耗材放在待上架区域；

②上架员使用 PDA 设备扫描赋码标签后按照 PDA 界面显示信息中找到的指定库位，扫描库位标签完成上架，医用耗材上架时也需遵循先进先出原则摆放；

③扫码上架后，上架员需登录 SPD 的 PC 端系统，选择上架查询功能，若有处于未上架状态的医用耗材，需找到条目完成上架，确保系统内医用耗材全部上架完成。

7.2.2.4 存储管理流程

医用耗材入库后，应当根据医用耗材的质量特性进行合理贮存，并符合下列要求。

（1）按照医用耗材说明书或者标签标示的贮存要求贮存。

（2）冷库贮存时，应当根据冷库验证报告确定合理的贮存区域，制冷机组出风口应当避免遮挡。

（3）应当按照要求采取避光、通风、防潮、防虫、防鼠等措施。

（4）搬运、堆垛、放置医用耗材时，应当按照包装标示要求规范操作，堆垛高度、放置方向等应当符合包装图示要求；应当按照货架、托盘承重范围等要求妥善存放，避免损坏医用耗材。

（5）按照医用耗材的贮存要求分库（区）存放，医疗器械与非医疗器械应当分开存放；组合销售的医用耗材和非医疗器械可以不分开贮存；在实施自动化操作的自动化仓库中，医疗器械与非医疗器械可以按货位分开存放。

（6）医用耗材应当按照品种、规格、型号分开存放；医用耗材与库房地面、内墙、顶、灯、温度调控设备及管道等设施间保留有足够空隙。

（7）贮存医用耗材的货架、托盘等设施设备应当保持清洁，无破损。

（8）非作业区工作人员未经批准不得进入贮存作业区，贮存作业区内的工作人员不得有影响医用耗材质量安全的行为。

（9）医用耗材贮存作业区内不得存放与贮存管理无关的物品。

（10）应每月定期进行在库医用耗材的质量检查，形成质量检查报告，对存在的问题进行整改。在库检查记录应当包括以下几方面。

①检查医用耗材合理贮存与作业流程；

②检查并改善贮存条件、防护措施、卫生环境；

③对温湿度监控系统、冷库温湿度自动报警装置进行检查、保养；

④未采用温湿度监测系统进行自动监测的，应当每天上、下午各不少于 1 次对库房温湿度进行监测记录；

⑤对库存医用耗材的外观、包装、有效期等质量状况进行检查。

发现存在质量疑问的医用耗材，应当立即进行质量隐患产品隔离并标识，防止其销售出库，并及时通知质量管理机构进行质量判定与处理。

7.2.2.5 发放管理流程

发放管理主要为 SPD 系统根据科室补货需求，通过自动或人工发起拣货任务，经过复核，推送至科室，满足科室使用的过程。发放管理主要包括预加工、拣货、复核、推送作业。

（1）预加工

①为了保证定数包库存充足，预加工员根据每天的预加工预警的信息和拣货任务需求，确认需要预加工的物资，查询预加工物资的库位，进行整件库拣货。

②撕下打印机输出的定数包标签，将条码取下，完整粘贴在加工的定数包上，预加工完成。

③预加工后物资条码在系统处于待上架状态，扫描定数包条码，系统提示上架库位。

④按照系统指示，将完成加工的定数包转运至指定拆零区库位，整齐摆放至库位内，扫描库位条码，完成上架操作。

（2）拣货任务

拣货任务也称作波次任务，为系统自动生成，其生成方式如图 7-10 所示。

47

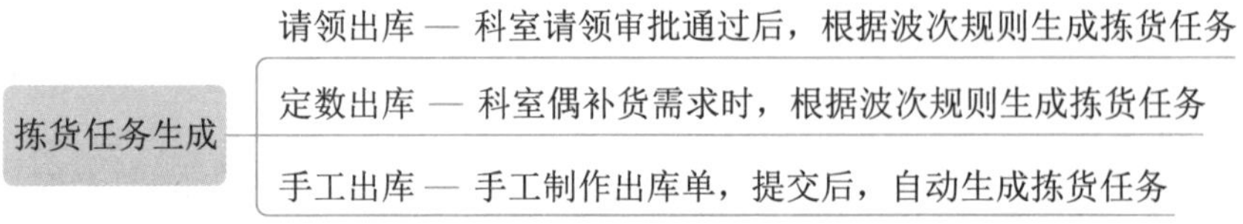

请领出库 — 科室请领审批通过后，根据波次规则生成拣货任务

拣货任务生成 —— 定数出库 — 科室偶补货需求时，根据波次规则生成拣货任务

手工出库 — 手工制作出库单，提交后，自动生成拣货任务

图 7-10　院内中心库拣货任务生成方式

（3）拣货

①扫描拣货物资条码时，须确认医用耗材名称、规格、型号、数量等信息与 PDA 信息一致。

②按任务号里所列医用耗材进行扫码，扫码后须将单个任务的拣货箱和整件物资集中存放，并粘贴任务，完成拣货。

（4）复核

医用耗材出库复核要有记录，记录应当包括：医用耗材的名称、型号、规格、医疗器械注册人、备案人和受托生产企业名称、注册证编号或者备案编号，生产批号或者序列号、使用期限或者失效日期、单位、数量、购货者、出库日期、医疗器械唯一标识（若有）等内容。

发现有下列情况之一的不得出库，并报告质量管理机构或者质量管理人员处理：（一）医用耗材包装出现破损、污染、封口不牢、封条损坏等问题；（二）标签脱落、字迹模糊不清或者标示内容与实物不符；（三）医用耗材超过有效期；（四）存在其他异常情况的。

①拣货完成后，由复核员进行装箱核对，按照拣货任务，逐个核对拣货品种及数量。核对内容包括品种数量、拣货数量、条码粘贴位置等。

②核对无误后，将拣货箱内物资规整放置于清洁的下送箱内并进行推送单打印，如发现无法找到推送单，先查看拣货单是否复核完成。

③清点拣货箱数，并确认复核任务是否完成，确认完成后，打印箱码标签和推送单据，根据箱码标签信息核对箱码无误后进行逐箱粘贴，同时核查推送单打印份数是否齐全。

④复核封箱完成后，将物资存放至托盘上，每托要求只存放 20 件，便于调度人员和配送人员清点复核发货件数。

⑤复核员核对箱内实物与推送单上品名、规格、数量、批号、效期等信息是否一致，定数包标签粘贴是否无误，定数包是否存在破损、脏污等情况；如核对有误，交还拣货单给拣货员重新拣货。

（5）配送

①配送员需仔细核对调度单所示的件数信息，选择适配的车辆，并仔细核对装车件数是否准确。

②根据调度单的箱数信息进行对物资进行合理码放装车，装车完毕后再次确认装货平台物资是否全部装完。

③按照规定对货车门进行带标牌扎带封车，清点核对单据完整无误后，按照调度单所

示配送院区进行物资运输。

（6）院内交接

①院内周转库推送员协助配送员将对应院区的医用耗材推送箱完成卸车后进行清点，核对院区、科室及对应推送箱数等数据与调度单以及 PDA 上的数据是否一致，无疑问后双方在调度单上进行签字确认，并使用 PDA 点击确认交接。

②推送人员清点推送箱时必须检查车辆封签、物资的装箱和封箱标签是否规范，对出现的不规范的必须及时上报解决。

③清点时一定要注意医用耗材推送箱所属的院区、科室以及对应的总箱数是否一致，只有一致时对应负责交接的人员才可以在调度单上签字确认以及在 PDA 上操作交接。

（7）院内推送

SPD 院内推送人员根据科室的补货需求，及时妥善地将物资推送至科室，并进行上架。

7.2.2.6 其他出库管理流程

（1）直接推送需求科室

当中心库验收的物资中心库不备货时，物资转运到待推送区，然后直接配送到科室。

（2）推送消毒供应室

如中心库不备货的物资需要灭菌时，其推送科室为消毒供应室，由消毒供应室在消毒、灭菌、打包后转运至手术室备用，其间使用消毒供应中心追溯系统进行赋码追溯。

说明：在推送 / 转运过程中，需保证来自单个供应商的单个病人物资需单独存放。

（3）节假日备货

为保证节假日医用耗材安全保供，需在节假日前对中心库医用耗材进行充分备货。

（4）退货

发生医用耗材退货的情况，SPD 服务人员需提前与供应商进行沟通，对退货商品进行库存盘点，确认库存无误后方可进行系统操作。

打印退货单并签字，将退货单与商品一同送至医院中心库房，并尽快通知供应商办理退货手续。如果商品为货票同行结算模式的医用耗材，可由医院医用耗材采购部门或管理部门发起冲账审批，审核通过后负数数据将通过供应链管理平台发送给对应供应商，供应商开具红冲发票完成冲账。

7.2.2.7 盘点管理流程

在医用耗材 SPD 管理模式下，SPD 服务人员每月进行一次库存盘点，并填写"月盘点记录表"，内容包括盘点月份、时间、品名、规格、型号、单位、账目数量、实物数量、差异金额等信息。盘点时如有账实不符或其他不符的情况，需查找原因并采取合理处理措施，且如实记录在"月盘点处理记录表"中。

7.2.2.8 结算管理流程

根据医用耗材属性及管理需求，低值医用耗材与高值医用耗材需要分别进行结算。结算完毕后，提交医用耗材管理部门进行审核，审核无疑问后由医院对应的负责人登录 SPD

系统点击通知各供应商，供应商在供应链管理平台接收到结算单通知后进行接收、确认并制作对应结算发票，交给医院进行核对、入账。

7.2.3 院内中心库房管理制度和规范

为确保医用耗材中心库房的安全和管理规范，需要制定相关的管理制度和规范。库房应上墙制度，包括仓库环境要求、医用耗材入库、库存管理、出库制度、消防安全管理制度等。制度内容主要包括以下方面。

（1）负责人、管理员和工作人员要有相应的资质，并定期接受培训和考核，熟悉医用耗材库房的管理规范。

（2）建立医用耗材库房的管理档案，记录医用耗材管理的相关信息，包括医用耗材采购、进货、验收、入库、出库等流程，以及医用耗材的过期处理和库存清点。

（3）严格执行医用耗材的入库单、出库单的填写和审核，确保医用耗材的使用和消耗控制在规定的范围内。

（4）对库房环境进行定期检查，如温度、湿度、空气质量等，确保符合国家、行业标准，同时对库房的消防设施、通风设备等设施进行维护和保养。

（5）对库房内的医用耗材进行分类、存放和标识，确保库房内的物品有序、清晰可辨。

（6）根据医用耗材的特性、保质期和使用量，制定相应的管理措施，包括库存管理、过期处理、医用耗材报废等。

（7）建立医用耗材库房的安全制度，严禁违规操作，如私自调换医用耗材、触碰医用耗材、禁止在库房内吸烟、使用明火等。

具体库房管理制度及规范参考示例如下。

7.2.3.1 中心库管理总则

第一条　工作时应保持干净整洁的仪容仪表和积极向上的精神面貌。

第二条　医用耗材管理做到勤整理、勤清洁、勤补货、勤盘点。

第三条　医用耗材入库后，按照不同类别、属性、特点和用途分类分区摆放。

第四条　工作人员应每日记录库房的温湿度，保持常温库温度 0℃～30℃，阴凉库温度 0℃～20℃，冷藏库温度 2℃～8℃，湿度 35%～75%。

第五条　医用耗材需整齐码放在托盘上，并且做好防火、防盗、防水、防潮等工作。

第六条　中心库内医用物资一律不准私自外借、不准转让、不准自行拆包使用。

第七条　中心库钥匙由项目主管保管，工作人员不得自行配置库房钥匙。

第八条　严禁私拉乱接电源及电器，工作人员下班离库前必须巡库一次，关闭电源开关和门锁，排除安全隐患。

第九条　当天工作完成后，值日人员应做好下送车、PDA 等硬件设备的清点及库内整理工作。

7.2.3.2 中心库采购管理规范

第一条　中心库应每日核查库存和系统采购需求，及时提报采购订单，并跟进审核过程，不得出现采购不及时的现象。

第二条 对于不能采购的医用耗材，需要将原因反馈到需求科室。

第三条 每天超 72 小时未响应的订单，需汇总提报给医用耗材管理部门采购负责人。

第四条 应根据实际情况，提前开展节假日采购备货工作，并规划医用耗材存放场地及节假日值班安排。

第五条 值班人员负责节假日期间医用耗材的供应保障工作。

第六条 做好与供应商的沟通工作，如发现供应商有不合规的行为，要及时向上级领导反馈，杜绝私下处理。

第七条 专科专用物资如已发生断货，要及时告知相关人员，避免影响专科科室的使用。

7.2.3.3 中心库验收入库管理规范

第一条 验收时需查看供应商相关资质文件，包含产品注册证号、产品检验报告、进口产品报关单和海关验收报告、产品合格证、灭菌产品灭菌标识、消毒产品卫生许可证等。

第二条 核验医用耗材外包装，要求完整无破损、干燥无污渍、外包装整洁，确保无脏污、破损、潮湿等情况。

第三条 整箱包装医用耗材选取部分进行拆箱，用以抽验质量和数量是否符合要求等。

第四条 供应商出示的配送单必须是供应链管理平台系统打印版本，配送单上需有配送员签字和供应商的出库章或公章，一式两份。

第五条 低值医用耗材需要整件赋码，高值医用耗材一物一码管理。

第六条 以下情况拒绝验收入库：

（1）未经医院医用耗材主管部门批准采购的；

（2）不属于医用耗材目录库的；

（3）与采购计划或配送单不相符的；

（4）与产品质量包装要求不相符的；

（5）与批号、效期、数量等信息不相符的。

第七条 科室直供的医用耗材验收完成后，需立即移交给推送员当天配送至科室。

7.2.3.4 SPD 中心库上架管理规范

第一条 未拆包的整件医用耗材入整件库，已拆包的医用耗材入拆零库。

第二条 上架前对照验收单检查医用耗材是否赋码，未赋码医用耗材严禁入库。

第三条 当日必须完成已验收医用耗材的上架工作，确保系统无待上架数据。

第四条 整件医用耗材通过扫描验收单上的条码进行上架，然后将实物准确入库至对应库位。

第五条 整件医用耗材按照区域划分及医用耗材类别进行摆放，需将规格面朝外放置，同类别不同规格的医用耗材遵从从左到右，由小到大原则摆放。

第六条 整件医用耗材必须使用重力货架或地托储存，保证离墙、离地不小于 0.1m，离顶不小于 0.3m。

第七条　拆零医用耗材入库需核对定数包标签、产品名称、规格、效期及数量等相关信息。

第八条　拆零医用耗材通过扫码上架或者系统移库完成入库操作，然后将实物准确入库至对应库位。

7.2.3.5 中心库预加工管理规范

第一条　整件区往拆零区补货，由专人负责整件区取货。

第二条　依据中心库定数包补货系统指示选择对应赋码或相应批号的整件医用耗材进行拆零加工。

第三条　整件医用耗材如进行拆包，需将整件全部移入拆零区，不允许将已拆箱医用耗材存放于整件区。

第四条　预加工定数包时，选择大小合适的包装袋。

第五条　定数包条码要求粘贴在商品包装正面空白处，医用耗材名称、规格信息面向外包装，定数包条码要求粘贴在商品包装正面空白处，不遮挡批号效期和名称，每次粘贴的位置应保持一致。

第六条　核查加工明细，保证定数包实物物资和条码信息相符，并确保定数包标签粘贴牢固规范。

第七条　单次医用耗材预包装定数包数量需满足科室至少两日的补货需求。

7.2.3.6 中心库拣货管理规范

第一条　拣货时严格遵循左进右出、先进先出原则。

第二条　拣货员使用 PDA 先扫描拣货单二维码，再扫描拣货条码，依据系统指示库位，取对应包装规格的定数包。

第三条　拣货过程中核对医用耗材品名、规格、型号、批号、效期、数量等信息，确保信息无误后，扫描医用耗材定数包标签完成拣货。

第四条　拣货过程要轻拿轻放，完成拣货的医用耗材需规整放入拣货箱或拣货车内，严禁随意摆放。

第五条　同一科室的拣货任务由一个拣货员完成，禁止一人同时开展多科室的拣货任务。

第六条　定数包为最小出库单位，禁止对定数包进行拆零出库。

第七条　完成拣货单中全部拣货任务后，将拣货车推至复核区。

7.2.3.7 中心库出库管理规范

第一条　中心库推送员仔细核对各科室推送单与实物无误后，方可推送至科室。

第二条　推送员对照拣货单，逐个科室核对待推送医用耗材的信息，核对无误后打印推送单。

第三条　遵循大不压小、重不压轻原则进行装箱，推送箱内摆放规整且不超过 3 层，推送单上注明科室推送箱数，放置在推送箱内最上层。

第四条 装箱后用轧带封箱，将医用耗材送到科室指定位置后，与科室库管员拆封核对，确认无误后扫码上架。

第五条 当日的推送工作必须当日完成，并跟进科室物资接收确认。

第六条 做好科室服务工作，态度谦和有礼，认真记录科室提出的问题并及时解决。

第七条 未经医院管理部门同意，不得私自外借中心库内医用物资。

第八条 推送单、退货单等纸质单据要有科室负责人签字并带回中心库，交由专人统一保管。

7.2.3.8 中心库退货管理规范

第一条 以下情形的医用耗材需进行退货处理并存放在退货区。

（1）验收不通过；

（2）存在质量问题；

（3）供货权变更。

第二条 退货的高值医用耗材需存放在高值医用耗材退货柜中。

第三条 中心库退货需报医用耗材管理部门，经医用耗材管理部门审批后，由医用耗材管理部门联系医用耗材供应商，确认无误后方可进行退货系统操作。

第四条 供应商应尽量当日内取走退货医用耗材，并办理好相关退货手续。

第五条 中心库退货单应为一式三份，退货人员、院方库管员、供应商三方都需确认签字。

第六条 将退货单与商品一同送至医院采购科库房，告知医院领导尽快通知供应商办理退货手续。

第七条 通知供应商应在退货单发出后30天内取走退货物资，如逾期未取，应填写《物资处置申请单》，交由领导审批后，按审批意见处理该物资。

7.2.3.9 中心库库存管理规范

第一条 库房区域需按照三色五区进行规划，整件区、拆零区需分开。

第二条 定期对仓库的环境巡查维护，保持库房的整洁，注意通风、防潮。

第三条 急救类医用耗材应单独存放，定时进行重点检查。一旦发现临近过期或质量异常，应及时做好补货工作。

第四条 做好临床科室常用医用耗材的备库工作，保证临床科室医用耗材安全、有效、可靠。

第五条 中心库应每周进行高值医用耗材盘点，每季度至少全库冻结盘点一次，确保做到账实相符。

第六条 有效期小于（含）3个月的医用耗材原则上不得入库。

第七条 发现超过有效期或包装破损的医用耗材应及时清点，做好记录并存放于不合格区。

第八条　建立《中心库相似物资信息统计表》，并对相似医用耗材设置区分标识，确保相似医用耗材准确上架、拣货、出库。

7.2.3.10　中心库房消防安全管理制度

通过对消防安全规程的制定，加强科室人员消防意识，了解必要的消防知识，从而减少事故隐患，同时面对突发消防事故能正确及时处理。

第一条　仓库内需经常打扫卫生，保持库房整洁，做好防鼠、防虫、防火、防水、防爆等工作，杜绝事故发生，保证库房的安全。

第二条　仓库内严禁吸烟，不得使用明火，下班后由专人负责检查电灯，电气设备是否关闭，门窗是否落锁。

第三条　仓库内需配备足够的灭火器材，安放于醒目位置，但不得占用和堵塞消防疏散通道。

第四条　仓库内需张贴必要的消防标识、逃生标识和逃生指示图。

第五条　对科室人员要进行防火安全教育，做到熟悉库房的基本情况，掌握灭火器性能和使用方法，会报警，会扑救初起火灾。

第六条　一旦发生火灾，应按相关消防安全文件处理。紧急步骤为：

①切断起火电源；

②扑灭初期火势；

③拨打"119"，疏散库房人员，并及时报上级领导进行统筹安排。

第七条　库房主管每月检查一次消防、逃生标识等是否有丢失或模糊等状况，保证其准确性。库房主管每月检查一次消防设施，保证其完好有效，不得占用和堵塞消防疏散通道。

第八条　应每半年组织一次库房消防演练。

7.2.3.11　中心库房物资申购制度

第一条　由使用部门或库房进行网上申购。

第二条　系统生成采购单，采购单内容包括：物品名称、单位、数量、规格/型号、申购部门、价格、供应商、备注/日期等。

第三条　呈报领导审批签字，采购员进行采购。

第四条　凡在政府集中采购目录中的项目，采购员须严格按照相关规定执行。

第五条　在政府集中采购目录外的项目，应依照相关规定通过比选、询价、竞争性谈判和单一来源等形式进行采购，降低成本。

第六条　医疗急需物资采购，应按照临时采购相关规定履行手续再实施采购，原则上从有合同和资质的供应商处采购，事后补办申购手续。

第七条　建立好采购的档案，及时为临床提供准确的数据资料，采购信息做到公开透明。严格做好采购后的交接工作，有记录、有签字，责任到人，手续完备。

第八条　采购完成，及时交库房登记验收入账，后交管理部门账务审核，科长复核，分管院长审批，最终交财务科审核支付。

7.3 院外中心库房管理

院外中心库房是为了满足医用耗材供给服务，降低院区库房面积占用、降低医用耗材管理成本，在医院外设立的医用耗材的仓库，包括医院自行设置的院外仓和社会化医用耗材供应链服务机构设立的院外仓。

若医疗机构使用社会化医用耗材供应链服务机构提供的院外中心库房，应严格按照《医疗器械经营质量管理规范》（2023 年版）要求进行管理。

第五十二条　企业可以通过跨行政区域设置仓库或者委托专门提供医疗器械运输贮存服务企业贮存等方式，构建全国或者区域多仓协同物流管理模式。企业应当对跨行政区域设置的仓库加强质量管理。

（一）应当建立与其规模相适应的质量管理制度。

（二）应当配备与其规模相适应的质量管理人员、设施设备。

（三）应当配备与经营企业本部互联互通、能够实时交互医疗器械贮存、出入库数据的计算机信息系统。

（四）应当满足医疗器械贮存与追溯质量管理要求。

第一百一十四条　为医疗器械注册人、备案人和经营企业专门提供医疗器械运输、贮存服务的企业，应当遵守本规范及相应附录的要求。

为使用单位专门提供医疗器械运输、贮存服务的企业，参照执行本规范及相应附录的要求。

7.3.1 院外中心库管理要求

❶ **医院自行设置的院外中心库**

医院自行设置的院外中心库应当进行院内备案，仓库应当通过消防验收，符合医疗器械存储和管理要求（满足 7.2 节的要求）。

❷ **社会化医用耗材供应链服务机构设立的院外中心库**

社会化医用耗材供应链服务机构设立的中心库房如果建立在医疗机构之外，应该符合《医疗器械经营质量管理规范》（2023 年版）相关管理要求，并经设区市药品监督管理部门验收合格，日常运营与管理受医疗机构监督。

7.3.2 区域规划要求

❶ **区域规划**

医用耗材 SPD 管理模式对院外中心库实行分区管理，与院内中心库整体功能模块相类似，参考图如图 7-11 所示。

（1）工作区

参考上文院内中心库工作区管理。

（2）生活区

参考上文院内中心库生活区管理。

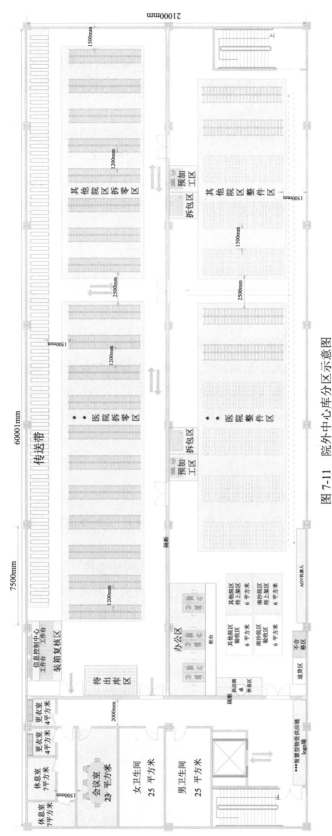

图 7-11 院外中心库分区示意图

7.3.3 院外中心库管理流程

在医用耗材 SPD 管理模式院外中心库管理下，同时也需要在医院设置院内周转库。日常的采购、推送、节假日备货、结算等环节仍安排在院内（院内周转库管理流程与院内中心库保持一致），验收、上架、预加工、拣货、复核等推送前准备工作均挪至院外中心库，可以大大降低医院医疗资源占用率，且提高区域内医院医用耗材的周转率及 SPD 运营工作效率。SPD 院外中心库管理模式如图 7-12 所示。

说明：对于骨科定制类医用耗材，供应商在接收到采购订单后，将医用耗材直接配送至院内周转库进行验收入库，按照院内业务操作流程最终配送至各个手术间。

对于不在院外中心库房备货直送科室以及临时采购的医用耗材，供应商根据直供科室自动触发的订单，将对应的医用耗材配送至院内周转仓，经院内周转库工作人员配送至对应科室。

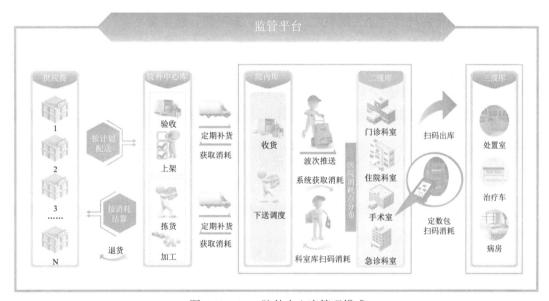

图 7-12　SPD 院外中心库管理模式

院外中心库管理模式下采购，供应商配送，验收入库、出库阶段参考院内中心库管理模式管理。本节对院外中心库的调度、配送、院内交接和院内推送做详细说明。

7.3.3.1 调度管理流程

医用耗材从院外中心库出库后，SPD 服务人员登录 TMS 系统，根据车辆、司机以及配送人员的具体安排情况选择合适的车辆、司机；核对发货件数与调度件数是否一致，无误后提交调度单；打印调度单并签字确认，完成调度。

7.3.3.2 配送管理流程

配送员仔细核对调度单所示的件数信息，根据调度单的箱数信息对物资进行合理码放装车，装车完毕后再次确认装货平台物资是否全部装完，清点核对单据完整无误后，按照调度单所示配送院区进行物资运输。

7.3.3.3 院内交接管理流程

配送员到达院内后，院内周转库推送员协助配送员将对应院区的医用耗材推送箱完成卸车后进行清点，核对院区、科室及对应推送箱数等数据，双方在调度单上进行签字确认。

7.3.3.4 院内推送管理流程

SPD院内推送人员根据科室的补货需求，及时妥善地将物资推送至科室，并进行上架。

7.3.4 院外中心库房管理制度和规范

具体库房管理制度及规范参考示例如下。

7.3.4.1 院外中心库管理总则

第一条　工作人员应保持干净整洁的仪容仪表和积极向上的精神面貌。

第二条　医用耗材管理做到勤整理、勤清洁、勤补货、勤盘点。

第三条　医用耗材入库后，按照不同类别、属性、特点和用途分类分区摆放。

第四条　工作人员应每日记录库房的温湿度，保持常温库温度0℃～30℃，阴凉库温度0℃～20℃，冷藏库温度2℃～8℃，湿度35%～75%。

第五条　医用耗材需整齐码放在货架或托盘上，并且做好防火、防盗、防水、防潮等工作。

第六条　院外中心库内医用耗材一律不准私自外借、不准转让、不准自行拆包使用。

第七条　院外中心库钥匙由项目主管保管，工作人员不得自行配置库房钥匙。

第八条　严禁私拉乱接电源及电器，工作人员下班离库前必须巡库一次，关闭电源开关和门锁，排除安全隐患。

第九条　当天工作完成后，值日人员应做好下送车、PDA等硬件设备的清点及库内整理工作。

7.3.4.2 院外中心库采购管理规范

第一条　院外中心库应每日核查库存和系统采购需求，及时提报采购订单，并跟进审核过程，不得出现采购不及时的现象。

第二条　对于不能采购的医用耗材，需要将原因反馈到需求科室。

第三条　每天超72小时未响应的订单，需汇总提报给医用耗材管理部门采购负责人。

第四条　应根据项目实际情况，提前开展节假日采购备货工作，并规划医用耗材存放场地及节假日值班安排。

第五条　值班人员负责节假日期间医用耗材的供应保障工作。

第六条　对于供应商提出的关于系统操作的问题，要及时解答并处理。

第七条　做好与供应商的沟通工作，如发现供应商有不合规的行为，要及时向上级领导反馈，杜绝私下处理。

第八条　专科专用耗材如已发生断货，要及时告知事务员、配送员等相关人员，避免影响专科科室的使用。

7.3.4.3　院外中心库验收入库管理规范

第一条　验收时需查看供应商相关证件，包含产品资质及供应商资质等。

第二条　核验医用耗材外包装，要求完整无破损、干燥无污渍、外包装整洁，确保无脏污、破损、潮湿等情况。

第三条　整箱包装医用耗材选取部分进行拆箱，用以抽验质量和数量是否达标等。

第四条　供应商出示的配送单必须是供应链管理平台系统打印版本，配送单上需有供应商配送员签字和供应商的出库章或公章，一式两份。

第五条　低值医用耗材需要整件赋码，高值医用耗材一物一码管理。

第六条　以下情况拒绝验收入库：

（1）未经医院医用耗材主管部门批准的采购；

（2）不属于该库房所采购的物资；

（3）与采购计划或配送单不相符的采购物资；

（4）与产品质量包装要求不相符的采购物资；

（5）与采购计划、批号、效期等信息不相符的采购物资。

第七条　科室直供的医用耗材验收完成后，需立即移交给配送员当天配送至科室。

7.3.4.4　院外中心库上架管理规范

第一条　未拆包的整件物资入整件库，已拆包的物资入拆零库。

第二条　上架前对照验收单检查医用耗材是否赋码，未赋码医用耗材严禁入库。

第三条　当日必须完成已验收医用耗材的上架工作，确保系统无待上架数据。

第四条　整件医用耗材通过扫描验收单上的条码进行上架，然后将实物准确入库至对应库位。

第五条　整件医用耗材按照区域划分及医用耗材类别进行摆放，需将规格面朝外放置，同类别不同规格的医用耗材遵从从左到右，由小到大原则摆放。

第六条　整件医用耗材必须使用重力货架或地托储存，保证离墙、离地不小于 0.1m，离顶不小于 0.3m。

第七条　拆零医用耗材入库需核对定数包标签、产品名称、规格、效期及数量等相关信息。

第八条　拆零医用耗材通过扫码上架或者系统移库完成入库操作，然后将实物准确入库至对应库位。

7.3.4.5　院外中心库预加工管理规范

第一条　整件区往拆零区补货，由专人负责整件区取货。

第二条　依据院外中心库定数包补货系统指示选择对应赋码或相应批号的整件医用耗材进行拆零加工。

第三条　整件医用耗材如进行拆包，需将整件全部移入拆零区，不允许将已拆箱医用耗材存放于整件区。

第四条　预加工定数包时，选择大小合适的包装袋。

第五条　定数包条码要求粘贴在商品包装正面空白处，医用耗材名称、规格信息面向外包装，定数包条码要求粘贴在商品包装正面空白处，不遮挡批号效期和名称，每次粘贴的位置应保持一致。

第六条　核查加工明细，保证定数包实物物资和条码信息相符，并确保定数包标签粘贴牢固规范。

第七条　单次医用耗材预包装定数包数量需满足科室至少两日的补货需求。

7.3.4.6　院外中心库拣货管理规范

第一条　拣货时严格遵循左进右出、先进先出原则。

第二条　拣货员使用 PDA 先扫描拣货单二维码，再扫描拣货条码，依据系统指示库位，取对应包装规格的定数包。

第三条　拣货过程中核对品名、规格、型号、批号、效期、数量等信息，确保信息无误后，扫描医用耗材定数包标签完成拣货。

第四条　拣货过程要轻拿轻放，完成拣货的医用耗材需规整放入拣货箱或拣货车内，严禁随意摆放。

第五条　同一科室的拣货任务由一个拣货员完成，禁止一人同时开展多科室的拣货任务。

第六条　定数包为最小出库单位，禁止对定数包进行拆零出库。

第七条　完成拣货单中全部拣货任务后，将拣货车推至复核区。

7.3.4.7　院外中心库出库管理规范

第一条　院外中心库复核装箱员扫码复核，并装箱锁扣，将科室医用耗材的下送箱与对应的运输交接单、科室推送单统一放置待出库区。

第二条　装车员从待出库区按院区、将下送箱搬运至月台并装车，清点科室及下送箱数量等信息，填写运输交接单。

第三条　运输车辆必须保持门窗、内外等各设施齐全完好，车容车貌美观，车内外消毒清洁。

第四条　车辆封签，根据指定路线按时配送。

第五条　运输人员必须学习交通法规，增强服务意识，按照交通行业职业道德来规范自己的服务行为。

第六条　运输车辆必须按照公司规定的行驶路线运行，严禁压班、误班、脱班、串线。

第七条　TMS 系统需实时更新运输状态，展现运输车辆实时位置，并且显示运输状况，冷链物资全程温湿度监控。

第八条　院内推送员接收物资，需仔细核对封签是否完好。核对科室，箱数等信息后，方可签字交接，按科室码放置院内周转库。

第九条　各科室推送单与实物无误后，方可推送至科室。

7.3.4.8　院外中心库退货管理规范

第一条　以下情形的医用耗材需进行退货处理并存放在退货区：

（1）验收不通过；

（2）存在质量问题；

（3）供货权变更。

第二条　退货的高值医用耗材需存放在高值医用耗材退货柜中。

第三条　中心库退货需报医用耗材管理部门，经医用耗材管理部门审批后，由医用耗材管理部门联系医用耗材供应商，确认库存无误后方可进行退货系统操作。

第四条　供应商应尽量当日内取走退货医用耗材，并自行至医院办理好相关退货手续。

第五条　中心库退货单应为一式三份，退货人员、院方库管员、供应商三方都需确认签字。

第六条　通知供应商应在退货单发出后 30 天内取走退货物资，如逾期未取，服务经理应填写《物资处置申请单》，交由领导审批后，按审批意见处理该物资。

7.3.4.9　院外中心库库存管理规范

第一条　库房区域需按照三色五区进行规划，整件区、拆零区需分开。

第二条　定期对仓库的环境巡查维护，保持库房的整洁，注意通风、防潮。

第三条　急救类医用耗材应单独存放，定时进行重点检查。一旦发现临近过期或质量异常，应及时做好补货工作。

第四条　做好临床科室常用医用耗材的备库工作，保证临床科室医用耗材安全、有效、可靠。

第五条　中心库应每周进行高值医用耗材盘点，每季度至少全库冻结盘点一次，确保做到账实相符。

第六条　有效期小于（含）3 个月的医用耗材原则上不得入库。

第七条　发现过效期或包装破损的医用耗材应及时清点，做好记录并存放于不合格区。

第八条　建立《中心库相似物资信息统计表》并对相似医用耗材设置区分标识，确保相似医用耗材准确上架、拣货、出库。

本章小结

本章详细介绍了医用耗材 SPD 管理下院内中心库与院外中心库管理的库房环境、管理流程、制度与规范。医用耗材中心库房是医院物资供应链的关键节点，将医院大量零散的医用耗材集中管理，提高医疗效率，确保医用耗材及时供应。中心库房的基础建设和环境设施应满足基本要求，通过合理存储、正确验收、准确发货、过期品和损坏品的处置等一系列规范化管理措施，保证医用耗材品质，提高医疗质量，保障医疗安全。医用耗材 SPD 管理的目标是通过优化和整合医用耗材供应链，实现库房管理的高效性、准确性和可靠性。医用耗材中心库房的标准化管理不仅对提供高效、优质的医疗服务至关重要，对医院整体经营管理水平的提升也有重要作用。

第 8 章

医用耗材二级库房管理

本章概要

- 医用耗材二级库房管理概述
- 医用耗材使用科室
- 临床科室医用耗材使用管理
- 手术室医用耗材使用管理
- 介入导管、内镜科室医用耗材使用管理
- 其他科室医用耗材管理

本章主要介绍医用耗材二级库房管理，包括：医用耗材二级库房管理概述，医用耗材使用科室，临床科室医用耗材使用管理，手术室医用耗材使用管理，介入导管、内镜科室医用耗材使用管理，以及其他科室医用耗材管理。通过本章的学习，读者将对医用耗材科室使用管理的全貌有一个清晰的认识，为后续的实践操作提供重要的理论支持。

8.1 医用耗材二级库房管理概述

医用耗材经赋码、验收等操作，在 SPD 中心库存储。当科室发出补货需求时，通过拣货、加工、推送等操作出库至科室，最终会在科室实现医用耗材的消耗使用。

医院的科室众多，不同科室对医用耗材有不同的使用管理需求，包括专科专用、流程精简、精细管理等需求。针对医用耗材在科室的使用管理，需要对科室进行分类，结合科室使用环境，按照医用耗材类别，建立科室医用耗材管理库房，即二级库，制定标准化管理流程，并形成制度和规范，以达到科学、专业、准确、便捷的管理目的。

医用耗材二级库房管理建立在一级库房管理的基础上，对各临床科室的医用耗材的库存和使用进行进一步精细化管理。通过信息化系统，各临床科室可以随时对本科室医用耗材的请领、存储和使用进行监控和统计，并对近效期医用耗材库存进行预警，有效地协助科室进行医用耗材使用成本控制。

8.2 医用耗材使用科室

我国的医院科室，依据服务性质划分为临床服务类、医疗技术类、医疗辅助类、行政后勤类等。其中医疗辅助和医疗技术的科室归类经常混淆。为明确科室分类，本书使用国际通用的科室三分类规则，即将科室分为临床服务科室、临床支持科室和行政后勤科室。

临床服务科室是指提供直接面对病人的医疗服务的科室，包括内科、外科、妇产科、儿科、眼科、肿瘤科、口腔科、中医科等。这些科室聚焦于疾病诊断、治疗、康复和预防等方面，利用医学技术和临床经验给予病人精确的诊断和针对性的治疗方案。临床服务科室使用的医用耗材主要为低值耗材。

临床支持科室是负责提供辅助性质的医疗服务和技术支持的科室，可以协助临床服务科室的治疗工作，帮助病人康复。常见的临床支持科室包括麻醉手术科、放射科、病理科、药学部门、输血科、实验室等。这些科室主要聚焦于提供医学技术支持、协调和管理各类医用设备、提供药物等支持性服务，为病人的治疗提供技术保障，帮助提高医疗服务的质量。临床支持科室在使用防护类医用耗材（一次性口罩、手套等）的基础上，因不同科室具备不同的支持方向，使用的医用耗材具有显著的专科专用特点。

行政后勤科室主要承担医院后勤和管理服务等方面的工作，包括行政管理、物资管理、安全保卫、后勤服务、工程、信息服务等部门。行政后勤科室没有参与临床的服务和支持工作，一般只使用基本的防护类医用耗材，使用场景相对简单，对医用耗材的使用管理要求较低，医用耗材的使用具有品类少、使用频率低的特点，因此，本书不作过多介绍。

8.3 临床科室医用耗材使用管理

8.3.1 库房环境

① 基本要求

为便于各科室医用耗材的就近取用，临床科室库一般分布在科室周边位置，日常需要做好通风和清洁工作，保证库房内无明显垃圾、灰尘、水渍、蜘蛛网等，并保持库房墙面、地面、货架、桌面整洁卫生。

根据医用耗材存放需要，临床科室库分为常温库、阴凉库和冷藏库，分别有相应的温度与湿度要求，如表 8-1 所示。没有条件的科室库，可以配置医用冷藏冰箱，以便存放有冷藏要求的医用耗材。

表 8-1 不同类型临床科室库的温度、湿度要求

库房类型	温度要求	相对湿度
常温库	0℃～30℃	35%～75%
阴凉库	0℃～20℃	35%～75%
冷藏库	2℃～8℃	/

不同类型的临床科室二级库房需满足相应的基建要求，如表 8-2 所示。

表 8-2 不同类型临床科室二级库房的基建要求

库房类型、级别	面积	强电	弱电
普通二级库房	5～10 m²	220V	WiFi/ 网口
智慧二级库房	4～7 m²	220V	网口

② **设施设备**

基于临床科室库医用耗材实际管理需要，方便医用耗材存放与取用，临床科室库需部署用于医用耗材存储的物理设备及用于医用耗材使用消耗管理的信息化设备，如表 8-3 所示。

表 8-3 临床科室库设施设备表

名称	用途	图示
货架	用于存放箱体较小、件数较少的常规医用耗材	
库位隔板	用于区分不同型号规格医用耗材	
PDA 扫码终端	低值医用耗材定数包标签日常扫码消耗	
扫码一体机	低值医用耗材定数包标签日常扫码消耗	
扫码枪	高值医用耗材扫码计费	

（注：PDA 扫码终端与扫码一体机功能相近，可视临床库房实际情况选用。）

8.3.2 管理流程

SPD 模式下的临床科室库管理内容包括低值医用耗材二级库管理、高值医用耗材二级库管理、医用耗材智慧二级库管理和低值医用耗材三级库管理。

8.3.2.1　低值医用耗材二级库管理

医用耗材 SPD 管理模式下，临床科室按照医院对医用耗材使用的相关规定及科室使用特点进行定数设置，基于医用耗材补货模型设置最大库存量、补货点量和安全库存量。当医用耗材定数包消耗至补货点时，系统自动生成补货计划，中心库工作人员根据科室补货需求，进行定数包拣货。出库复核员核验无误后，由院内物流配送人员将医用耗材配送至临床科室。

临床科室库管员核验配送单后，由中心库配送人员进行上架；临床护士使用 PDA/ 扫码一体机扫描定数包条码完成消耗。通过临床护士的不断扫码消耗，系统库存降至补货点时触发补货计划，通过自动补货模型实现内部供应循环，具体流程如图 8-1 所示。

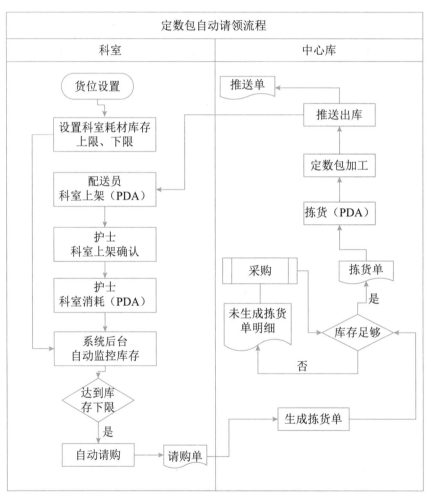

图 8-1　低值医用耗材二级库管理流程示例

8.3.2.2　高值医用耗材二级库管理

高值医用耗材二级库管理流程包括补货、入库、计费、盘点和退库五个环节。临床科室库根据高值医用耗材库存设置自动生成采购计划，医用耗材管理部门对计划进行审核，系统通过短信 /APP 等方式通知供应商配送医用耗材。

备货在中心库的医用耗材，经医用耗材管理部门在中心库验收后，由中心库配送人员上架至相应库位，根据科室补货需求推送至科室库。

备货在科室的高值医用耗材，中心库验收完成后直接推送至科室库，经科室库管员核验完成后上架至相应库位。高值医用耗材采用一物一码的条码管理，与院内 HIS 收费系统联动，科室收费护士扫描医用耗材条码进行计费（含 UDI）。高值医用耗材二级库管理流程如图 8-2 所示。

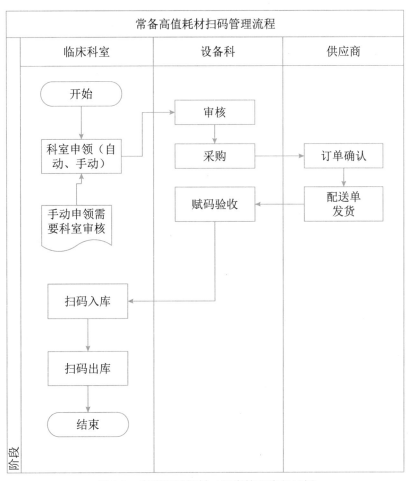

图 8-2　高值医用耗材二级库管理流程示例

8.3.2.3　医用耗材智慧二级库管理

医用耗材智慧二级库采用智能化设备管理，深度结合物联网、自动化、人工智能技术，实现医院二级库无人值守及追溯管理。智慧二级库实景图如图 8-3 所示。

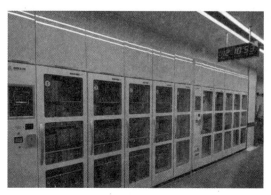

图 8-3　智慧二级库实景图

医用耗材智慧二级库管理流程如图 8-4 所示。

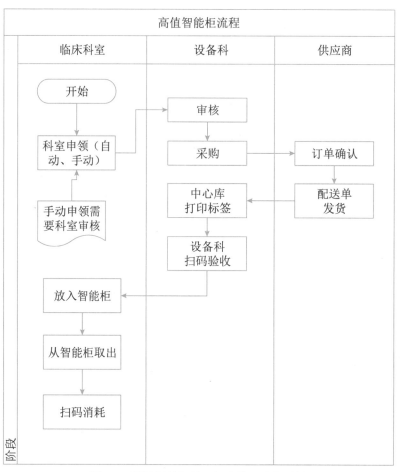

图 8-4　医用耗材智慧二级库管理流程示例

8.3.2.4　低值医用耗材三级库管理

定数包医用耗材在扫码消耗后，二级库库存减少，三级库库存增加。医用耗材使用完成后，SPD 系统自动关联 HIS 收费系统，三级库库存减少，完成医用耗材出库，如图 8-5 所示。

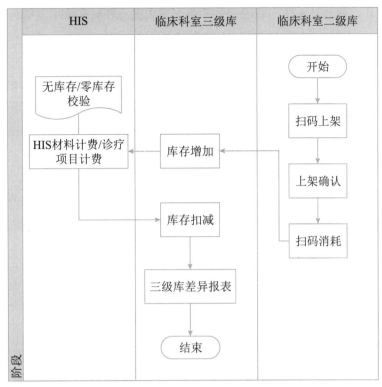

图 8-5　低值医用耗材三级库管理流程示例

（1）三级库管理类型

①直接计费医用耗材三级库管理：直接计费医用耗材，如留置针，收费系统中有直接收费项目，可以直接计费。

②非单独计费医用耗材三级库管理：非直接计费医用耗材，如纱布等，可按照诊疗项目进行收费管理，如按照大换药、静脉输液等诊疗项目进行收费管理。

（2）三级库报损

当三级库出现医用耗材污染情况时，需要进行报损处理，出现质量问题时，需要进行退货处理。

报损流程：由于医用耗材储存或操作不当造成的医用耗材损毁或污染，需在 SPD 系统登记损毁医用耗材的信息及报损人，经科室内部流程审核完成，三级库库存扣减，实物做医疗垃圾处理。

8.4　手术室医用耗材使用管理

8.4.1　库房环境

手术室一般设有存放医用耗材的固定区域，其医用耗材存储区别于中心库和病区二级库，需具备洁净环境条件，基于 SPD 管理模式下，针对手术室环境，按照功能的不同进行区域规划设计，并通过系统与智能硬件部署，实现医用耗材在手术室的标准化、规范化和精细化管理。

① **分区管理**

手术室库房根据医用耗材运营管理服务工作需要，进行不同功能区域划分管理，主要包括医用耗材拆包接收区、低值医用耗材定数包区、低值医用耗材拆零区、高值医用耗材存储区、加工区、标准套包区、手术材料包区、自动导引运输车（automated guided vehicle，AGV）区、回库复核区等，如图 8-6 所示。

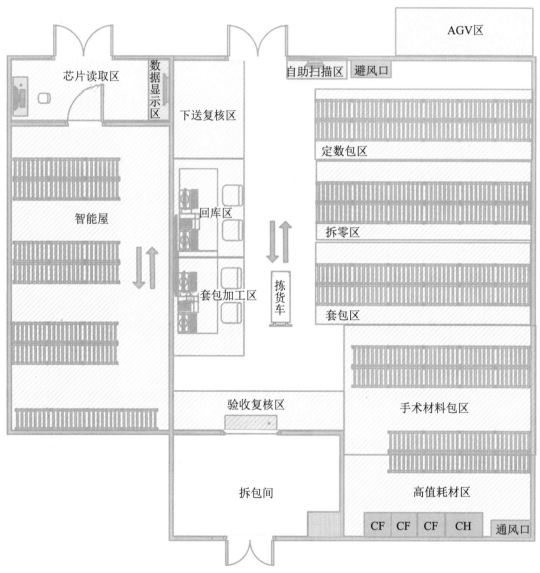

图 8-6　手术室库房功能分区

手术室库房各功能区的划分有其特有功能用途。为满足手术室医用耗材无菌管理要求，在医用耗材进入手术室库房前设计了一个缓冲区即医用耗材拆包接收区，手术室所有医用耗材均在接收区进行拆包后放置于手术室库房各功能区域，如表 8-4 所示。

表 8-4　手术室库房功能分区及主要用途

作业区域	主要用途
医用耗材拆包接收区	用于接收中心库配送的低值医用耗材定数包和高值医用耗材并剥离推送箱及医用耗材外包装箱的工作区域
低值医用耗材定数包区	用于存放低值医用耗材定数包的存储区域，一般配置货架、PDA 等
低值医用耗材拆零区	用于存放低值医用耗材定数包拆零后的存储区域，一般配置拆零货架
高值医用耗材存储区	用于存放备货类高值医用耗材的存储区域，一般配置货架、智能柜、智能墙、智能屋等
加工区	用于标准套包及手术材料包的加工区域，一般配置加工台、电脑、扫码枪、看板等
标准套包区	用于存放加工后的标准套包的区域，一般配置货架、电子标签等
手术材料包区	用于存放加工后的手术材料包的区域，一般配置货架、电子标签等
AGV 区	用于手术室物流配送机器人放置、充电的区域
回库复核区	用于手术结束后存放未用完的术间退回至手术室库房的医用耗材的存储区域

② **设施设备**

手术室库房建设区别于其他临床病区建设，其智能化、信息化要求更高，通过采用电子标签建设、视频监控建设、网络环境建设、智能存储建设、电子看板建设、智能物流建设等标准化建设内容，并配备 PDA、扫码一体机等相关电子设备以及相关物理设施设备，以提高作业效率，如表 8-5 所示。

表 8-5　手术室库房建设设施设备

建设内容	硬件设施	建设作用
网络环境建设	交换机、无线路由器、无线终端设备	架设、部署覆盖整个手术室库房的无线网络，为库房的日常作业提供网络环境
电子标签建设	电子标签基站、电子标签	用于标准套包区、手术材料包区的专属库位管理，是材料篮的标识，上面附带了材料篮编码、病人姓名、术间、病案号、手术名称、手术医生、手术时间等手术信息，电子标签挂靠手术排程系统，实时更新
视频监控建设	摄像头、电脑主机	库房监控：在相应点位设置视频监控，监管医用耗材存储及日常作业过程 智能柜监控建设：防止手术室医用耗材丢失和实现全流程追溯
智能存储建设	高值医用耗材智能柜、智能墙、智能屋	用于存储高值医用耗材的智能硬件，采用 RFID 超高频识别技术实现智能识别、智能存取、自动控制、自动补货达到高值医用耗材无人值守管理、安全管理、智能化管理的目的；对内实行全程管控，对外实行医用耗材全程追溯
电子看板建设	电子大屏、主控电脑	二级库电子看板：展现系统运行状态、智能硬件运行状态、人员工作状态及日常运营数据 术间电子看板：实时展示手术室所有术间当前手术状态和下一台病人信息
智能物流建设	AGV 物流配送机器人	用于往返手术室库房与术间之间进行医用耗材运输的机器人设备
其他基础设施建设	货架、电脑、PDA、扫码枪、套包箱等	用于手术室库房物资的摆放、存储、监管以及出入库，为手术室库房作业提供必需的设施设备

8.4.2 管理流程

8.4.2.1 手术室低值医用耗材管理

参见 8.3.2.1 低值医用耗材二级库管理流程。

SPD 中心库根据手术室低值医用耗材定数包扫码消耗信息,定期向手术室库房进行推送补货,手术室运营人员接收拆箱后扫码上架到对应库位,手术室库管员完成系统接收确认,如图 8-7 所示。

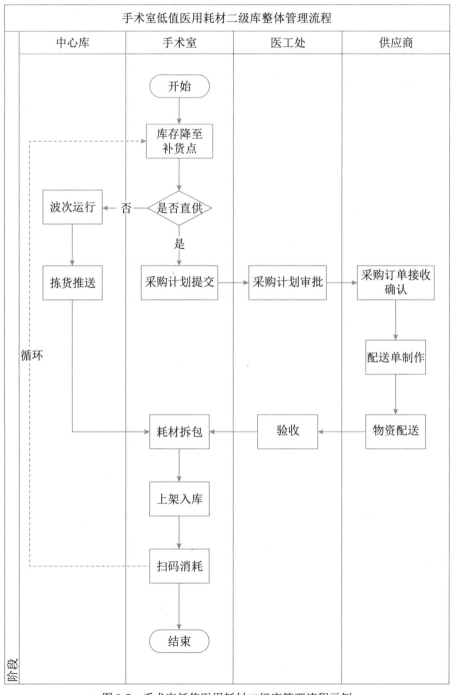

图 8-7　手术室低值医用耗材二级库管理流程示例

8.4.2.2　手术室备货类高值医用耗材管理

参见 8.3.2.2 节高值医用耗材二级库管理流程。

备货类高值医用耗材库存降至补货点，手术室二级库生成采购计划并提交至耗材管理部门审核，审核通过后由中心库发送至供应商，供应商将医用耗材送至 SPD 中心库并赋码，由库管人员进行验收，验收合格后对智能柜管理的高值医用耗材赋 RFID 码，送至手术室库房。

采用智能柜管理的医用耗材扫码入库至智能柜。当需要使用医用耗材时，再由巡回护士从对应至智能柜或高值医用耗材区货架取用医用耗材。手术结束后对使用过的医用耗材进行扫码计费，未使用的医用耗材进行回库操作，如图 8-8 所示。

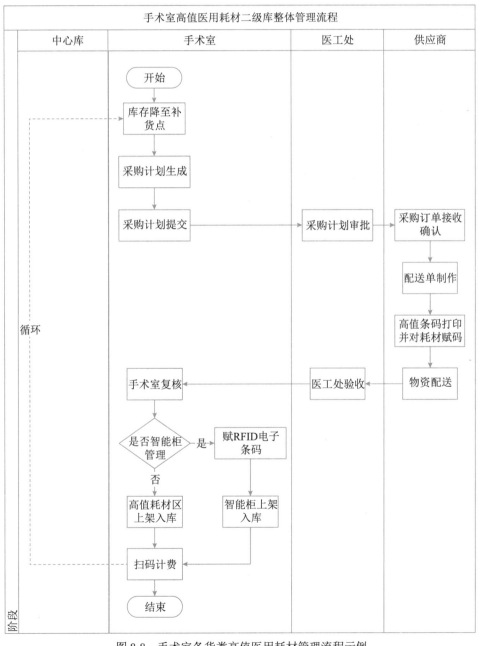

图 8-8　手术室备货类高值医用耗材管理流程示例

73

8.4.2.3 骨科类医用耗材管理

根据医院规模大小、医生个人习惯等因素，目前骨科医用耗材主要存在三种管理方式，骨科跟台管理模式、骨科备货管理模式、自助配送管理模式。

（1）骨科跟台管理模式（手术申请单模式）

病区医生根据手术排程需要进行手术材料申请，按照拟手术的情况选择对应的骨科组套，形成手术订单，医用耗材管理部门采购人员对手术订单审核并发送给供应商，供应商接收到手术订单通知（住院号、病人姓名、组套名称等信息），进行手术订单的接收、仓库配货、配送单制作；跟台业务员将骨科医用耗材随单据配送至院内中心库验收，非灭菌类的骨科医用耗材验收单随货送入消毒供应室消毒，灭菌类的骨科医用耗材和配送单一起由运营服务人员送至手术室库房；手术室人员接收骨科医用耗材后，进行术中使用及计费；待手术结束之后，进行使用清单、计费信息及剩余医用耗材的核对，已使用的骨科耗材进入结算流程，未使用的骨科耗材进行洗消退库，并由供应商带离医院。手术定制类（跟台）高值医用耗材管理流程如图 8-9 所示。

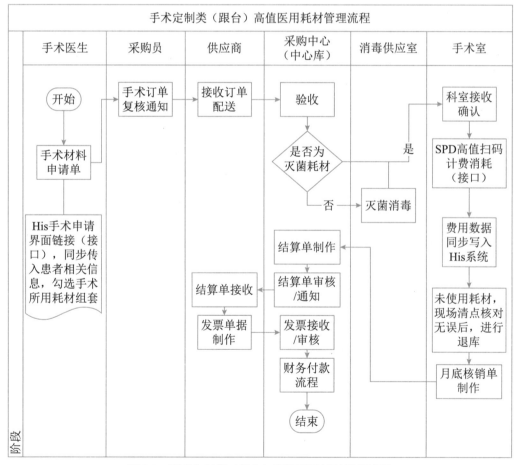

图 8-9　手术定制类（跟台）高值医用耗材管理流程

（2）骨科备货管理模式（跟台包备货）

针对备货类骨科医用耗材，可根据以往手术量备货，统计历史手术室业务数据，进行数据分析后，根据各类手术需要将骨科医用耗材提前打包消毒好，其中无菌类医用耗材直接备货在手术室医用耗材库房，术前根据术间需要直接推送至对应的手术间；跟台包备货在手术室器械包库房，以便在术前及时拿取使用。

手术室人员根据手术排期取用对应的骨科医用耗材或骨科器械包，进行术中使用及计费；待手术结束之后，进行使用清单、计费信息及剩余医用耗材的核对，已使用的骨科耗材进入结算流程，未使用的骨科耗材进行洗消退库，重新进行器械包备包，如图8-10所示。

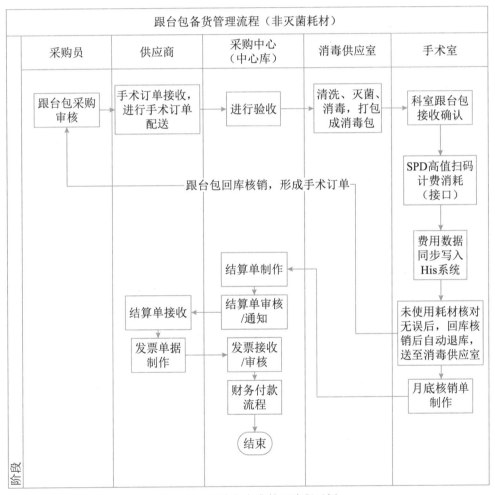

图 8-10　跟台包备货管理流程示例

（3）自助配送管理模式

当出现急诊手术等医生无法及时通过系统进行手术材料申请的情况时，医生可将手术的基本情况告知医用耗材管理部门，由医用耗材管理部门通知供应商进行骨科耗材配送，供应商可以根据手术需要进行医用耗材准备，在供应链管理平台中填写医用耗材信息进行自助配送模式。骨科医用耗材自助配送到院后，其剩余流程则与"骨科医用耗材申请单模式"一致，如图 8-11 所示。

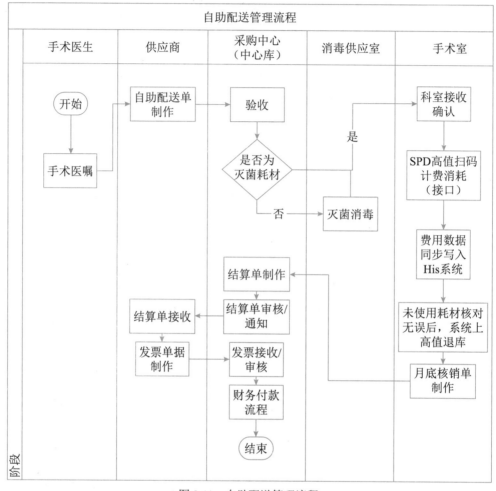

图 8-11　自助配送管理流程

8.4.2.4　手术套包管理

手术标准套包是将在手术室二级库扫码消耗后的，存放在手术室拆零区的医用耗材按照手术类型定数、定量打包在一起形成的手术医用耗材套包。

手术室各术间护士依据前天手术排程信息，在 SPD 系统上进行标准套包的申领，手术室库房人员接收到套包申领需求，开始进行标准套包的加工，然后准备好标准套包放置套包拆零区，手术室库房配送人员将标准套包推送至术间，术间护士对于套包进行接收入库，手术接收后，扫描套包的单号，按照术中使用的医用耗材数量输入数量，剩余的医用耗材由护士送至库房，手术室库房人员进行回库的清点，系统中进行回库确认，将医用耗材实物放置于对应的拆零库位上，如图 8-12 所示。

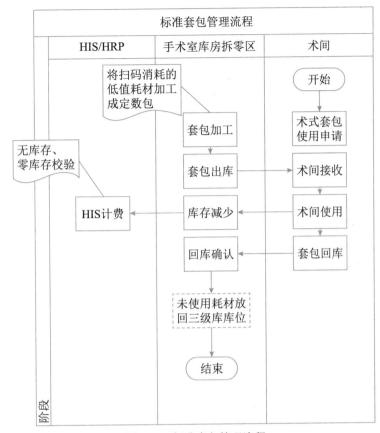

图 8-12 标准套包管理流程

8.4.3 制度和规范

8.4.3.1 SPD 手术室二级库管理制度

为加强库房人员管理规范，明确相关人员工作职责和要求，特制定以下库房管理制度。

第一条 科室主任和护士长是科室二级库房第一负责人，负责科室二级库的管理工作，并指定专人负责物资的申请和定数包扫码消耗工作。

第二条 科室二级库责任人负责科室系统权限、品种目录、定数包库存设置。品种退库等变更事项的申请工作。

第三条 科室二级库接受中心库的监督和管理，科室不得私自变更二级库的使用范围。

第四条 科室二级库需张贴医用耗材取用消耗流程图及手术室库房工作人员联系方式，遇到问题及时联系手术室库房工作人员。

第五条 科室二级库内医用耗材由中心库加工下送，依据先进先出、左进右出原则整齐摆放，科室负责系统上架确认，非中心库配送的医用耗材不得入库上架；手术室库房工作人员不得私自调换物资，一经发现立即停职检查，查明原因后视情况追究责任。

第六条 科室二级库内医用耗材使用前，医护人员必须检查产品包装和产品质量。凡有质量问题的产品应停止使用，就地封存，并及时通知中心库，中心库负责登记不良事件，立即联系医工部处理。

第七条 手术室库房工作人员定期对二级库库存进行盘点，若发现账物不符，手术室库房工作人员告知科室二级库责任人及医工部，协助科室及时查明原因，把差异问题处理解决。

第八条 科室盘存过程发现有漏消耗情况，需要及时做好记录，并与科室确认，由科室自行完成补消耗工作，系统补消耗完成后进行签字确认。

第九条 科室二级库责任人应协助手术室库房工作人员定期对在库品种进行养护和有效期检查，接近效期产品需及时与中心库进行退换。

第十条 高值医用耗材系统每月定期自动生成二级库消耗结算汇总单，二级库负责人员审核确认后签字，提交一级库进行成本入出库和结算工作；低值医用耗材系统每月根据系统消耗和定数包扫描消耗数据，自动生成科室成本。

第十一条 周六日手术室库房工作人员电话值班，如有急需要货的科室可联系粘贴在科室库房的手术室库房工作人员主管或工作人员进行补货。

8.4.3.2 手术室二级库管理规范

第一条 工作时间必须穿戴手术衣、帽子和口罩，保持仪容仪表整洁干净。

第二条 套包箱内医用耗材明细由医生及手术室各专科护士长拟定，护士长审核确定后，手术室库房工作人员根据确认后的套包箱内医用耗材明细进行套包加工。

第三条 手术室必须提前一天提供第二天的手术排程，手术室库房工作人员依据排程进行套包的准备和推送首台手术套包到各术间。

第四条 巡回护士领用套包时，需提供病人住院号等信息，手术室库房工作人员提供所需套包并在 SPD 系统进行领取确认。

第五条 巡回护士领用术式套包后，根据实际使用明细进行一键勾选收费。术式套包无法正常收费时，巡回护士需第一时间联系 SPD 服务人员解决。

第六条 术式套包回库时，手术室专员核对收费清单，确认无误后方可进行操作。系统上进行操作回库时，注意 HIS 系统收费数据是否传回，未传回则不能操作。

第七条 单个套包只满足一台手术需求，套包箱内剩余医用耗材不足，无法满足手术开展需要时，巡回护士可以进行术间请领，使用后的套包箱直接回库。

第八条 在作业过程中，消除安全隐患，预防事故发生。保障自身安全，避免因为安全事故带来的经济损失。

第九条 吃饭、休息等时间段轮流值班，严禁库房无人值守。

8.5 介入导管、内镜科室医用耗材使用管理

介入类医用耗材的使用管理多采用智能柜的模式。介入类医用耗材的智能柜的使用目

的不完全等同于骨科医用耗材智能柜的使用目的，介入类医用耗材智能柜的使用范围几乎涵盖了所有的择期手术及急诊手术。由于介入手术医用耗材的规格、型号的确定要在术中借助影像学的技术，在可视的条件下现场确定并立即使用，所以不能通过中心库直接配送的管理模型来实现，这样会延误手术的进展，甚至危及患者的生命。必须将所有常规使用规格、型号的介入类医用耗材准备在介入手术单元内，且要有术中取用的便捷性，一般设置在介入手术间附近的内走廊上，有的甚至直接设置在介入手术间内部的操控室内。

介入类医用耗材智能柜的医用耗材补货，由医用耗材智能柜专门负责人员定期根据补货上下限进行维护，方法同骨科医用耗材智能柜。介入类手术的医用耗材使用有时由外科医生下达医用耗材医嘱申请，外科医生或者手术室护士根据医用耗材申请信息去智能柜领取相关医用耗材，但多数情况下都是现场根据术中评估的情况，临时紧急取用所需医用耗材，术后医生再补开医用耗材申请医嘱，使用完成后，由手术室巡回护士进行扫码收费，并将医用耗材标签粘贴在病历本上，未使用的医用耗材退还至智能柜。

8.5.1 库房环境

❶ 基本要求

二级库应设在环境清洁、通风良好或有空气净化装置，邻近手术间的区域，避免日光照射，温度低于 24℃，湿度低于 60%。室内设置存放架或存放柜，物品放置距地面 ≥ 20 cm，距墙壁 ≥ 5 cm。

库房需做好日常清洁和通风工作，医用耗材需采取避光、通风、防潮、防虫、防鼠、防火等措施，保证库存医用耗材不受损、不霉变。

❷ 分区管理

根据医用耗材管理需求，医用耗材分为低值医用耗材区和高值医用耗材区。低值医用耗材区配备专业存放货架及扫码设备，高值医用耗材区则配置智能柜管理。

8.5.2 管理流程

8.5.2.1 介入室低值医用耗材管理

低值医用耗材采用中心库定数补货的模式进行管理。管理流程参见 8.3.2.1 节低值医用耗材二级库管理流程。

8.5.2.2 介入室高值医用耗材管理

高值医用耗材采用一物一码的模式进行管理。管理流程参见 8.3.2.2 节高值医用耗材二级库管理流程。

8.5.2.3 介入室智能化管理

医院介入室仓库高值医用耗材采用寄售管理模式，即对供应商寄售在医院介入室的高值耗材进行精细化跟踪管理，确保高值耗材从补货开始一直到最终患者使用，全流程闭环可追溯。

通过引入高值智能柜，进一步提高高值医用耗材使用的安全性；实现物流管理智能柜，提升管理效率；解放医护人员高值医用耗材管理耗用时间，使其进一步关注患者。

介入室仓库根据寄售备货类高值医用耗材的使用情况，在系统中自动生成或者手工维护其采购申领信息，并提交仓库进行采购、配送、仓库验收、智能柜打码赋码、科室验收入柜、跟台取用出柜、扫码计费等。

在介入室中护士仅仅需要打开高值柜体，取用相关医用耗材，关上柜体，即可完成操作，柜体内的 RFID 超高频（ultra high frequency，UHF）系统会自动对于医用耗材取用的数量、品种、RFID 芯片号码、取用人员识别等做自动记录；同时，会启动柜体的录像系统，自动对取用过程进行录制。每日固定时间，柜体会自动汇总当日的取用和归还记录，并与后台系统对账，实现日清月结，自动结算。

介入室智能化管理流程示例如图 8-13 所示。

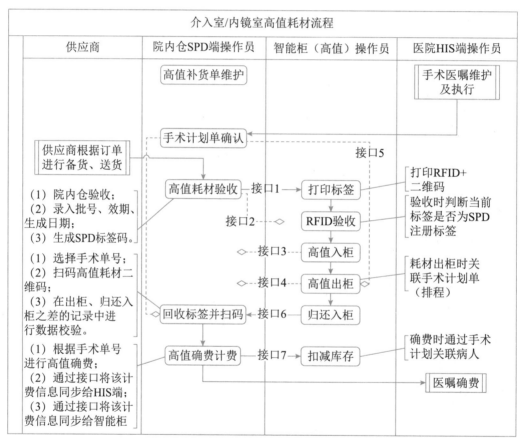

图 8-13　介入室智能化管理流程示例

可实现的效果包括以下几个方面。

（1）效期预警功能

当医用耗材临近效期时，智能柜会效期预警提示，实时展现避免医用耗材因近效期而造成不必要的损耗。

（2）智能柜补货预警

设置医用耗材库存安全量，当智能柜中的医用耗材少于安全量时，系统自动推送补货预警提示，避免临床使用时缺货的情况发生。

（3）防丢报警

使用指静脉等多种开门方式拿取所需医用耗材，关门后智能柜自动盘点记录取用人信息、取用医用耗材、取用数量，若拿取的物资扫码计费成功，则智能柜库存减少，若拿取的物资未扫码计费，超过一定时间，则会报警（该报警时间可根据科室管理需要自行设定），提醒取用人及时归还货物。

（4）智能柜监控建设

为防止医用耗材丢失和实现全流程追溯，智能柜等智能硬件皆安装了监控系统，全天24小时、无死角地对智能柜区域进行监控，并对监控录像进行存储以方便如有意外发生，可随时调取监控记录。

（5）自动盘点

可实现自动盘点柜内医用耗材无须人工清点，解放临床护士实现医用耗材智能化管理。

8.5.3 制度和规范

1. 科室二级库房在科主任和护士长领导下工作，专人负责每日科室二级库医用耗材的定数包扫码消耗工作。

2. 科室二级库房接受中心库的统一规划建设，遵循中心库标准进行管理。科室不得私自变更用途。

3. 科室二级库房的医用耗材需经一级库房验收合格后由中心库人员下送扫码上架，其他不予入库上架。

4. 医护人员使用二级库定数包医用耗材必须进行扫码。必须使用完该定数包后才可以进行该品种医用耗材的下一个定数包扫码出库。

5. 科室医护人员应协助中心库人员做好二级库在库品种的日常管理，要定期对在库物品做养护核查，对检查发现的不合格物品实地封存，查明原因，按有关规定上报处理。

6. 中心库人员定期对二级库存医用耗材的有效期进行检查，按照定数设置、先进先出的原则，对失效的物品应及时做好替换工作并做好记录。

7. 科室二级库医护人员应协助中心库人员定期做好二级库的库存盘点，发现系统库存和实物库存不符时应及时查明原因，协调解决。

8. 使用科室应严格按照《医疗器械监督管理条例》《医疗机构诊断和治疗仪器应用规范》的有关要求使用高值医用耗材，严格核对患者的信息，对患者所使用的高值医用耗材的名称、数量、金额做汇总存档。

9. 术前由执行诊疗操作的医师复核，核对患者信息，高值医用耗材类型，仔细检查包装完好情况，确保消毒到位，密切关注使用过程中可能引起的并发症，并及时准备采取相应处理措施；同时，必须进行医患沟通，征得患者或家属同意在《手术同意书》上签字，术前谈话中应说明选择的类型，使用的目的，价格以及不良反应。

10. 使用中是否严密观察患者症状、体征的变化，发现输液反应立即停止输液或注射过程，并立即报告医生及时处理，同时配合感控部门调查工作。

11. 术中所有的高值医用耗材名称、类型、数目等均需做到一一记录。

12. 术中主刀医师需复核，核对患者信息、高值医用耗材类型（包括名称、型号、数量、有效期等信息），仔细检查包装完好情况，确保消毒到位，密切关注使用过程中可能引起的并发症，及时处理。

13. 术中所用高值医用耗材由跟台技师及时整理并登记记录，包括医用耗材标签的整理，医用耗材名称、数量、厂家、型号、批号、有效期等信息的记录，填写收费单、医用耗材登记及追踪记录表、备用医用耗材使用登记表。

8.6 其他科室医用耗材管理

其他科室指的是业务量小、业务内容单一的职能科室，其使用医用耗材不频繁、使用量不大、使用品种单一。因此医用耗材库房只要满足基本的温湿度条件，不需做较大改造，管理流程上也只需要简单的二级库低值医用耗材管理模式。

8.6.1 内镜中心治疗医用耗材管理

内镜中心治疗医用耗材性质特殊，在消化内镜中心大部分内镜附件是一次性使用，例如圈套器、注射针、活检钳、黏膜切开刀、扩张球囊、止血夹等，有单独的灭菌包装，用后即可丢弃。一次性使用的医用耗材丢弃时应严格按照医疗废弃物相关管理规定执行，使得医用耗材从采购—领取—使用—废弃都可全流程追溯，闭环管理。少部分附件（例如取异物附件）：各种型号的异物钳、取异物网篮及喷洒管等是复用的医疗器械，使用后需要清洗，送至消毒供应中心打包灭菌，管理情况复杂。进入消毒供应室清洗消毒的医用耗材要按照消毒供应室的追溯管理要求进行管理。因此需要建立医用耗材使用规范和指南，便于医用耗材规范管理。

8.6.2 消毒供应中心医用耗材管理

消毒供应中心（central sterile supply department，CSSD）担负着医院医疗器械、物品的清洗、消毒灭菌工作，为临床科室提供一次性无菌医疗用品及无菌器械、敷料等。并负责可再利用物品的回收、清洗包装、灭菌等工作。其消毒灭菌质量与医院感染的发生有密切的联系，它直接影响医院的医疗护理质量。

8.6.2.1 消毒供应中心涉及的相关高值医用耗材及分类

对于消毒供应中心而言，涉及高值医用耗材管理的范畴，是以骨科植入物为典型代表。骨科植入医用耗材按照植入治疗部位的不同分为五大类：创伤类、脊柱类、关节类、运动医学类、颅颌面外科类。创伤类植入医用耗材产品，主要用于上下肢、骨盆、髋部、手部及足踝等部位的病理性、创伤性骨折修复或矫形等需要的外科治疗。常用的主要医用耗材包括螺钉、髓内钉、金属接骨板、外固定架等。脊柱类植入医用耗材产品，主要用于由创伤、退变、畸形或其他病理原因造成的各类脊柱疾患的外科治疗，产品包括椎弓根螺钉系统、脊柱接骨板系统、椎间融合器系列等脊柱内固定装置。关节类植入物医用耗材，主要用于创伤、关节炎等关节部位病变的修复，主要医用耗材为人工膝、髋、肘、肩、指、趾关节等，其中髋关节和膝关节合计超过 95%。运动医学植入类医用耗材，主要用于关节、软组织相关的损伤治疗与康复，如膝关节、骨关节炎、半月板损伤、交叉韧带损伤、游离体（滑膜软骨瘤病）等，产品包括关节镜系统（包括主镜系统和动力刨削系统等）、重建系统（界面钉、带袢板）和修复类（半月板修复系统、人工韧带等）。神经外科类植入医用耗材产品，主要用于颅骨骨块固定或缺损修复、颌面部骨折或矫形截骨固定术等外科治疗，产品包括颌面钛网、颌面接骨板、颅骨钛网、颅骨接骨板及螺钉等内固定系统。

植入物是放置于外科操作形成的或者生理存在的体腔中，留存时间为 30 天或者以上的可植入性医疗器械。植入物有无菌和非无菌之分，非无菌植入性医疗器械和外来医疗器械是需要经过消毒供应中心清洗消毒与灭菌后方可使用。在临床上大部分植入物，如人工关节、吻合器、心脏瓣膜等由生产厂商通过工业灭菌进行处理，无菌操作方法开启后可以直接应用于手术。也有一部分植入物，如骨科的金属接骨板、骨针、髓内钉、椎弓根钉等需要进行清洗、消毒、灭菌处理后才能在手术中使用，它们是医院器械相关的院内感染最普遍的来源之一。植入物相关感染成为骨科手术最为棘手的并发症之一，同时手术切口感染风险也因植入物的存在而大大增加。

8.6.2.2 植入物在消毒供应中心处置流程中的特殊要求

2009 年，国家卫生计生委颁布了医院消毒供应中心的三项强制性规范（WS310-2009），首次从国家层面对外来医疗器械及植入物提出由消毒供应中心（CSSD）集中管理的要求。2016 年 12 月修订颁布的 WS310-2016 规范，对外来医疗器械及植入物从管理上、技术上进一步强调了医院、器械供应商、CSSD 的职责和要求，并要求完善制度、建立流程、专岗负责和开展专项培训。2018 年，中华护理学会消毒供应中心护理专业委员会编写了《外来医疗器械清洗消毒及灭菌技术操作指南》，对外来医疗器械及植入物复用处置技术进行了更加详细的阐述，涵盖了接收、清洗消毒、检查与包装、灭菌与监测、储存与发放等各技术环节中的特殊要求。

CSSD 应设立外来医疗器械与植入物操作岗位，实行专岗负责制，人员宜相对固定。CSSD 应与器械供应商建立外来医疗器械与植入物质量与服务的反馈制度，CSSD 应与医院相关职能部门对外来医疗器械与植入物处置中的问题进行及时和定期的分析改进。

（1）接收

包括首次接收和常规接收。首次接收应确认供应商及其提供的外来医疗器械及植入物均已获得医院相关职能部门审核许可。首次接收测试应在本院临床手术使用之前完成，首次接收的择期手术器械最晚应于术前日（48 小时）前送达 CSSD，以保证足够的处置时间，同时供应商应提供外来医疗器械与植入物的说明书（内容应包括清洗、消毒、包装、灭菌方法与参数）及每套器械完整的配置清单。专岗人员核查外来医疗器械及植入物的使用说明书，并依据器械配置清单接收清点器械。评估 CSSD 对器械清洗消毒及灭菌的条件和能力，依据器械说明书制定操作流程。对首次接收的外来医疗器械及植入物，器械厂商应对 CSSD 相关人员进行培训。根据说明书制定操作流程和测试方案，对外来医疗器械及植入物清洗消毒并确认效果；对外来医疗器械及植入物进行灭菌参数有效性测试及湿包检查并确认结果。测试合格后，记录测试合格的实际参数，作为该器械及植入物常规清洗消毒灭菌的执行规程，并将资料存档。常规接收应在 CSSD 去污区相对独立的区域进行。操作人员规范着装，做好个人防护。物品准备齐全，包括清洗筐、标识牌、密纹筐等。接收时不与其他器械混放，依据配置清单与供应商共同清点、核对器械和植入物的名称、数量、规格，检查其及盛装容器的清洁度、功能及完整性。植入物应在清点单上重点标注。注意检查螺钉、螺纹处有无磨损、缺失，是否清洁，螺钉与上钉器的规格是否配套。植入物应使用专用、配套的盛装容器。核对并记录患者信息 [床号、姓名、账号（identity document，ID）等]，手术信息（手术时间、手术名称、手术医生、手术台次），器械信息（厂商名称、器械名称、器械数量、有无植入物、特殊处理器械），清洗消毒及灭菌方式，送货信息（送货人姓名、送达时间、送货人签名、接收者签名），双方确认，留存记录，保证可追溯。

（2）分类

根据外来医疗器械及植入物的说明书、材质特性、结构特点和清洗要求进行分类。耐湿热器械与不耐湿热器械、普通器械与精密器械、植入物、动力工具等应分开放置。

（3）清洗消毒

根据说明书，结合器械材质、结构、功能与精细程度，选择正确的清洗消毒方式，确保质量。对于植入物的清洗，分手工清洗和机械清洗。手工清洗，以螺钉为例，需要注意的事项如下：①流动水冲洗，控制水流，防止外溅；②浸泡于医用清洗剂中，在液面下用清洗刷刷洗螺帽，沿螺纹纹路方向刷洗螺纹处，空心螺钉除了应仔细刷洗螺帽、螺纹处，还应选择与空心螺钉管腔直径相匹配的清洗刷贯通管腔，反复刷洗内腔；③根据器械厂商提供的使用说明书，选择超声清洗；④用流动水充分漂洗；⑤纯化水终末漂洗至洁净。植入物采用机械清洗时，应使用专用的有孔的盛装容器，加盖清洗，不可使用润滑剂。清洗程序的设置应遵循清洗设备生产厂商的使用说明或指导手册。清洗消毒程序运行结束，应对物理参数是否合格进行确认，并记录。

（4）检查

根据外来医疗器械及植入物的结构特点与分类，遵循器械生产厂商说明书，进行检查与保养。以螺钉为例，检查其清洁度和功能。目测或在带光源放大镜下检查螺钉的螺杆螺纹处、螺帽及螺钉尖端有无残留的血渍、污渍、水垢、锈斑等，尤其注意检查螺帽的凹槽处和空心螺钉的管腔的清洁度；目测及在带光源放大镜下检查螺纹有无磨损、缺失，万向套筒螺钉还应检查关节活动度，旋转螺钉杆时可以全方位角度活动。

（5）包装

螺钉应放置于螺钉盒架内，检查螺钉位置与螺钉盒架上标注的规格要求一致。包装前再次根据器械配置清单进行双人核对。根据灭菌方法、规格、大小、选择与其相适应的包装材料。标识信息要齐全，包括厂商名称、器械名称、床号、包装者、灭菌日期、失效日期、灭菌锅号锅次等。植入物要有明显的标识，包外标识正确、清晰、完整、无涂改，标识应具有可追溯性。

（6）灭菌与监测

外来医疗器械及植入物的常规灭菌应遵循厂商说明书推荐并在首次灭菌时已完成测试确认合格的灭菌方式及参数，以确保器械及植入物灭菌后达到无菌保障水平。植入物应每批次生物监测，合格后方可放行。紧急情况灭菌植入物时，使用含第 5 类化学指示物的生物过程挑战装置（process challenge device，PCD）进行监测，化学指示物合格可提前放行，生物监测的结果应及时通报使用部门。

外来医疗器械及植入物的灭菌效果监测包含以下三方面。①物理监测：主要是监测灭菌过程的温度、压力、时间等关键参数。灭菌过程中和灭菌循环结束后，观察物理参数是否合格，打印监测数据，记录可追溯。②化学监测：观察包外、包内化学指示物的变色是否合格，观察化学 PCD 是否合格。包外化学指示物、化学 PCD 监测不合格的物品不得发放，包内化学监测不合格的灭菌物品和湿包不得使用，并应分析原因进行改进，直至监测结果符合要求。③生物监测：植入物的灭菌应每批次生物监测，生物监测合格后方可发放。紧急情况灭菌植入物时，可使用含第 5 类化学指示物的生物 PCD 进行监测，化学指示物合格可提前放行，生物监测的结果应及时通报使用部门。此方法不作为常规放行使用。

（7）使用后的交还

使用后的外来医疗器械及植入物应在完成清洗消毒处理后，依据器械配置清单信息准确地与器械供应商进行交接、归还，器械交接时应与器械供应商共同清点核对外来医疗器械及植入物的名称、数量、规格等；器械供应商接收器械后应在器械交还单上签名确认。

8.6.2.3　医用耗材 SPD 管理模式与消毒供应中心双闭环管理模式

（1）SPD 运营公司人员，对经医院医疗器械管理部门审批后的器械，进行前期验证及首营信息登记录入。内容包括供应商资质文件、供应商人员资质文件以及医疗器械相关资质文件。备案后信息系统实时监控各种资质文件有效期及供货项目是否变更。

（2）SPD 运营公司闭环管理——器械验收入库

供应商在手术前一天按照手术医师申请将外来医疗器械送至消毒供应中心，由SPD 运营公司专人负责核实供应商身份信息及器械前期的清点准备工作，扫描医疗器械合格证上的原始条码及 GS1 全国统一追溯码入库登记，实现器械耗材追溯信息化，打印入库清单并与供应商双方签字确认，有效保障器械供应及器械配套使用的及时性和安全性。

（3）SPD 运营商闭环管理——器械清点交接

SPD 运营公司工作人员清点器械数量并检查器械功能的完好性。验收完毕后，根据器械的说明书、器械的重量、大小、材质，将器械分类、分筐后打印出追溯条码。条码达到防水、耐高温、可二次粘贴的要求。条码标签标注内容为：条形码及编号、分包数量与序号、器械厂家、器械包的名称、描述（手术医师、科室等），用于器械的识别和质量追溯。条码随器械由消毒供应中心去污区护士接收，进入消毒供应中心闭环管理。

（4）消毒供应中心闭环管理——清洗消毒

外来医疗器械结构复杂、纹路多、管腔多、沟槽多，清洗难度大，消毒供应中心人员将器械拆分到最小单位，采用浸泡、超声震荡、毛刷刷洗、水枪冲洗和全自动清洗机并用的方式清洗、消毒。

（5）消毒供应中心闭环管理——检查和包装清洗

消毒后的外来医疗器械进入消毒供应中心检查包装区后，由专职护士整理并检查器械清洗质量，与入库单进行核对无误后，按照单个器械包的重量不超过 7kg，体积不超过 30cm×30cm×50cm 的要求进行包装。在器械包内放置第五类化学指示卡，包装外粘贴化学指示胶带，同时粘贴条码标签，用于医疗器械的追溯。

（6）消毒供应中心闭环管理——灭菌和发放

由于外来医疗器械的结构复杂，需参照外来医疗器械的使用说明书进行操作，对部分器械要通过一定灭菌参数下的灭菌效果验证，确认合格后，方可采用该参数运行。灭菌过程中进行物理监测、化学监测，植入物需每批次进行生物监测，灭菌监测合格后方可放行。在无菌物品存放区，经消毒供应中心人员确认灭菌合格后的器械扫码出库并与 SPD 运营公司无菌二级库人员交接，器械又进入 SPD 运营公司闭环管理。

（7）SPD 运营公司闭环管理——器械的存放

针对外来医疗器械使用时间的不确定性，给消毒供应中心处置的时间短等问题，为保障手术急需，SPD 运营公司根据器械的使用频率设定一定的备用基数。经消毒供应中心集中处置后进入外来医疗器械专用无菌二级库备用。器械扫码确认接收后设专人管理，专柜、专架存放。信息系统可随时查阅备用器械包数量、配置明细及有效期。钢板和克氏针等高值耗材存放于 RFID（远距离智能识别系统）智能柜内，智能柜屏幕显示物品的品名、规格、型号和数量。智能柜温湿度适宜，符合无菌物品存放的要求。

（8）SPD 运营公司闭环管理——器械的发放使用

无菌二级库人员根据手术需要取用相应的外来医疗器械，扫描器械外包装上的条码标签，系统自动记录取用信息并形成出库单。对临近失效期的器械包，系统进行自动提醒。钢板和克氏针等高值耗材通过指纹开启 RFID 智能柜，取物后系统自动记录。术中使用耗材，如钢钉、钢板等，通过智能化设备扫描 GS1 码进行消耗确认，形成出库单，经主刀医师、器械护士签字后，由 SPD 运营公司无菌二级库工作人员审核记账。

（9）器械的清洗消毒与归还

消毒供应中心去污区工作的 SPD 运营公司人员对使用后的外来医疗器械进行清点复核、登记，再次确认术中使用的耗材，然后由消毒供应中心护士进行清洗消毒并通过智能化设备扫描，供应商 APP 端接收到信息后取回。

外来医疗器械 SPD 运营及消毒供应中心双闭环管理流程如图 8-14 所示。

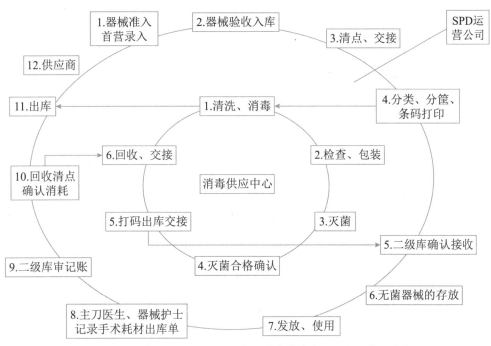

图 8-14　外来医疗器械 SPD 运营及消毒供应中心双闭环管理流程

本章小结

本章从库房环境、管理流程和制度规范等方面，全面介绍了医用耗材在不同类型医院科室中的储存、使用管理模式。综观各节介绍我们发现，不同科室的管理模式有所差异，一些科室的管理模式较为简单，而另一些科室需要全面和精细。通过本章，可以了解到不同科室的医用耗材使用管理存在相互借鉴的现象，这在实际的管理上，对建立医用耗材使用管理的标准化有参考和借鉴意义。

医用耗材管理信息化建设

本章概要

- 医院医用耗材管理 HRP 模式
- 医院物流供应链医用耗材管理 SPD 模式
- 医院物流供应链管理其他信息管理模式
- 医院物流供应链管理信息安全

为健全公立医院运营管理体系，提高运营管理科学化、规范化、精细化、信息化水平，推动实现公立医院高质量发展，医疗机构医用耗材供应链信息化建设应该按照《公立医院运营管理信息化功能指引》的要求，针对医院运营管理中重要的医用耗材供应链管理中供应商协同（供应商基础信息管理、采购计划、订单管理、采购结算、发票管理、供应商评价）、物资管理（物资基础信息管理、领用申请、常规管理、条码管理、消毒供应管理、试剂管理）、招标项目管理（招标论证管理、招标申请、招标管理、定标审核、中标公示）、经济合同管理（签订管理、履行管理、合同模板、归档查询管理）、医疗废弃物管理、档案管理、应急资源调度管理、资源和流程监控分析（资源要素监控分析、业务流程监控分析）、综合运营决策分析、数据管理（主数据管理、元数据管理、数据质量管理、数据标准管理、数据安全管理等）、数据治理（数据源支持、数据转换/清洗、数据分析/存储）等，按照系统互联、数据共享、业务协同原则，公立医院运营管理信息化需要在继承、融合和创新基础上做好工作。

信息化除关注业务能力、基础功能外，还要关注把数据作为医院运营管理的重要资源，关注利用人工智能、大数据及物联网等新技术作为医院运营管理的重要工具与手段，将网络信息与数据安全作为医院运营管理的底线能力进行设计，如图 9-1 所示。

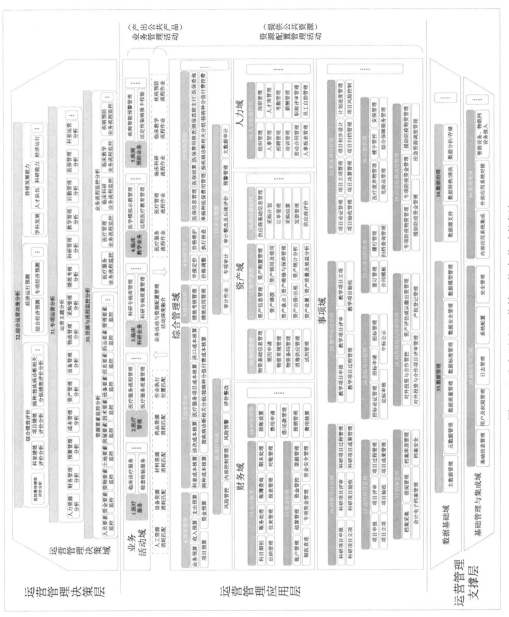

图 9-1 公立医院运营管理信息化功能框架

9.1 医院医用耗材管理 HRP 模式

9.1.1 HRP 模式医用耗材管理信息系统概述

HRP 即医院资源规划系统，它是 ERP 在医院中的特殊应用。该系统是在现代化信息管理平台基础上，将电子通信技术与财务管理的相关理论结合，运用电子信息的方式将医院的管理理念、制度规则与医院自身业务特征相结合，提供高效率、数据化、系统性辅助服务的综合医院资源管理平台。HRP 系统加强了对医院经营成本、预算等方面的管理，医院财务管理部门可以借助该系统融合财务管理处理流程并完成资源的整合，进而在数据分析的基础上对医院财务管理现状做出判断，最终寻找到提升医院管理水平的合理路径。同时，也可以对医院日常经营中的人员、资金、货物等方面的信息进行整理，并进行综合分析，方便工作人员随时评估医院各类资源的分布情况，进而改进成本、绩效与预算的工作模式，对于提升医院财务管理水平具有重要意义。

目前医院 HRP 系统的功能也在不断成熟、发展的过程中，其主要功能表现为业务一体化、管理全程化及应用智能化。该系统可以在平台支撑的基础上，将人员控制、药品管理以及相关财务信息登记在系统中，坚持以一体化模式完善管理流程，实现预算、绩效等诸多内容的一体化管理。在系统的支撑下，医用耗材管理人员也可以对医院的医用耗材进行全方位跟踪与调查，借助闭环管理的办法，将供应商、医院供应管理部门、领用科室紧密结合在一起，来确保医院医用耗材管理质量。HRP 系统可以在当前医院管理系统的基础上，以数据化的形式存储医院相关数据资料，再借助信息管理的方法完成资源的分类与识别，最终形成统一的数据库。具体管理模式如图 9-2 所示。

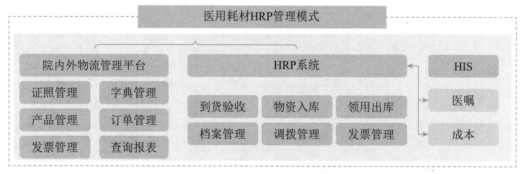

图 9-2　医用耗材 HRP 管理模式

一般来说，医院的 HRP 管理系统主要包含以下几个方面。

（1）对于人员的管理——人力管理模块。一般根据医院内人员的工作属性或职责划分为医生、护理、医技、药技、管理五大工种。围绕着这五类人员所产生的业务和管理活动，细分为如人员员工档案管理、人员的假勤管理、人员的薪酬管理、人员的绩效评价等功能模块。

（2）对于资金的管理——财务管理模块。围绕医院资金所产生的一系列业务和管理活动，如开展诊疗活动所产生的医疗收入核算、购买药品、医用耗材、支付员工工资所产生的资金支出、医院医保以及财政资金的拨付和监管使用等功能模块，都属于财务管理范畴。

（3）对于物资的管理——物流管理模块。物流管理方面，围绕医院物资的流转，如医院的固定资产、无形资产、药品、卫生医用耗材采购、配送、院内流转和使用所形成的业务记录都属物流管理范畴，本节重点介绍关于 HRP 模式下的医用耗材管理内容。

9.1.2 HRP 模式耗医用材管理信息系统功能

HRP 是为医院创建一个支持医院整体运营管理的数据同源、互联互通、信息共享、统一高效的资源综合管理平台。在 HRP 系统中，涉及了预算控制管理、财务管理、资产管理、成本核算、绩效管理、人力资源管理、物资管理、固定资产管理等诸多内容，蕴含了医院经营管理所需的各种信息模块。

① 预算控制管理

在事前，医院需要结合发展战略和经营计划，或者根据科室上半年收入、成本核算结果，编制下年度的预算管理方案，形成一套完善的预算管理体系，对后续预算收支科学把控，根据年度、季度、月度等进行管理。在事中，医院各项收支都要严格按照预算管理要求进行，按照各种业务模式和管理标准，实施预算超支预警。在事后，给成本核算、绩效考核等管理工作顺利开展提供支持，制订下年度预算管理计划。

② 财务管理

财务管理系统通常是把会计核算作为重点，结合收费、药品、物资、固定资产等相关内容，整合并分析各项数据信息，和预算管理、成本核算、人力资源管理系统充分对接，实现各项信息的有效传递，优化财务管理流程，提高财务管理水平，真正实现财务业务一体化管理，快速完成医院精益化管理目标。

③ 资产管理

医院 HRP 系统可以在信息化平台的基础上优化资产管理流程，进而与常规的 HIS 系统整合，有助于提升日常运营效率。

④ 成本核算

成本核算管理系统通常是把科室作为重点，在医院内部实施多维度的成本统计、成本核算以及成本管理，通过资源的整合与分配，引进精益化管理理念，给医院制定发展决策提供数据参考。通过使用财务管理系统、预算管理系统、人力资源管理系统，整合各项资源，展现出财务业务一体化管理价值，创建以成本控制为重点的内部控制格局，提高成本精细化管理，朝着精益化的趋势发展。

⑤ 绩效管理

医院绩效管理是 HRP 系统业务的新方向，根据相关医院的实践经验可知，医院可以在 HRP 系统的支持下，借助平衡计分卡法逐层、逐级分解信息，使个人绩效目标与医院战略目标一致，在该系统中则可以通过不同的绩效计划以及过程管理方法、结果评估等完成全过程循环。同时该系统可以随时记录药品医用耗材数据、病房床位控制以及医技设备管理等几方面工作，保障了医院经济效益目标实现。

随着医院业务的发展，未来医院的人力资源管理模式会进一步发展，表现出变化快、层次多的特征，通过 HRP 系统可以完成工作人员从入院到离院的全过程管理，并且按照岗位的划分方法明确相应的工作职能、流程、制度、考核指标，对个人、班组、科室、医院进行综合绩效评价考核。

⑥ **人力资源管理**

医院在内部建立涉及各个科室与部门的信息共享平台，实现与财务、成本、预算、物资等管理系统的充分连接。在绩效管理机制作用下，调动各级人员的工作主动性和积极性，促进工作水平和效率的提高，保证医院经营发展目标顺利完成。在实际中，结合医院人员组织结构特点，对在编、合同、退休、返聘等人员进行科学管理，对行政部门根据职责分工，采用授权管理方式，真正做到人力资源的全面管理，顺利完成集成化管理目标。

⑦ **物资管理**

物资管理系统是通过对医院各项物资使用与管理情况的调查，建立一个集采购、入库、库存管理为一体的管理系统，通过完善相应的物资管理体系，提供物资数量、规格管理服务，建立物资库房的入出库账目，制订详细的管理计划，按照物资数量、规格等进行科学规划和安排，物资从入库到出库整个过程都要逐笔记录，随时可以提供和库房相关的信息，了解物资使用情况，结合历史物资使用信息，制定采购方案，保证资源的合理应用，防止资源不合理消耗。

⑧ **固定资产管理**

结合固定资产管理要求，根据医院实际情况，实现机械设备运行维护和信息化管理，引导固定资产管理人员及时找到资产使用与管理中存在的问题，实现医院内部资源的科学化管理，有效提高资源使用效率和水平。通过建立固定资产管理系统，能够提出设备养护与维护管理要求，便于及时对各项资源进行维护与管理，提高资源管理水平，有效解决资源浪费问题。

⑨ **医用耗材资质证照管理系统**

医用耗材资质证照管理系统依托互联网开放技术，优化传统资质证件手工纸质存档的管理模式，通过信息系统建立涵盖配送企业注册、企业资质审核、产品维护、产品资质审核、供货关系管理、物资配送管理、查询分析等功能，实现医院对供应商的证件线上化管理。

⑩ **医用耗材电子采购管理系统**

医院医用耗材电子采购管理系统，以使用的便捷性和服务临床为目标，建立全院统一网上物资申领和申购一体化平台，系统实现采购线上化管理，从提交科室需求、生成采购计划、下达采购订单、采购订单确认到采购入库等全流程管理，满足物资采购人员日常工作需要，并通过条码、电子传真、短信平台等应用降低采购人员工作量，并减少差错发生。

⑪ **医用耗材物流管理系统**

医用耗材物流管理系统，主要对卫生材料库、消毒供应室医用耗材库的卫生材料进行入库、出库、移库、转科、报废、盘存等业务进行规范化管理。实现对医院医用耗材数据的统一管理，使物资从需求到采购、到入库，直至进入医院的各个医用耗材使用部门，都可以在信息系统上进行申领、查询等，做到账账相符、账物相符，并最终为财务科及相关管理部门提供详细、完备、准确的业务记录和分析数据。

9.1.3 HRP 模式管理意义

① 提供高效方便的物资领用途径

优化物资领用流程，基于 HRP 和网络给医院各科室提供方便、快捷的线上物资请领平台，让临床科室足不出户即可在线完成物资请领，提高效率。

② 解放院内人员，减少录入，工作重心回归医用耗材监管

通过 HRP 系统及物资供应链平台的建设，提高临床科室、采购及库房等部门间工作的协同性，减少数据重复录入工作，将相关人员从大量事务性的数据录入工作中解放出来，将更多的精力投入更有含金量的事前、事中及事后监管中去，提高人员的工作效益。

③ 规范物资管理，杜绝管理漏洞

根据职能部门需求，将物资采购合同、医疗器械注册证供应商及厂家相关证件等纳入系统管理，贯穿采购、入库、出库等医用物资业务的各个环节，系统自动对各类操作的合法性进行监管和控制，规范各物资管理环节，减少甚至杜绝医用物资管理的漏洞。

④ 医用耗材条码管理，实现全流程追溯

高值医用耗材类医用物资（如人工关节、植入式心脏起搏器等）由于金额较大，一般植入病人体内，一旦发生质量问题或医疗纠纷，要求必须能够追根溯源，因此高值医用耗材必须实现全流程监管与可追溯，条码化管理则是实现此目标的有效手段。

⑤ 提高医用耗材采供部门与供应商的协同水平

利用信息系统，改善采购员的工作方式，提高效率；通过信息系统，完成采购订单创建、审批、向供应商发送订单等工作，结束过去通过电话、QQ 或微信等形式通知供应商送货，提高医院与供应商的协同水平，保障供货能力。

⑥ 减少或杜绝医务人员与医用耗材供应商接触，防范职务犯罪风险

实际业务中，经常出现临床科室或医护人员直接与医用耗材供应商联系沟通医用耗材供货事宜。这种情形有时虽提高了供货速度，带来便利，但却在相当程度上提高了医务人员职务犯罪的风险。因此，必须建立一套行之有效的医用耗材供应模式，减少甚至杜绝医务人员与供应商接触，防范职务犯罪风险。

⑦ 优化院内外流程，提高工作效率与供货能力

优化物资管理院内外各项流程，在提高管理规范性与加强监管的同时，也要能同时提高医院各部门与供应商的工作效率，协同工作，共同提高医院医用耗材供应能力。

9.2 医院物流供应链医用耗材管理 SPD 模式

9.2.1 SPD 模式医用耗材管理信息系统概述

医院物流供应链医用耗材 SPD 管理系统，覆盖从院外物流到院内追溯的全流程管理。

包含院外供应链管理平台对医用耗材供应商的管理，院内仓、科室二级库的货位规划改造，高值、低值、试剂、办公用品、清洁物品的分类管理，条码化使用，PDA 扫码消耗，高值耗材柜的使用，运营关键绩效指标（key performance indicator，KPI）考核机制，商业智能分析系统等，实现医院耗材全流程、全业务覆盖管理模式。

SPD 信息化建设可包括院内外对接的供应链管理平台，院内物流供应链精益管理的 SPD 管理平台，针对院外仓管理的院外云仓管理平台等。

供应链管理平台连接医院与供应商，实现院内外的供应链管理服务，使得管理得到延伸。

院内 SPD 管理平台由院内一级库的入库、库内管理、出库到二级库、二级库的库内管理、拆零管理、使用消耗、结算，实现耗材院内精细化管理。

中低值耗材通过单元包 / 定数包管理，高值耗材通过 RFID 实现"一物一码"智能化管理。

科室二级库拆零管理、扫码消耗计费管理，可收费与不可收费耗材的管理体系建设，实现医用耗材在院内的"精细化"管理。

手术室及介入室的高值医用耗材单件追溯，可引入智能设备管理方式，将一级库的高值医用耗材粘贴 RFID 芯片，配送至智能柜上架，并从智能柜实时接收高值医用耗材出柜，返还，退货，盘点的数据信息，形成消耗记录，并实行与医院收费系统对账。

SPD 管理通过标签条码化，实现了闭环追溯体系的建设，解决了医用耗材管理中低效、浪费的问题。

9.2.1.1 SPD 管理模式信息系统架构

在 SPD 模式下，医用耗材信息系统的构建是一项复杂的工程。医用耗材信息管理系统架构主要包括 6 个层次，即用户层、平台服务层、基础构件层、资源层、支撑层和感知层，如图 9-3 所示。

（1）用户层：主要是面向最终用户服务的，包括医用耗材供应商、医用耗材管理部门、科室、手术室和主管领导 5 个主要用户，属于最高层次。

（2）平台服务层：可分为平台高级服务和平台业务服务两类，其中平台高级服务包括供应管理、医用耗材需求预测、模型定制等 8 项服务；平台业务服务包括供应链管理平台、院内物流精益化管理系统等 6 项服务。

（3）基础构件层：主要由模型应用、系统构件和大数据处理 3 个部分组成。

（4）资源层：指为实现信息系统管理所需的各类数据资源，包括医用耗材数据库、供应商数据库等各类数据库。

（5）支撑层：指支撑信息系统开发和运行的软硬件条件。

（6）感知层：是整个平台获取信息的基础，包括所有的基础技术工具，主要通过它们获取医用耗材的信息，实现平台的各种功能。

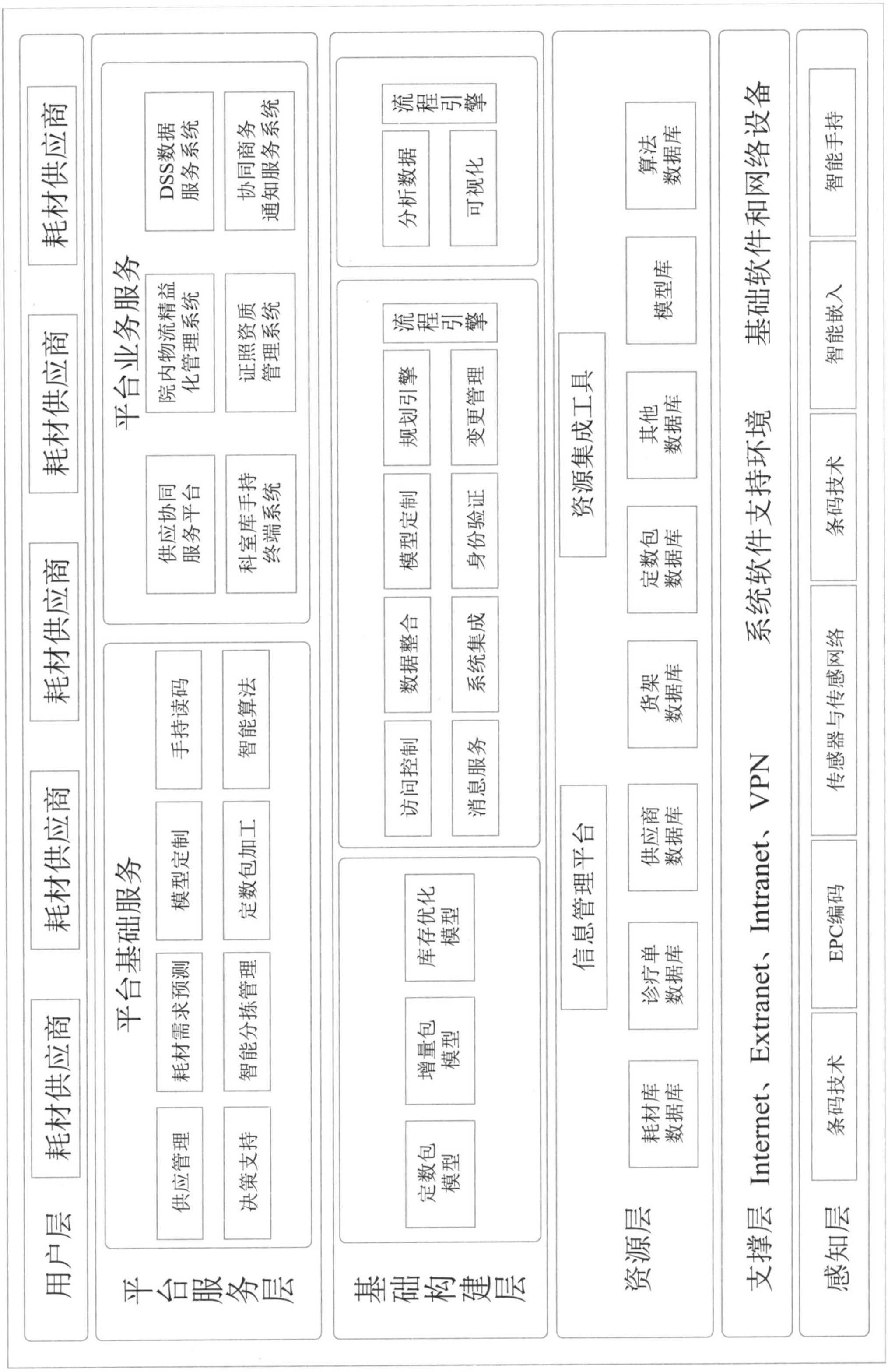

图 9-3 SPD 管理模式信息系统架构

9.2.1.2　SPD 管理模式信息网络拓扑

信息网络是 SPD 管理模式信息系统的重要组成部分，是整个系统的"神经"，可实现物流信息系统之间的信息共享与传递。SPD 管理模式信息网络是在物联网、云计算、大数据、人工智能等先进技术基础上，针对物流与供应链协同运作管理的需求，依托互联网、电信网、5G 等通信基础设施，连接物流信息孤岛，提供物流信息交换与大数据服务的高效、可靠、安全、标准化的物流信息共享服务体系。为保护患者隐私等医院保密信息，在整个网络设计及建设过程中，采取建立防火墙、网闸和隔离区等一系列安全策略保障医院信息网络安全。具体如图 9-4 所示。

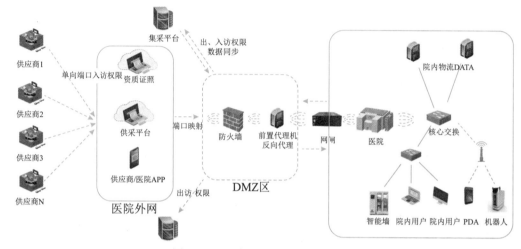

图 9-4　SPD 管理模式信息系统架构

9.2.2　SPD 模式医用耗材信息系统功能

SPD 管理模式信息系统是实现医用耗材 SPD 管理模式的标准和基础，主要包括基础数据、精益管理、决策分析、硬件配套和通知服务五大类功能。具体如图 9-5 所示。

9.2.2.1　基础数据类

（1）主数据管理

主数据指各信息系统间共同使用的、可共享的数据，如供应商信息、医用耗材品种信息、价格信息等。与波动较大的业务数据相比，主数据的内容相对稳定。

主数据系统是运用数据集成引擎将院内所有医用耗材数据整合而成的数据字典，供其他信息系统调用和提取的数据集成系统。主数据系统通过数据集成引擎实时和异步处理方式，对院内基础数据统一管理、统一维护、统一调用，保障数据一致性、集成化、标准化和规范化，实现各信息系统间的数据同步与互动，提高医用耗材管理和作业效率，如图 9-6 所示。

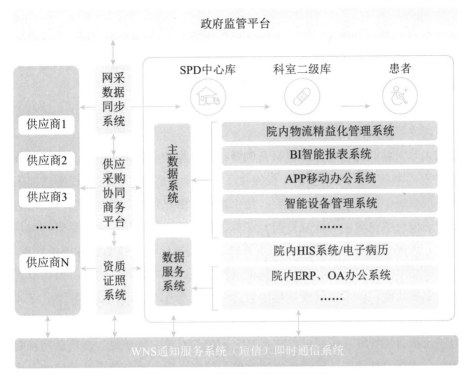

图 9-5　SPD 管理模式信息系统部署

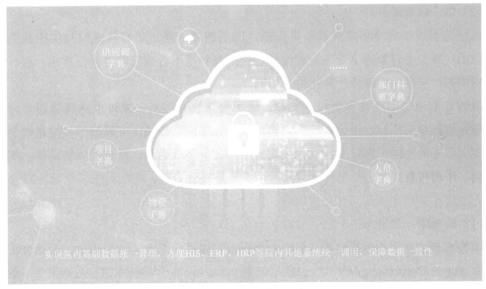

图 9-6　主数据系统示意

（2）资质证照管理

SPD 信息化平台将资质证照文件由纸质材料转为数字化信息进行线上管理，以医用耗材为主线，建立生产厂家、代理商、配送商等资质证照电子档案及授权链路关系，实现医院资质证照的统一管理、统一维护、统一调用，保障数据一致性、集成化、标准化和规范化管理。

（3）数据服务

数据服务内置多线程技术，可动态配置接口类型及通信报文内容解析，支持线程采集运行状态监控，打破院内信息孤岛，实现数据联动，最大效率地提升了院内系统数据互联互通便捷性。

9.2.2.2 精益管理类

（1）院内物流精益化管理

SPD 院内物流精益化管理系统包括基础资料、数据中心、采购管理、中心库管理、科室库管理、手术室管理、财务管理、智能设备、省平台管理、系统管理等功能模块。其中，系统管理模块中包含组织结构设置、角色管理、用户管理、通知公告、日志管理等功能；采购管理模块中包含采购计划管理、订单管理、验收管理等；中心库管理模块中包含赋码、验收、入库上架、补货管理、加工管理、科室推送、供应商服务评价管理等功能；科室库管理模块中包含科室上架管理、科室消耗管理、库存管理、科室三级库管理、科室材料使用登记等功能。手术室管理模块中包含骨科组套管理、术式套包管理、手术材料包管理等功能。

院内物流精益化管理系统通过与院内 HIS 系统的对接，实现高、低值医用耗材的库存实时监测和全流程追溯管理，确保医用耗材使用的安全性，可有效提升医院的医用耗材库存的科学化管理水平。

（2）供应链管理平台

供应链管理平台是集成医院与供应商之间的纽带，通过平台将医院与供应商联系起来，完成医院业务订单的全业务流程流转。供应商利用平台响应院内物资需求，进行及时的响应服务，实现院内院外一体化信息协同。

采购订单由医用耗材管理科室发起，经医院审核通过后，通过供应商协同平台实时传递给医用耗材供应商，保证采购信息传递及时、准确，并通过互联网平台推送消息及公告，实现信息的协同；同时支持资质过期提醒，订单多端通知，授权资质验证等，实现采购协同。平台可对订单进行全方位的跟踪，并支持发票验真、明细对账等结算协同管理。

9.2.2.3 决策分析类

（1）BI 智能分析报表

BI 智能报表是运用数据仓库（data warehouse）和数据集市（data mart）、联机分析处理（online analytical processing，OLAP）、数据挖掘（data mining）等技术进行数据采集、数据清洗、数据汇总，数据统计、数据分析、数据展现、数据上报等数据处理的方法。

在医院物资精益化管理不断发展和深入过程中，平台构建了医院成本指标、库房管理指标、质量安全管理指标、政策管理指标、供应商指标、运营管理指标等 6 大指标体系，通过柱状图、圆饼图、曲线图等多种直观图形以及图表格式，实现对各类数据分析结果展示。

平台汇总业务数据，支持综合业务数据查询，提供 BI 智能报表分析，如全院用耗成本同比、环比分析、科室用耗 Top 排行、单病种手术医用耗材费用同比分析等，目的是向决策者提供决策支持，通过接受各系统传入的数据，对数据进行整合加工成为支持临床和管理行为的信息系统，为医院决策者提供各种类型决策支持。

（2）运营控制中心管理

运营控制中心管理依托于 BI 智能报表系统数据分析及展现，根据医院管理部门需要，结合相关硬件设备，在中心库房实时动态展现。展示可包括以下内容。

①仓库温湿度监控、近效期提醒、供应商到货排程提醒、补货提醒、缺货报警、设备运行状态提醒等。

②实时监控 SPD 系统中的医用耗材使用情况进行概括，让运营管理人员掌握医院用耗总体情况。

③对智能硬件设备运行状态及时监控与报警，如智能柜，智能屋，机器人等。

④全院月度出库额同比增长率、全院用耗占比情况及趋势，科室用耗、异动情况等。

（3）评价管理

评价管理主要分为供应商评价体系与医用耗材使用评价体系两大部分，采用权值设置的方式构建评价模型，定期定量评价，为医院考核、选择和变更供应商与医用耗材品种提供科学依据，主要包括以下内容。

①供应商评价体系通过统计运用供应商服务效率，包含采购订单响应效率、供应医用耗材品种到货时效性以及合格率、证照维护更新及时性、信誉（质量保证体系、总销售额、注册资金）以及地域维度（与医院距离）等指标。

②使用评价系统通过产品问题上报、不良事件上报、问题处理跟踪等功能，对医用耗材使用的安全性、规范性、合理性进行评价和反馈，协助医院构建医用耗材使用风险监测体系，提升医用耗材临床使用质量，保障患者安全与利益。

9.2.2.4　硬件配套管理

（1）智能设备管理

智能设备管理是对医用耗材智能化管理的设备控制系统，主要管理的硬件设备包含智能柜、智能墙、智能屋、智能柜等，系统功能主要由基础数据管理，权限控制管理，库存管理、补货报警管理、查询汇总等模块组成。

智能设备管理系统主要运用 RFID 超高频自动识别技术，支持人脸识别、指纹、指静脉、集成电路（integrated circuit，IC）卡等权限控制，通过对智能设备的开关门等事件的触发，实现库存动态盘点，自动补货预警、防丢报警等功能；通过与医院 HIS 等系统互联互通，根据收费信息自动完成核销，异常数据及时报警，提高医院医用耗材监管准确性。

（2）APP 移动办公管理

APP 移动办公管理利用移动端技术发挥移动端应用的优势，通过分析用户的行为特点，将适合在移动端进行处理的业务在 APP 移动端上以流畅的交互体验让用户快速完成业务的处理，让医务工作者、供应链从业人员、服务人员在完成工作的同时，有更加完美的系统使用体验，有效地节省用户的工作时间。

（3）通知服务管理

通知服务支持短信、APP 移动端、微信等多种方式，主要减少人工通知的工作量，提高消息及时性与时效性。

系统功能主要包括库存补货报警通知、采购计划审批通知、采购订单通知供应商、验收结果通知、退货通知、结算开票通知、付款通知、资质证照效期预警通知、智能设备防丢报警以及日常工作中其他业务场景中需要及时通知、预警、发布公告等。

9.2.3　SPD 模式医用耗材管理中新技术的应用

SPD 供应链管理模式在应用中应结合时代发展需求，加大对新技术的应用，进而实现智能化管理，如物联网、机器人、人工智能、射频识别、条码管理等技术。在新系统新技术应用中，医院可以实现医用耗材的无接触扫码、盘点以及计费等工作，有助于显著降低差错率，提升准确性。另外，加大医用耗材下单中的办公自动化等系统应用，科室自助下单就可以立即配送，以此提升工作效率。

9.2.3.1　物联网

物联网通过信息传感设备，按约定的协议，将任何物体与网络相连接，物体通过信息传播媒介进行信息交换和通信，可实现智能化识别、定位、跟踪、监管等功能，根据医用耗材的价值和医疗风险而采取相适应的物联网技术路径来辅助管理，可降低人工成本，实现智能追溯。

（1）高值医用耗材智能存储管理

针对院内到货验收后的高值医用耗材通过 SPD 管理平台系统给每一件高值医用耗材赋予唯一的 RFID 条码，实现高值医用耗材一物一码管理，当医用耗材放入智能柜、智能墙、智能屋等设备时，智能设备可实现对物资自动库存识别，取用智能感知管理，实现人员、物资信息自动采集，上传 SPD 管理平台，实现物资存储，应用信息追溯。

（2）中低值医用耗材智能存储管理

针对院内中低值医用耗材采用普通条码加重力实现关于技术实现物资的自动盘点、智能补货管理，通常用于管理设备有重力感应柜、重力感应货架等。降低医用耗材成本的同时，也实现了物资存储智能追溯效果。

（3）不可收费医用耗材智能存储管理

针对不可收费医用耗材智能存储管理，通常采用扫码来实现物资管理，柜体具备访问权限，取用物资通过人工条码扫码方式来实现出入库系统物资登记，同样也实现了不可收费医用耗材的智能存储与追溯管理。

9.2.3.2　机器人

医用耗材在院内物流可通过自主移动机器人（autonomous mobile robot，AMR）来实现，有效降低医用耗材配送人工成本，实现基于智能物流技术的智能追溯管理。按照应用场景不同，通常会有如下医疗物资配送服务机器人应用场景。

（1）二级库送货机器人

将医院一级中心库或院内周转库的装箱后医用耗材，通过机器人将自动送货的病区二级库房、整个送货过程各个信息节点实时上传，实现路况实时监控、数据信息实时上传、数据云端管理，可以有效追溯物流运送过程，同时也降低院内送货人员工作量，实现机器人送货到病区。

（2）手术室物流机器人

实现手术间每台需要的医用耗材，在手术室库房拣货完成后，通过机器人自动运输到手术间门口，进行语音播报通知术间巡回护士取货。机器人货箱具备身份权限认证功能，可以有效控制和记录开关门信息，并且绑定医用耗材与机器人关系，实现整个装车、发车、自主运输、到达、取用整个过程的追溯管理，同时也极大地降低了手术室推送医用耗材到术间的人工成本。

9.2.3.3 人工智能

人工智能技术的应用对医院物流供应链智能追溯与服务管理有重要作用，可极大提升工作效率。

（1）视觉识别技术

医用物流供应链 SPD 管理系统中关于供应商资质证照电子化管理，可通过计算机识别技术极大降低文字录入工作，降低人工工作量；对供应商发票识别，通过识别纸质发票信息内容，自动完成供应商发票录入工作；产品验收环节，可通过计算机识别技术可以有效复核实物信息一致性，降低验收人员的工作量。

（2）机器学习技术

对供应商的证照、发票等图像通过深度学习技术能在海量图像中，通过不断训练和改进视觉模型来提高其识别对象的能力，真伪辨别。通过深度学习技术可以针对大数据进行分析预测，可以有效进行库存管理，预测智能补货，医用耗材应用趋势，合理备货等。

（3）语音识别技术

通过语音识别技术的应用，可以更加高效进行辅助管理和降低人工工作量，彻底解放双手。例如，手术过程中护士通过语音方式完成请领单制作，方便快捷高效，在整个物流过程中都可以植入语音识别技术来提高工作效率。

（4）下一代机器人

通过将机器视觉、自动规划、深度学习、语音识别等认知技术整合至极小却高性能的传感器、制动器以及设计巧妙的硬件中，催生新一代的机器人，在整个物流供应链环节各种环境中灵活处理不同的任务，例如智能验收机器人、智能拣货机器人、智能加工机器人、智能上架协助机器人等。

9.2.3.4 射频识别技术

RFID 智能医疗柜运用新的射频技术（RFID），用电子标签对每个医用耗材进行编号，阅读器自动扫描识别医用耗材信息，与数据管理系统配合跟踪医用耗材的使用过程，从采购、验收、领取、分发、使用、报废等过程进行监控，涵盖了整个医用耗材的生命周期，提供了精准的数据支持，达到快速扫描、批量读取、盘点准确高效的功能。将智能柜与SPD 平台系统结合，实现了医用耗材应用情况的全面智能化管控及数据追踪。

9.2.3.5 条码管理技术

运用 SPD 系统创建入库扫码功能，当供应商确认采购信息后就会生成相应订单条码，然后采购人员在验收货物时，可以根据订单、订单条码来核对货物，避免货物数量不准确的情况出现，同时还可以优化货物验收流程，降低货物损失。此外，对二级消耗点进行定数包、定数、套包管理，通过条形码技术应用，实现高低值医用耗材全面追溯管理。院内SPD 服务中心、各二级消耗点内的医用物资在医护人员未扫码消耗之前物权属于供应商，经过扫码且物权发生转移后才计入科室成本，医院月底与供应商实现消耗后结算，实现医院医用物资零库存、零资金占用。

针对 SPD 供应链管理系统不断进行升级改造，进而实现对医用耗材申领运行规律的线上追踪，为科室领取提供便利，有助于缩短医用耗材领取时间。手术室人员不用出手术室，通过 APP 就可以完成相应的下单和签收工作。但是，在针对新技术应用中，医院也要及时强化相关人员的培训和业务考核工作，以确保系统运行中相关人员可以熟练掌握操作技巧。

9.2.4 SPD 管理意义

SPD 管理模式作为近几年兴起的一种医院物流供应链智慧管理模式，以医用耗材管理部门为主导、以 5G+、云计算、物流信息技术和物联网技术为工具，合理使用社会资源，对全院医用耗材进行统一管理的模式，成为医疗机构物流供应链技术创新、模式创新、管理创新的重要探索形式，实现了医院管理效率提升和信息化、智慧化、精细化管理，成为医疗机构提升医用耗材管理效率，降低管理成本的重要管理工具与手段。

目前该模式在国外尤其是经济发达国家已经有了相当成熟的应用，并于 2010 年进入中国，经过近十年的发展，国内已有相当多医疗机构引入该管理模式。

目前，医院物流供应链医用耗材 SPD 管理与单纯的信息化管理最大的不同是采用与医院共管模式，运营服务方承担服务过程中涉及的信息系统、信息设备、物流及库房设施设备，提供专业的服务人员、管理人员，同时承担相关系统和设备的运维，可弥补精细化管理要求下医院人员不足的缺陷，在为院内物流提供安全和高质量服务的同时，确保符合国家政策管理以及医院复杂的财务、追溯等各种要求。

SPD 服务模式，在采购、供应、仓储、质控、消耗、结算、信息方面都有别于传统医疗供应链。

在采购方面：区别于传统医疗供应链沟通成本高、采购订单追溯难等问题，SPD 模式下通过供应链协同平台可对采购订单进行全流程的状态追溯，提高采购的准确性及沟通效率，确保临床供应的及时性，释放医用耗材管理部门人员时间及精力，更好地提升医用耗材管理水平。

在供应方面：SPD 管理服务是采用专业的运营团队负责医院医用耗材中心仓库、科室仓库运营，科室设置产品库存上下限或者基数库存，系统根据科室消耗自动生成补货订单，主动配送，可向医院提供更高效的服务；同时由大型商业公司承担 SPD 运营服务可引入其医用耗材供应优势，在疫情等突发卫生安全事件中可保障医院的防疫及应急物资的供应。

在仓储方面：区别于传统医疗供应链的医院简单仓库管理模式，SPD 管理是利用智能信息设备和系统对医用耗材进行运输、仓储的严格管控，如利用标签管理，实现货物各业务流程的监控和跟踪；针对植入性以及高值医用耗材，科室通过智能医用耗材柜，医务人员可方便取用和使用，同时便捷地绑定到患者实现全流程追溯。

在质控方面：区别于传统医疗供应链条件下医院靠手工、纸质文件管理企业资质和产品有效期的方式，SPD 管理服务利用物流管理系统设置提前预警，智能化地进行提前预警和提醒，以便尽快协调相关人员处理，保证医疗质量安全，规避合规性风险。

在消耗方面：区别于传统医疗供应链条件下医用耗材送达医院库房入库后即作为结算消耗时点的管理模式，SPD 管理利用科室智能医用耗材柜和信息系统的管理，以科室的消耗作为结算点，真正意义做到相关科室零库存管理模式。

在结算方面：区别于传统医疗供应链下一家医院对于几百个供应商的对账和结算复杂管理方式，SPD 系统根据定期消耗数据自动生成结算订单并推送给供应商，医院管理人员仅需线上核对及审核，大大简化了对账时间和结算复杂性。

在信息方面：区别于传统医疗供应链的管理模式，SPD 院内物流管理系统、科室智能医用耗材设备和信息系统应用于医院实际物流管理中，打通了科室物流管理服务的最后一公里，直接服务于临床科室的物流管理，更直接、更高效、更快捷地服务于临床科室。

9.3 医院物流供应链管理其他信息管理模式

9.3.1 其他医用耗材管理模式概述

医用耗材管理模式是在供应链一体化思想指导下产生的一种典型的精益化管理模式，它是以保证院内医用耗材质量安全、满足临床需求为宗旨，以物流信息技术为支撑，以环节专业化管理为手段，强化医院医用耗材管理部门的全程监管，协调外部与内部需求为主导，对全院医用耗材在院内的供应、加工、配送等物流的集中管理模式。

其他医用耗材管理模式，主要以医院自主研发或者医院 HIS 系统改造为主，根据医院自身管理需求进行开发，以 HIS 系统管理物资模式为例说明。

HIS 是医院的核心信息系统，系统主要分为三个部分，一是满足医院管理需求的信息系统；二是满足医疗需求的医疗信息系统；三是满足医院需要的信息服务系统。系统主要分为以下几方面。

（1）行政管理系统，主要包括人事管理系统、财务管理系统、后勤管理系统、药库管理系统、医疗设备管理系统、门诊和手术及住院预约系统、病人住院管理系统等；

（2）医疗管理系统，主要包括门诊、急诊管理系统、病案管理系统、医疗统计查询系统、血库管理系统等；

（3）决策支持系统，主要包括医疗业务质量等方面的处理，包括医疗质量评价系统、医疗质量控制系统等；

（4）辅助类系统，主要包括医疗数据库信息查询、发布等系统。

HIS 医用耗材管理系统主要在行政管理系统的大模块中，主要根据医院管理需求，设定有医用耗材采购管理，入库管理，出库管理等模块。

9.3.2 其他医用耗材信息系统功能

HIS 系统医用耗材管理模块，主要实现医用耗材院内"五化"，业务流程线上化、医用耗材申领便捷化、医用耗材计费规范化、物流管理标准化、数据报表可视化。

1 字典管理模块

字典管理模块主要包含：医用耗材字典管理、生产厂家字典管理、供应商字典管理、库房字典管理等，主要是对医用耗材管理所需的基础参数进行设置。

2 采购管理模块

采购管理模块主要包含：月度计划管理、临时计划管理、计划审批管理以及相关查询等功能。主要用于各科室护士长报月度计划，统一汇总到医用耗材主管部门。库管员根据大库房库存情况，确定好备货量并且统一汇总成采购计划。通过采购员将统计好的计划录入 HIS 物流系统中，经过医院相关部门领导审批后，通过短信、微信、电话通知供应商供货。一般每个月一次大采购，多次小采购。最后采购员每日定期跟踪跟进到货情况。

3 入库管理

入库管理模块主要包含：验收管理、入库单管理、发票管理等功能。供应商按照医院采购的需求配送医用耗材，并且携带相关的销售清单、发票、检测报告等内容。入库前由库管员参照采购订单进行验收，并将医用耗材相应的产品规格、数量、价格、生产日期、批号、有效期、生产厂家、供应商等信息录入系统生成入库单。入库单录入完成后附在发票后，交由材料会计审核，并作为付款凭证，材料会计审核入库单和发票各项事项相符。

4 出库管理

出库管理模块主要包含：科室申领出库管理、手工出库、高值科室直供以及查询报表等功能。主要分两种模式，第一种各科室人员通过系统下申领计划，库管员根据科室申领计划单在库存完成拣货工作，并交由护工或者物业人员送往科室。第二种各科室人员直接来库房领货，库管员根据科室口述或者领货条进行拣货出库，完成后在系统中直接制作手工出库单交由科室签字确认。对于高值医用耗材验收后，直接送申请科室代销管理，高值医用耗材根据医护人员的计费，进行库存扣减。

近年来，随着医院信息化、智能化建设的逐步深入，更多的业务从线下管理转向线上管理，信息系统由单一到多元化，各类应用系统十多个，医用耗材信息系统也是其中之一。信息系统已经成为医院正常经营不可或缺的工具。近年来，随着业务系统的逐步增多，随之而来的信息安全问题也逐渐凸显，建立一个全方位的医院信息系统安全体系是医院日常经营的重要保障，以下主要介绍医院物流供应链医用耗材管理系统的信息安全建设要求。

9.4.1 医用耗材信息系统安全管理要求

医用耗材品种繁多，型号复杂，同时医院每日使用数量大，非专业人士很难完全掌握医用耗材全部情况，录入过程也存在出现错误的可能。因此，所有医用耗材都要临床科室先申请才可入院使用，相关科室应通过医用耗材管理信息平台提交电子医用耗材申请，首先在申请程序中键入需求信息并提交，科主任、医务处、院领导依次通过系统完成工作流审批后，系统生成"科室医用耗材申请单据"。医用耗材经医用耗材部招标且资质通过审查方可入院使用。

另外，医用耗材对于库存管理条件要求也极为严格，对于安全性能管理要求极高，特别是可植入性医用耗材，因为需要植入人体，需要对其有效性、风险性进行有效控制。临床使用风险较大，容易发生不良事件，必须加强管理，以免影响患者生命安全。

9.4.1.1 物理环境安全

医院物流供应链 SPD 信息系统的物理环境安全要求，依据《网络安全等级保护基本要求》中的"安全物理环境"要求，同时参照《信息系统物理安全技术要求》（GB/T 21052-2007），对医院物流供应链 SPD 信息系统所涉及的主机房、辅助机房和异地备份机房等进行物理安全设计，设计内容包括物理位置选择、物理访问控制、防盗窃和防破坏、防雷击、防火、防水和防潮、防静电、温湿度控制、电力供应及电磁防护等方面。

机房的动力设备（市电、配电、不间断电源（uninterruptible power supply，UPS）等）和环境设备（空调、新风机、消防等）时刻为机房提供稳定正常的运行环境。一旦机房动力环境设备出现问题，就会立刻影响到计算机机房信息中心系统的运行，对其数据传输、存储及系统运行可靠性造成威胁。所以，在等级保护安全物理环境基础上对机房进行实时监控、集中监控，实现智能感知、独立运行、数图融合、远程运维，建设一个涵盖动力、环境、视频、安防、消防、能耗管理于一体的整体系统，实现实时监控、事前预警、事中报警、事后取证的安全管理模式，打造一个先进可靠的智慧机房很有必要。

9.4.1.2 通信网络安全

通信网络安全主要应当包含网络架构方案、通信传输标准、终端设备标准等安全内容。

网络架构安全应当满足链路冗余、双机灾备，即重要的通信线路及通信控制装置要有冗余备份，包括备用网络通信线路以及调制解调器、网关、防火墙、核心交换等服务于网络通信的设备等，如图 9-7 所示。

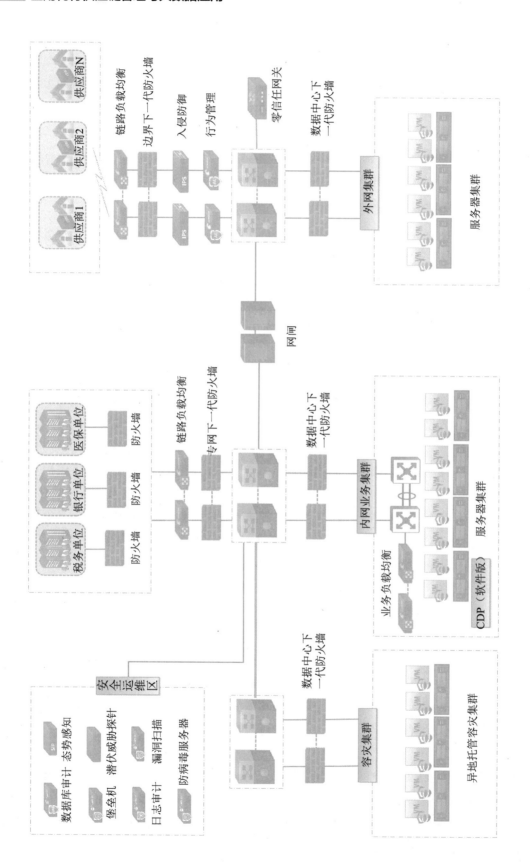

图 9-7　通信网络安全

通信传输标准应当满足加密要求，即网络传输的信息要加密，软件、硬件有防止非法入侵的手段。

终端设备标准应当满足安装正版操作系统，设置登录密码，密码策略应符合包含大写、小写、特殊字符与数字，系统安装正版杀毒软件等。

网络架构是网络安全的前提和基础，就应该对医院物流供应链 SPD 信息系统网络架构进行合理规划，绘制与当前运行情况相符的网络拓扑结构图，并对整个医院物流供应链 SPD 信息系统网络架构进行划分，降低系统安全风险。

9.4.1.3 网络边界安全

依据《网络安全等级保护安全设计技术要求》中的第三级系统"通用安全区域边界设计技术要求"，同时参照《网络安全等级保护基本要求》《网络基础安全技术要求》，对医院物流供应链 SPD 信息系统涉及的安全区域边界进行设计，设计内容包括区域边界访问控制、区域边界包过滤、区域边界完整性保护和入侵防范等方面。

9.4.1.4 计算环境安全

依据《网络安全等级保护安全设计技术要求》中的第三级系统"通用安全计算环境设计技术要求"，同时参照《网络安全等级保护基本要求》等标准要求，对医院物流供应链 SPD 信息系统涉及的安全计算环境进行设计，设计内容包括用户身份鉴别、自主访问控制、标记和强制访问控制、系统安全审计、用户数据完整性保护、用户数据保密性保护、数据备份恢复、客体安全重用、可信验证、配置可信检查、入侵检测和恶意代码防范、个人信息保护等方面。

9.4.1.5 信息安全管理制度

医院物流供应链 SPD 信息安全包括：软件、硬件及网络安全。信息安全管理是指对 SPD 信息系统的安全管理，以及计算机病毒的防护与数据安全管理。为保障医院 SPD 系统安全，维护信息系统的正常运行，制定如下信息安全管理制度。

（1）设施和安全保障制度

建立健全医院信息系统安全防范设施和安全保障机制，有效降低系统风险和操作风险，防止不法分子利用及破坏。采取有效的方法和技术，防止信息系统数据的丢失、破坏和失泄密；硬件破坏及失效等灾难性故障，基于医院信息系统安全等级保护领导小组工作要求，制定及变更 SPD 系统相关安全管理制度，建设与更新 SPD 系统安全防范设施，落实安全技术措施，开展信息系统安全教育，定期或不定期进行信息系统安全检查，保证 SPD 信息系统的安全运行。

（2）使用人员权限管理制度

SPD 系统相关各科室使用人员的系统使用权限及变更须由本人填写权限申请或变更审批表，由相应科室负责人审批，交医院信息安全管理小组批准后，方可由信息科系统管理员给予相应的权限分配或变更，并将权限审批表存档备查。

（3）账号密码管理制度

信息网络及系统管理员必须严格监控数据库使用权限、密码使用情况，定期更换用户口令或密码。系统管理员应针对软硬件厂商维护调试账号密码统一管理，运维结束后及时由系统管理员关闭或修改其所用账号和密码。信息科相关信息系统管理员若调离岗位，信息科科主管领导必须监督并督促新的网络及系统管理员立即更换密码。

（4）环境安全管理制度

系统使用人员应配合 SPD 信息系统管理员，保持系统相关计算机硬件及网络设备正常运行环境。做好防尘、防水、防静电、防磁、防辐射、防鼠等安全工作。对网络系统实行监控，及时对故障进行有效隔离、排除和恢复工作。SPD 系统相关信息网络所涉及的设备的配置、安装、调试必须由信息科网络安全管理员负责，其他人员不得随意拆卸和移动。任何科室不得私自将系统相关设备与互联网或其他公共信息网相连接，一经发现给予严重处罚。

（5）数据管理制度

物流供应链 SPD 信息系统数据提取、查询必须经过科室主任签字、信息科长审核后按要求处理；涉及软件系统在使用中的修改需求，为确保软件系统的安全性，需与信息科及业务管理部门充分沟通后，提交申请予以处理。

（6）日常病毒处理制度

针对物流供应链 SPD 信息系统日常正常运行进行计算机病毒防范。

①信息科定期进行计算机病毒检测，系统相关使用科室需指定专人配合病毒防护，发现异常情况立即处理并报告。

②工程师如因工作需要使用外来存储介质，需用防杀毒软件检测，并做好相应记录；禁止未经信息科授权，私自使用第三方存储介质。

③经远程通信传送的程序或数据，必须经过检测确认无病毒后方可使用。

④医院各科室信息管理系统操作人员必须严格遵守信息安全管理制度，禁止进行与系统操作无关的工作。严禁自行卸载安装软件，严禁通过 U 盘等存贮介质拷贝文件到内网终端。系统内网所有文件传输，不得私自利用第三方存贮介质进行拷贝。

⑤信息科有权监督和制止一切违反信息安全管理的行为。为了切实做好病毒防治工作，确保医院的计算机网络不会因感染病毒而造成宕机和不必要的损失，SPD 系统相关使用人员必须服从信息科的管理。凡因违规操作，导致计算机系统病毒感染，造成严重后果者将追究当事人及科室负责人责任。

9.4.1.6　信息安全管理机构

围绕医院物流供应链 SPD 信息系统防护成立信息安全领导小组等信息安全管理机构，明确信息安全管理机构的组织形式和运作方式，建立高效的安全管理机构，设立系统管理员、审计管理员和安全管理员等岗位，并定义各个工作岗位的职责，并从人员配备、授权和审批、沟通和合作、审核和检查各方面进行管理落地。

（1）岗位设置

成立指导和管理网络安全工作的委员会或领导小组，其最高领导由组织主管领导担任或授权，设立网络安全管理工作的职能部门，设立安全主管、安全管理各个方面的负责人岗位，并定义各负责人的职责；应设立系统管理员、审计管理员和安全管理员等岗位，并定义部门及各个工作岗位的职责，如图9-8所示。

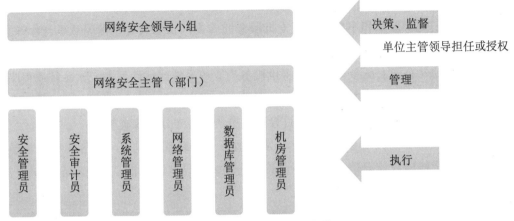

图 9-8 高效的安全管理机构

（2）人员配备

配备一定数量的系统管理员、审计管理员、安全管理员、机房管理员、数据库管理员等，其中安全管理员专职，不可兼任。

（3）沟通和合作

医院物流供应链 SPD 信息系统的安全运行涉及多部门配合，需加强各类管理人员、组织内部机构和网络安全管理部门之间的合作与沟通，定期召开协调会议，共同协作处理网络安全问题。加强与网络安全职能部门、各类供应商、业界专家及安全组织的合作与沟通，建立外联单位联系列表，包括外联单位名称、合作内容、联系人和联系方式等信息。

（4）审查和检查

定期进行常规安全检查和全面安全检查。常规安全检查的检查内容包括系统日常运行、系统漏洞和数据备份等情况；定期进行全面安全检查，全面安全检查的检查内容包括现有安全技术措施的有效性、安全配置与安全策略的一致性、安全管理制度的执行情况等。制定安全检查表格实施安全检查，汇总安全检查数据，形成安全检查报告，并对安全检查结果进行通报。

9.4.1.7 人员管理安全

（1）第三方软件公司及人员管理

①第三方软件公司必须签订保密协议，在协议中明确第三方软件公司的保密责任以及违约罚则；第三方软件公司应与其员工签订保密协议，在协议中明确第三方软件公司员工

的保密责任以及违约罚则。

②第三方软件公司必须严格遵守服务的要求和规定。

③第三方软件公司在合作过程中，如不可避免地接触到医院数据资料、经营信息等各类敏感信息及商业秘密（下面简称敏感信息），应保证不损害敏感信息的保密性、完整性、可用性、真实性、可核查性、可靠性、防抵赖性。

④第三方软件公司人员管理的范畴包括临时人员和长期人员。临时人员是指因业务洽谈、技术交流、提供短期和不频繁技术支持服务的人员；长期人员是指因从事合作开发、参与项目工程建设、提供技术支持或顾问服务的人员。

⑤第三方软件公司人员参与开发并提供服务的业务系统或软件程序，如系统或程序能接触到客户敏感信息，应要求将第三方系统开发文档提交信息中心留档，文档应注明分发范围，并要求开发人员、测试人员、项目管理人员严格遵守分发控制要求。

⑥第三方软件公司人员参与或独立开发的业务系统或软件程序，应落实版本管理工作，并主动在上线验收前向信息中心提交其源代码或代码审计报告，以及安全测试报告，信息中心进行备案存档。

⑦第三方公司应对其参与或独立开发的业务系统或软件程序源代码进行妥善保管，严格控制第三方人员访问权限，避免代码泄露。

（2）第三方安全域及防护要求

①根据医院网络与系统的安全域划分技术要求，与第三方公司相关联的安全域应设置为：核心业务区、第三方用户接入区（系统开发接入区、系统维护接入区）。

②数据核心区安全级别最高，放置重要的设备和系统，包含但不限于提供关键应用的应用服务器、保存机密信息的数据库服务器，以及具有管理权限的管理控制台和服务。

③第三方用户接入区是第三方人员（包含但不限于第三方维护人员、第三方开发人员等）终端接入的区域。第三方接入区不能直接访问数据核心安全区，需经批准后通过堡垒主机严格控制。

（3）第三方接入管理

①第三方人员进入医院核心区域或者登录医院各业务系统操作时，应严格遵守医院的各项安全管理制度和规范。

②第三方人员工作区域与医院的业务、内部办公、维护区域分离，在安全域中划分独立的第三方用户接入区，如系统开发接入区、系统维护接入区等，并应采用更严格的访问控制策略和管控手段。

③第三方用户接入区部署的常驻终端，应有严格的接入认证，并满足医院相关终端安全合规性检查标准。

④第三方用户接入区内的非常驻终端，需按照相应申请审批流程向信息中心申请，并按照医院终端相关安全合规性标准进行检查，获得授权后方可接入，信息中心应将申请审

批记录备案。

⑤信息中心应组织对现场服务的第三方人员终端进行安全审核、检查、不定期抽查。

⑥禁止第三方人员在未授权的情况下通过远程方式接入第三方用户接入区，如第三方人员因特殊情况需要通过远程登录，须经过信息中心审批授权后，临时开通远程登录功能，并及时撤销。远程登录必须通过堡垒机系统等进行集中认证、授权和审计，应遵循权限最小化原则，控制用户访问的系统及权限。

（4）第三方账号及权限管理

①第三方人员需与所属公司签订保密协议，报备信息中心后，方可申请相关系统账号（不含超级账号和系统账号管理员账号）、接入或访问医院内部的生产系统以及其他相关信息系统。

②第三方人员申请新增或变更账号时，必须符合专人专号原则、权限最小化原则。账号申请应经过信息中心审核并批准方可生效，账号申请授权书应约定使用者、权限、使用期限等事项。

③信息中心授权的第三方人员临时远程接入账号，其账号及权限有效期最长不能超过3天，账号到期或者接入任务完成后，应及时删除临时账号并审核。

④第三方人员的账号口令不得使用弱密码。账号口令必须是在必要时间或次数内不循环使用。口令不得以任何形式明文存放于可公共访问的设备或物理界面上，保证账号口令在传输和存储时的安全。

⑤在运维和运营环节，由于工作需要在一定时间段内频繁接触敏感信息的第三方人员，必须提前获得信息中心授权，经审批通过后方可被授予相应权限，信息中心应备案申请审批记录及事后审计。

9.4.1.8 系统建设安全

（1）软件开发过程控制及开发规范

①由信息中心按照外包合同的规定，对外包项目过程进行控制。

②应用软件的开发过程一般包括以下阶段。

a）需求分析阶段：完成挖掘与分析最终用户需求的工作，总结出应用软件所要完成的功能定义及相关要求。

b）架构与设计阶段：完成应用软件的架构设计及其他必要的详细设计工作。

c）编码实现阶段：按照设计文档的要求，在具体的基础平台上实现应用软件。

d）测试阶段：测试应用软件实现的功能是否满足用户的要求。

③要在应用软件开发过程中实施安全性设计，其过程也是相同的，即将安全性所涉及的具体工作落实到以上过程中。

a）安全需求分析阶段：以应用系统面临的各种风险、业务安全要求、需要保护的资源以及如何保护等进行分析，同时在一些主要的技术实现的环节提出明确定义的、可衡量的技术安全需求。

b）安全设计阶段：按照安全需求的要求和通用的安全设计原则来设计合理的、安全的系统架构，并对一些具体环境所使用的安全技术进行定义。

c）安全编码阶段：以安全设计过程中所确定的安全架构和安全技术为基础，参照通用的安全编码要求来编码实现应用软件。

d）安全测试阶段：针对系统提供的安全功能进行测试，以确定其正确、恰当地完成了所有功能，同时要以攻击者的身份进行攻击测试，以测试应用软件中是否存在漏洞。

（2）外包软件验收

①由信息中心组织专业服务商在软件安装之前检测软件包中可能存在的恶意代码，做代码级审计。

②要求开发单位提供软件设计的相关文档和使用指南，作为项目验收的标准之一。

③要求开发单位提供软件源代码，并聘请专业服务商审查软件中可能存在的后门。

④上述验收无误后，由信息中心按照外包合同规定的接收准则和方法，参照开发需求检测软件质量，对外包软件进行验收。

9.4.2　医用耗材信息运维管理要求

运维工作应当以保障系统持续稳定运行为基本要求，及时发现、解决系统问题，并及时满足医院基于实际管理需要的合理需求。运维工作目标与方向是保障系统稳定运行，缩短运维响应时间，提高工作效率，提升系统对于医院实际管理需求的匹配度，建设高效、规范的运维团队。

9.4.2.1　运维工作内容

运维工作应当包括终端维护、系统巡检、系统维护、问题管理、知识库管理、需求管理、程序发布与部署、数据治理、数据安全以及应急预案等内容，具体包括如下内容。

（1）终端维护：应当包括客户端故障排除、硬件故障修复、应用系统软件客户端安装等运维工作。

（2）系统巡检：应当包括服务器、数据库、应用程序、接口服务等巡检工作，确保系统稳定运行。

（3）系统维护：应当包括所有软件、接口、网络等问题的诊断和处理。

（4）问题管理：收集和管理未彻底解决的问题，跟进问题处理进度，预防问题再次发生，将未能解决的问题的影响降到最小。

（5）知识库管理：针对典型案例的知识要点和典型问题的解决办法等技术资料内容做好维护管理。

（6）需求管理：应当做好系统运行过程中优化、功能完善等相关需求的收集，并提报给相关服务机构研发团队，同时做好需求进度跟进。

（7）发布与部署：应当对需求开发完成后的程序包进行接收、部署、测试、升级等工作。

（8）数据治理：应当对修复系统 Bug 问题以及由于人员操作失误导致的数据问题进行治理，保障数据的准确性。

（9）数据安全：应当对数据库进行账号设置，针对不同人员开放指定权限，其中管理员密码须经加密后配置到程序中，并通过数据审计功能对所有账号进行监控。

（10）应急预案：医疗机构应当规范突发事件上报及应急处理管理机制，增强应急处理方案的针对性、实用性和可操作性，减少因突发事件造成的恶劣影响。

9.4.2.2 运维工作流程

（1）项目运维等级评测

医院应当通过项目运维对接人情况、相关人员对系统操作熟练情况、系统功能完善情况、项目接口情况、项目负责人更换情况、项目历史遗留问题、项目系统版本等信息进行运维等级评测。

（2）确认项目运维人员

医院应根据运维等级评测结果，选择符合要求的运维人员。

（3）实施与运维工作交接

医院应监督项目技术实施与项目运维人员工作交接，实施方与医院应当做好主要交接文档，如《软硬件部署清单》《接口开发文档》《需求进度统计表》《系统问题统计表》等。

（4）运维人员开展常规工作保障项目按照运维工作内容稳步进行。

9.4.2.3 运维人员要求

医院对应每个院区应当要求服务机构配备至少 1 名运维人员，并需具备基本的工具掌握；同时应熟悉 SPD 行业业务知识，具备一定的业务能力；在专业能力上应当精通数据库相关知识，熟悉服务器管理，拥有数据逻辑和分析能力，具备熟练排查服务、网络或系统异常问题的能力等。

9.4.2.4 运维规范与要求

医院应当制定相应运维规范与要求，规范运维人员日常工作，提高对运维问题处理的及时性和有效性，保障项目系统安全。

（1）程序升级管理规范：包括升级前准备工作、升级时备份工作、升级后验证工作。

（2）数据治理管理规范：包括数据治理的范围、数据治理工作内容、数据治理工作流程、数据治理操作规范。

（3）系统巡检规范：包括巡检方式、巡检周期、巡检内容、巡检人员要求、巡检结果检查及评价。

（4）系统资源信息登记规范：包括登记资源范围、登记资源内容。

（5）项目运维问题台账登记规范：包括系统问题分类、系统问题的紧急程度、问题登记内容规范、问题记录规范、项目问题登记奖惩。

（6）SPD应用系统涉及的数据库巡检规范：包括数据库巡检工作分类、数据库巡检周期、数据库巡检工作内容、数据库巡检结果检查及优化。

（7）漏洞和风险管理：采取必要的措施识别安全漏洞和隐患，对发现的安全漏洞和隐患及时进行修补或评估可能的影响后进行修补，定期开展安全测评，形成安全测评报告，采取措施应对发现的安全问题。

9.4.2.5　突发事件应急处理

医院针对突发事件，应根据突发事件等级，制定不同的预案应对机制，并及时进行突发事件总结。

（1）突发事件分级

一般（一级）突发事件：系统功能或数据出现轻微错误或异常，但未对医院内正常作业产生影响，同时未对供应商产生影响。

重大（二级）突发事件：系统部分功能不能使用、系统数据出现偏差，已经对医院内正常作业产生轻微影响，同时对供应商也产生轻微影响。

特大（三级）突发事件：系统全面崩溃导致正常作业无法开展，系统数据异常且已经对医院或供应商造成重大影响。

（2）突发事件应急处理

一级突发事件处理：尽快查找故障具体的产生原因并予以修复，避免同类问题多次发生。

二级突发事件处理：对处理的时效性要求很高，且该层级的突发事件在处理后，应立即给医院反馈，对问题产生的原因、处理结果形成问题处理报告。

三级突发事件处理：处理该层级的突发事件时应以保障数据安全为第一目标，并尽可能缩短问题处理时间。同时，因处理该层级的突发事件可能涉及多部门配合，应第一时间成立应急处理小组。在正式处理该层级的突发事件前，要形成问题处理方案并征求医院信息管理部门意见，方案中要简述问题产生原因、具体处理方式以及可能造成的后果等；事件处理完成后，要针对事件处理的情况形成问题处理报告，针对该事件的起因、处理过程和处理结果等做详细说明。

（3）突发事件总结

一级突发事件总结：针对一般型突发事件，应及时排查问题产生的原因并形成总结性文件，同时要主动联系相关人员配合对问题进行处理，避免同类问题再次发生。

二级突发事件总结：应在问题处理完成后第一时间梳理问题的产生原因，并对问题的处理过程、处理结果形成汇总性报告；同时，对于因第三方系统原因造成的突发事件要提出优化建议，建议与报告应在问题处理完成后三天内提交院方。

三级突发事件总结：及时提交应急处理方案报医院信息管理部门审核，院方审核完成后应积极响应，安排 SPD 服务机构开发人员赴现场进行处理，并在处理完成后形成总结报告，报告中详细描述问题的产生原因、处理过程和处理结果，若对事件造成的影响有初步的预估也应一并予以上报。报告务求真实全面、实事求是，不瞒报、不漏报。

9.4.2.6 配置管理

记录和保存基本配置信息，包括网络拓扑结构、各个设备安装的软件组件、软件组件的版本和补丁信息、各个设备或软件组件的配置参数等；将基本配置信息改变纳入变更范畴，实施对配置信息改变的控制，并及时更新基本配置信息库。

9.4.2.7 变更管理

网络安全风险是"动态"的主要因素之一，就是网络和信息系统是会发生变化的。明确变更需求，变更前根据变更需求制定变更方案，变更方案经过评审、审批后方可实施，建立变更的申报和审批控制程序，依据程序控制所有的变更，记录变更实施过程，建立中止变更并从失败变更中恢复的程序，明确过程控制方法和人员职责，必要时对恢复过程进行演练，如图 9-9 所示。

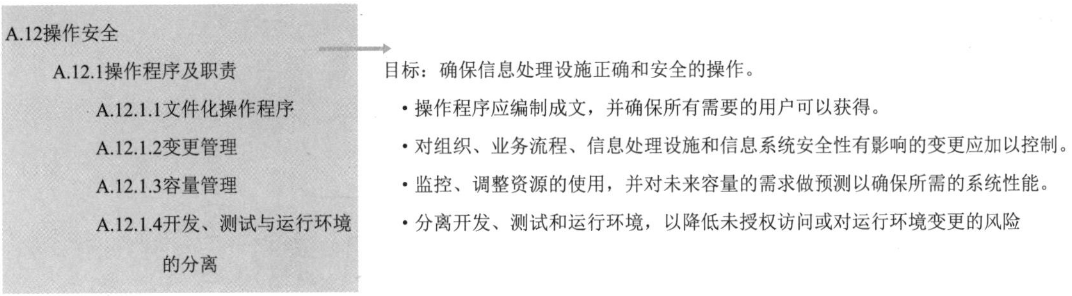

图 9-9 国家标准化组织（ISO）27001 操作安全要求参考

9.4.2.8 备份与恢复管理

识别需要定期备份的重要业务信息、系统数据及软件系统等，规定备份信息的备份方式、备份频度、存储介质、保存期等，根据数据的重要性和数据对系统运行的影响，制定数据的备份策略和恢复策略、备份程序和恢复程序等。

9.4.2.9 安全事件处置

及时向安全管理部门报告所发现的安全弱点和可疑事件；制定安全事件报告和处置管理制度，明确不同安全事件的报告、处置和响应流程，规定安全事件的现场处理、事件报告和后期恢复的管理职责等；在安全事件报告和响应处理过程中，分析和鉴定事件产生的原因，收集证据，记录处理过程，总结经验教训；对造成系统中断和造成信息泄露的重大安全事件应采用不同的处理程序和报告程序。参见图 9-10 ISO 27001 安全事件管理要求参考。

A.16信息安全事件管理

A.16.1信息安全事件的管理和改进

A.16.1.1职责和程序
A.16.1.2报告信息安全事件
A.16.1.3报告信息安全弱点
A.16.1.4评估和决策信息安全事件
A.16.1.5响应信息安全事故
A.16.1.6从信息安全事故中学习
A.16.1.7收集证据

目标：确保持续、有效地管理信息安全事件，包括对安全事件和弱点的沟通。
• 建立管理职责和程序，以快速、有效和有序的响应信息安全事件。
• 通过适当的管理途径尽快报告信息安全事态。
• 要求使用组织信息系统或服务的员工及承包商注意并报告系统或服务中任何已发现或疑似的信息安全弱点。
• 评估信息安全事件，以决定其是否被认定为信息安全事故。
• 分析和解决信息安全事故以减少未来事故的可能性或影响。
• 组织应建立和采取程序、识别、收集、采集和保存可以作为证据的信息

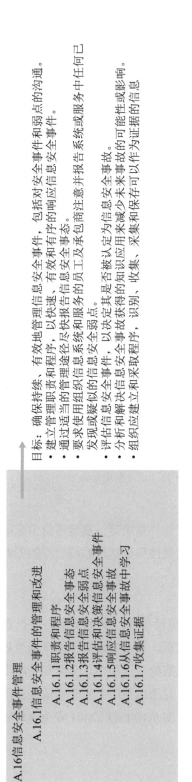
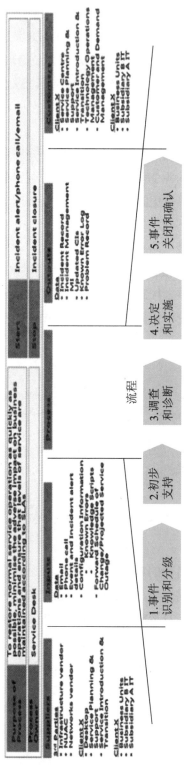

图9-10 ISO 27001 安全事件管理要求参考

本章小结

　　本章详细阐述了医院物流供应链医用耗材管理的不同模式和信息安全等相关内容。首先，本章介绍了 HRP 模式，即医院仓库管理模式，该模式主要是通过仓库管理系统来实现对医用耗材的管理。其次，本章介绍了 SPD 模式，即医院供应室管理模式，该模式主要是通过供应室管理系统来实现对医用耗材的管理。再次，本章还介绍了其他信息管理模式，包括条码管理、RFID 管理、云平台管理等。最后，本章还重点介绍了医院物流供应链管理中的信息安全问题，包括数据安全、网络安全、系统安全等方面内容。通过本章的学习，读者可以深入了解不同的管理模式和信息安全的重要性，从而为医院物流供应链管理的实践操作提供重要的理论支持和指导。同时，本章还展示了医院物流供应链管理的发展趋势，包括数字化、智能化、网络化等方向，有助于推动医院物流供应链管理的规范化和专业化发展。

第 10 章

医用耗材智能管理与追溯

本章概要

- 医用耗材主流编码规则
- 医用耗材智能管理设备

本章主要讲述我国医用耗材编码标准的发展历程、目前常用的主流编码规则（UDI、医保编码），以及该类编码在医用耗材管理中，通过智能设备如 PDA、智能柜等的应用，以实现医用耗材在医疗机构的全流程追溯管理。

10.1 医用耗材主流编码规则

10.1.1 UDI 系统

① 定义

UDI 系统，由医疗器械唯一标识、唯一标识数据载体和唯一标识数据库组成。医疗器械唯一标识由产品标识和生产标识组成，产品标识是识别注册人/备案人、医疗器械型号规格和包装的唯一代码，是从数据库获取医疗器械相关信息的"关键字"，是唯一标识的必需部分；生产标识包括与生产过程相关的信息，包括产品批号、序列号、生产日期和失效日期等，可与产品标识联合使用，满足医疗器械流通和使用环节精细化识别和记录的需求。医疗器械唯一标识数据载体，是指存储或者传输医疗器械唯一标识的数据媒介。医疗器械唯一标识数据库，是指储存医疗器械唯一标识的产品标识与关联信息的数据库。

唯一标识具备唯一性、稳定性和可扩展性的原则。唯一性是首要原则，是确保产品精确识别的基础，是唯一标识发挥功能的核心原则。由于医疗器械产品的复杂性，唯一性应当与产品识别要求相一致，对于相同特征的医疗器械，唯一性应当指向单个规格型号产品；对于按照批次生产控制的产品，唯一性指向同批次产品；而对于采用序列号生产控制的医疗器械，唯一性应当指向单个产品。稳定性是指唯一标识一旦分配给医疗器械产品，只要其基本特征没有发生变化，产品标识就应该保持不变。当医疗器械停止销售、使用时，其产品标识不得用于其他医疗器械；重新销售、使用时，可使用原产品标识。可扩展性是指唯一标识应当与监管要求和实际应用不断发展相适应，"唯一"一词并不意味着对单个产品进行序列号化管理，在唯一标识中，生产标识可以和产品标识联合使用，实现规格型号、批次和单个产品三个层次的唯一性，从而满足当前和未来对医疗器械的识别需求。

② **发展情况**

2013 年，国际医疗器械监管机构论坛（International Medical Device Regulators Forum，IMDRF）、美国食品药品监督管理局（Food and Drug Administration，FDA）分别发布相关医疗器械唯一标识系统指南及法规。2014 年，美国 FDA 率先对第三类医疗器械实施医疗器械唯一标识。2017 年 5 月，欧盟发布医疗器械法规，明确了实施医疗器械唯一标识的法规要求，日本、澳大利亚等国家也陆续开展相关工作，全球医疗器械唯一标识工作不断推进。2018 年 2 月 26 日，国家药品监督管理局发布《总局办公厅公开征求医疗器械唯一标识系统规则（征求意见稿）意见》。2019 年 7 月，国家药监局综合司、国家卫生健康委办公厅印发《医疗器械唯一标识系统试点工作方案》，试点工作从 2019 年 7 月启动，共分 5 个阶段：第一阶段确定试点品种、参与单位；第二阶段组织验证医疗器械唯一标识的创建和赋予；第三阶段组织验证医疗器械唯一标识数据库功能及数据上传、下载和接口标准；第四阶段组织验证唯一标识数据的部门间衔接和扩展应用；第五阶段组织召开试点总结会，形成试点报告，完善首批产品唯一标识实施方案。

2019 年 8 月，国家药监局发布《医疗器械唯一标识系统规则》，标志着我国 UDI 实施工作正式启动。按照统筹规划、分步实施的原则，UDI 实施工作按计划推进。2019 年，国家药监局、国家卫健委共同印发《医疗器械唯一标识系统试点工作方案》，开展为期一年的试点工作。2020 年，国家药监局、国家卫健委和国家医保局共同印发《关于深入推进试点做好第一批实施医疗器械唯一标识工作的公告》，首批 69 个品种的医疗器械于 2021 年 1 月 1 日开始实施 UDI。2021 年 9 月，国家药监局、国家卫健委和国家医保局共同印发《关于做好第二批实施医疗器械唯一标识工作的公告》，在第一批 69 个品种的基础上，其余第三类医疗器械（含体外诊断试剂）于 2022 年 6 月 1 日起实施 UDI。新修订的《医疗器械监督管理条例》明确"分步实施医疗器械唯一标识制度，实现医疗器械可追溯"，《国务院办公厅关于全面加强药品监管能力建设的实施意见》提出"逐步实施医疗器械唯一标识，加强与医疗管理、医保管理等衔接"。北京、天津、上海等 20 余个省（直辖市、自治区）药监部门也联合省卫健、医保部门发文，共同推进 UDI 实施应用。

③ **UDI 编码规则**

UDI 包括 UDI - 产品标识（device identifier，DI）和 UDI - 生产标识（production identifier，PI）。

（1）UDI-DI 与全球贸易项目代码（global trade item number，GTIN）

产品标识为识别注册人 / 备案人、医疗器械型号规格和包装的唯一代码。产品标识按GTIN 编制。GTIN 一般由国际物品编码组织（GS1）厂商识别代码、商品项目代码和校验码三部分组成，共有 GTIN-8、GTIN-12、GTIN-13 和 GTIN-14 四种结构，其结构示例如图 10-1 所示。我国较常见的是 GTIN-13 和 GTIN-14 两种结构。GTIN-13 主要用于标识单个贸易项目，参见国家标准 GB 12904《商品条码零售商品编码与条码表示》；GTIN-14 主要用于标识贸易项目组合包装，参见国家标准 GB/T 16830《商品条码储运包装商品编码与条码表示》。

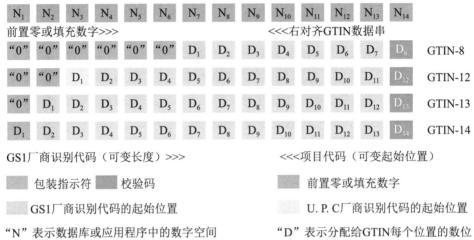

图 10-1　GTIN 结构示例

厂商识别代码由 7 ～ 10 位数字组成，由中国物品编码中心负责分配和管理。厂商识别代码的前 3 位代码为前缀码，国际物品编码组织分配给中国物品编码中心的前缀码为 690 ～ 699。

项目代码由 2 ～ 5 位数字组成，由注册人 / 备案人、生产企业根据相应编码规则编制，该代码本身无具体含义，与分类无关，不代表任何信息。

校验码为 1 位数字，用于检验整个编码的正确性，算法详见国家标准 GB 12904《商品条码零售商品编码与条码表示》附录 B，也可通过中国物品编码中心网站校验码计算工具在线生成。

包装指示符表示产品不同级别的包装，仅用于 GTIN-14，由创建 GTIN 的公司分配。

定量包装商品的包装指示符是 1 ～ 8 的任一数字，可以不按顺序使用。GTIN-14 包含组合中贸易项目的 GTIN（不包括校验码），每个 GTIN-14 的校验码须重新计算。由于定量包装商品的包装指示符的取值范围为 1 ～ 8，所以可以从一个 GTIN-13 创建 8 个单独的、唯一的 GTIN-14，扩充了编码容量。不过一些零售点的扫码设备可能无法识读除

EAN/UPC 之外的条码符号，这种情况可考虑使用 GTIN-13。

注册人 / 备案人在为新的贸易项目制定 GTIN 分配策略和对现有贸易项目进行更改时，应考虑以下指导原则。

①包装中的产品：是否希望利益攸关方（如医务人员、消费者、患者、监管机构和 / 或贸易伙伴）对变更前后的产品或新旧产品进行区分？

②标签 / 包装：是否有法规或责任要求对消费者和 / 或贸易伙伴披露变更？

③标签 / 包装：是否有影响供应链的重大变更（例如，临床环境中贸易项目装运、储存、接收或临床环境下的处理方式受到影响）？

值得注意的是，必须至少满足一个指导原则才能要求更改 GTIN。当两样产品在交易过程、预期用途或医疗点相关的任何方面存在差异时，均需要单独、唯一的 GTIN。

（2）UDI-PI 与应用标识符（application identifier，AI）

生产标识是识别医疗器械生产过程相关数据的代码，根据实际应用需求，生产标识可包含医疗器械序列号、生产批号、生产日期、失效日期等。生产标识使用 AI 表示，如表 10-1 所示，其详细规则参考 GB/T 16986《商品条码应用标识符》。

表 10-1　生产标识（PI）与 GS1 应用标识符（AI）对应关系

类型	GS1 应用标识符	数据意义	字符类型	数据库数据字段长度
产品标识	01	全球贸易项目代码	数字	14
生产标识	11	生产日期	数字（年年月月日日）	6
生产标识	17	失效日期	数字（年年月月日日）	6
	10	生产批号	字母数字	不超过 20
生产标识	21	序列号	字母数字	不超过 20

条码中的每个数据元素前面都有其对应的 AI。

例如，GTIN 的 AI 是（01）。因此，当"01"首先出现在扫描的数字字符串中时，意味着其后面紧接着的是一个 GTIN。当以人工识读的形式呈现时，AI 通常显示在括号中，但括号并不是条码编码数据的一部分。

①生产日期：AI（11）

生产日期是指生产、加工或组装的日期，由制造商确定，可通过 GS1 应用标识符"11"编制，单元数据串格式如表 10-2 所示。

表 10-2　AI（11）单元数据串格式

AI	生产日期		
	年	月	日
11	$N_1 N_2$	$N_3 N_4$	$N_5 N_6$

注：年以 2 位数字表示，不可省略。例如 2003 年为 03。

　　月以 2 位数字表示，不可省略。例如 1 月为 01。

　　日以 2 位数字表示，例如某月的 2 日为 02，须具体指定，不可填 00。

　　生产日期应与贸易项目的 GTIN 一起使用。

②失效日期：AI（17）

失效日期是决定一个产品消费或使用的最终限定日期，可由 GS1 应用标识符"17"编制，单元数据串格式如表 10-3 所示。

表 10-3　AI（17）单元数据串格式

AI	失效日期		
	年	月	日
17	N_1N_2	N_3N_4	N_5N_6

失效日期应与贸易项目的 GTIN 一起使用。

③批号：AI（10）

生产批号为字母数字字符，长度可变，最长 20 位，其结构如表 10-4 所示。包含国家标准 GB/T 1988《信息技术信息交换用七位编码字符集》表 10-2 中的所有字符，参见国家标准 GB/T 16986《商品条码　应用标识符》附录 D。

表 10-4　AI（10）单元数据串格式

AI	生产批号
10	$X_1 \cdots X_j\ (j \leqslant 20)$

生产批号应与贸易项目的 GTIN 一起使用。

④序列号：AI（21）

序列号是分配给一个实体永久性的系列代码，与 GTIN 结合唯一标识每个单独的项目。应用标识符"21"对应的编码数据的含义为贸易项目的序列号，单元数据串格式如表 10-5 所示。

表 10-5　AI（21）单元数据串格式

AI	序列号
21	$X_1 \cdots X_j\ (j \leqslant 20)$

序列号由制造商分配，为字母数字字符，长度可变，最长 20 位。包含国家标准 GB/T 1988《信息技术信息交换用七位编码字符集》表 2 中的所有字符，参见国家标准 GB/T 16986《商品条码　应用标识符》附录 D。序列号应与贸易项目的 GTIN 一起使用。

④　**数据载体**

UDI 数据载体有三种形式，分别是一维码（GS-128）、二维码（GS1 Data Matrix）和射频识别（RFID）标签，无论载体采用什么形式，UDI 的编码结构不变。常见 UDI 载体示例如图 10-2 所示。

GS1 DataMatrix示例

(01)06901234567892
(11)201101
(17)201231
(10)1234AB

包含UDI-DI和UDI-PI
（生产日期、失效日期和批号）

(01)06901234567892
(17)201231
(10)1234AB
(21)5678CD

包含UDI-DI和UDI-PI
（失效日期、批号和序列号）

(01)06901234567892
(17)201231
(11)201101
(10)1234AB
(21)5678CD

包含UDI-DI和UDI-PI
（失效日期、生产日期、批号和序列号）

串联的GS1-128示例

(01)06901234567892(17)201231(10)1234AB

包含UDI-DI和UDI-PI
（失效日期和批号）

并联的GS1-128示例

(01)06901234567892(17)201231

(10)1234AB(21)5678CD

一个条码包含UDI-DI和失效日期，
另一个条码包含其他UDI-PI（批号和序列号）

(01)06901234567892

(17)201231(10)1234AB

一个条码包含UDI-DI，
另一个包含UDI-PI（失效日期和批号）

射频识别(RFID)标签示例

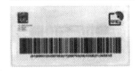

包含UDI-DI和UDI-PI（失效日期、批号和序列号）

图 10-2 常见 UDI 载体示例

（1）一维码（GS1-128 条码）

GS1-128 条码是国际自动识别与移动技术协会（Association for Automatic Identification and Mobility，AIM Global）专门授权给 GS1 的 128 条码码制的子集，将 128 条码起始符号后面的第一个字符值（function 1 symbol character，FNC1）专门留给 GS1 使用，是医疗器械数据载体中最为广泛的一种载体方式，如图 10-2 所示。GS1-128 条码参见国家标准 GB/T 15425《商品条码 128 条码》，其码制特征主要有以下几个方面。

编码字符集：GS1 系统要求按照《GS1 通用规范》定义的 ISO/ 国际电工委员会（International Electrotechnical Commission，IEC）646 子集，美国信息交换标准代码（American Standard Code for Information Interchange，ASCII）值为 0 到 127，与 ISO/IEC 646 保持一致（即全部 128 个 ASCII 字符）。ASCII 值为 128 到 255 的字符也可编码，与国家标准 GB/T 15273.1《术语工作词汇第 1 部分：理论与应用》规定的扩展 ASCII 字符一致，包含 4 个非数据的功能字符（GS1-128 条码不使用 FNC2 和 FNC4 的字符），3 个切换字符（字符集转换）和 1 个转换字符（单个字符临时转换），3 个起始符以及 1 个终止符。

编码类型：连续。

每个符号字符由 6 个单元组成，3 个条、3 个空，每个条的宽度为 1 ～ 4 个模块。终止符由 4 个条、3 个空共 7 个单元组成。

字符自校验：有。

符号长度：可变。

双向译码：可以。

符号校验字符：1 个，必备。

数据字符密度：每个符号字符 11 个模块（在字符集 C 中，每个数字字符 5.5 个模块，每个终止符 13 个模块）。

非数据部分：符号的双字符起始符号由相应子集的起始符和紧随其后的"FNC1"组成，起始符、FNC1 字符、校验符和终止符这四部分构成的 GS1-128 符号非数据部分共 46 个模块。FNC1 字符也可用做使用 GS1 应用标识符非预定义字符串之后的分隔符。

GS1-128 条码符号尺寸特征：条码符号尺寸要求是最大物理长度为 165 mm（6.5 英寸），单个符号中最大数据字符数为 48，对于给定长度的数据，GS1-128 条码符号尺寸可因适应不同印刷操作而确定的 X 尺寸（最小模块尺寸）的变化而变化。

GS1-128 条码拥有特殊的双字符起始符号：Start（A、B 或 C）+ FNC1，这种特殊的起始符号区分了 GS1-128 条码和普通的 Code 128 条码，换句话说，如果一个 128 条码是以特殊双字符起始符号开始，就一定是 GS1-128 条码，否则为普通的 Code 128 条码，如图 10-3 所示。

图 10-3　GS1-128 条码符号的基本格式

（2）二维码（GS1 Data Matrix）

二维条码是指在两个维度方向上都表示信息的条码符号，是在一维条码的基础上扩展出另一维具有可读性的条码，一般使用黑白矩形图案表示二进制数据，设备扫描后可获取其中所包含的信息。日常生活中，人们也把二维条码称为二维码。

GS1 标准体系中有 GS1 数据矩阵（Data Matrix）和 GS1 快速反应（quick response，QR）两种二维码载体标准，但是为了提高医疗供应链各参与方扫码的效率和准确性，在医疗产品标识选择二维码时，GS1 医疗只推荐使用已在全球医疗产品包装上广泛使用的 GS1 Data Matrix 码，GS1 Data Matrix 技术标准详见国家标准 GB/T 41208《数据矩阵码》。

GS1 Data Matrix 从 1994 年开始在开放环境中应用，是一种独立的矩阵式二维条码，由位于符号内部的多个方形模块与分布于符号外沿的寻像图形组成。与 GS1-128 条码相比，GS1 Data Matrix 更适用于空间有限的医疗器械，并且能够在代码损坏或被涂抹的情况下恢复数据，因此在实际应用中，选择 UDI 载体时推荐使用 GS1 Data Matrix。如图 10-4 所示为 20 行、20 列的 GS1 Data Matrix 码符号，包括寻像图形，不包括空白区。

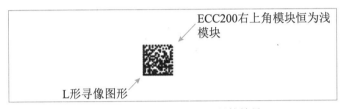

图 10-4　GS1 Data Matrix 码的符号

GS1 Data Matrix 的码制特征主要有如下几个方面。

GS1 Data Matrix 具有一个模块宽的"L"形寻像或校正图形。

GS1 Data Matrix 四边有一个模块宽的空白区（图中没有印出）。

错误检查与纠正（error correcting code，ECC）200 符号与数据矩阵码的早期版本具有显著区别：与寻像图形"L"形折角相对的模块名义上应为白色。

只存在偶数行的方形 GS1 Data Matrix 符号，根据表示数据容量的不同，符号规格为（10×10）模块到（144×144）模块，共 24 种。

对于普通的打印条件，模块宽度用 X 表示。数据表示：深色模块代表二进制 1，浅色模块代表二进制 0（对于颜色反转的符号，则正好相反）。

ECC 200 符号使用 Reed-Solomon 纠错算法。

为保持 GS1 系统兼容性，FNC1 可以在数据串的起始进行编码，也可以作为一个数据组的分隔符。当 FNC1 作为组分隔符使用时，在传输报文中用 ASCII 字符 <GS>（ASCII 值：29）表示。

编码字符集：GS1 系统要求按照《GS1 通用规范》定义的 ISO/IEC 646 子集，ASCII 值为 0 到 127，与 ISO/IEC 646 保持一致（即全部 128 个 ASCII 字符）。ASCII 值为 128 到 255 的字符也可编码，与国家标准 GB/T 15273.1 规定的扩展 ASCII 字符一致。GS1 系统要求应用标识符字符串只采用 ISO/IEC 646 字符集的子集进行表示。

符号数据容量（对于最大尺寸符号）：数字字母型数据为 2335 个；8 位字节数据为 1556 个；数字型数据为 3116 个。

较大的方形 ECC 200 符号（32×32 以上）内部设有校正图形以分隔数据区域。

GS1 Data Matrix 支持扩充解释（ECI）协议，从而能够支持其他字符集编码。

GS1 Data Matrix 示例如图 10-5 所示。其中：（01）06901234000016 为产品标识 DI，也就是该商品的 GTIN，（11）190630、（17）210630、（10）20190630 为生产标识 PI。应

用标识符 AI 含义与 10.1.1 中相同。这里的生产日期为 2019 年 6 月 30 日，失效日期为 2021 年 6 月 30 日，批号为 20190630。

（01）06901234000016
（11）190630
（17）210630
（10）20190630

图 10-5　GS1 data matrix 示例

数据载体的选择一定程度上取决于标记的贸易项目以及载体在供应链中的用途。如果产品需经过零售，现阶段建议在 UDI 的数据载体的基础上同时标识欧洲物品编码（Europeanarticle Number，EAN-13）一维条码用于零售结算，示例如图 10-6。需要注意的是，EAN-13 和 UDI 载体中的 GTIN 要一致。未来零售环节支持识读 UDI 数据载体后，包装上可直接用 UDI 数据载体代替 EAN-13。

EAN-13

图 10-6　EAN-13 示例

（3）射频识别（RFID）标签

RFID 技术是将射频标签粘贴或嵌入一个产品或项目中，再通过无线电波对产品进行识别和跟踪的技术，原理如图 10-7 所示。射频识别系统由识读设备（读写器）、射频标签以及计算机网络组成，其技术标准详见 GB/T 41208《数据矩阵码》。

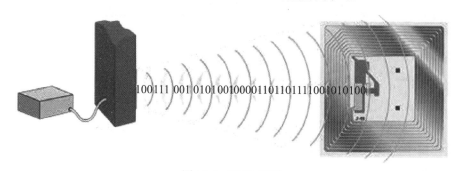

图 10-7　RFID 原理

射频标签是具有信息存储功能、能接收读写器的电磁调制信号（无线电波）、并返回相应信号的数据载体。

与一维条码和二维条码相比，射频标签利用无线电波对数据信息进行读写，读取速度较快，可以批量读取，识别距离可达几十厘米至几十米；根据读写的方式，可以输入数千字节的信息，同时还具有极高的保密性。因此，射频标签一般只在某些特定产品上使用。另外，射频标签的载体成本比一维条码和二维条码要高，在物料跟踪、货架识别等环节和领域能够发挥更好的作用。射频标签有以下几种。

①独立的不干胶射频标签

这种方式下，可将射频标签通过不干胶的形式粘贴在产品包装的合适位置，标签样例如图 10-8 所示。

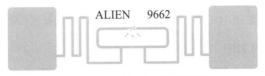

图 10-8　独立的不干胶射频标签

②嵌入包装中的射频标签

这种方式下，可以在生产包装盒或包装箱时将射频标签嵌入纸板内部，在盒体或箱体外表面进行如图 10-9 的标识，表示该包装盒或包装箱内含射频标签，可以进行射频识读，具体呈现方式如图 10-10 所示。

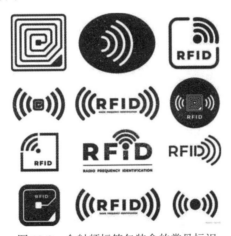

图 10-9　含射频标签包装盒的常见标识

图 10-10　嵌入包装中的射频标签

③与一维条码、二维条码共存的射频标签

这种方式下，在印制有一维条码和 / 或二维条码的不干胶内嵌入射频标签，使用时粘贴在产品包装上。这样既可以通过条码进行 UDI 识读，也可以通过射频标签进行 UDI 识读，标签样例如图 10-11 所示。

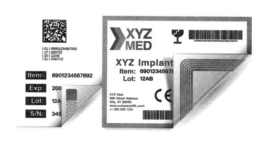

图 10-11 与一维条码、二维条码共存的射频标签

（4）人工识读与 GS1 HRI

人工识读是指与机器识读媒介相对应的，可由人眼直接识别的编码信息（《医疗器械唯一标识系统规则》）。供人识读字符（human readable interpretation，HRI）是印刷在条码或射频识别标签旁、可人工识读的，与条码或标签所携带数据的结构和格式一致的字符（如数字或字母）。

在 GS1 标准中，数据载体上呈现的信息内容可以分为两种类型：供人识读字符（HRI）和非供人识读字符（non-HRI），其结构如图 10-12 所示。

① HRI 可以位于条码或标签的上、下、左，或者右侧，呈现条码或标签携带的相同字符；

② non-HRI 文本，通常是指载体编码信息以外的其他内容。

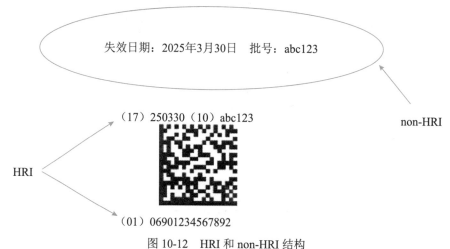

图 10-12 HRI 和 non-HRI 结构

HRI 规则详见《GS1 通用规范》第 4.14 节，部分通用规则包括以下六个方面。

①无论 GS1 自动识别与数据采集（auto identification and data collection，AIDC）数据载体中有 GS1 标识关键字、GS1 关键字属性还是两者的组合，HRI 宜置于条码下方，并在保持 HRI 可读性和最小条码高度的前提下，尽量组合在一起。

② HRI 中单个数据单元不应分成两行，如序列号的数据应出现在 HRI 的一行里。

③ HRI 中应用标识符外的括号并不在 GS1 AIDC 数据载体中编码。

④应使用清晰可读的字体。

⑤ HRI 应限于单元数据串，不包括 GS1 AIDC 数据载体中的特殊字符。

⑥除极少数特殊应用中存在极端空间限制的情况下（如直接标记），HRI 都应标出。如果无法读取或扫描 GS1 AIDC 数据载体，并且 HRI 未在标签、包装或贸易项目本体上出现，则宜将 non-HRI 文本用作备份信息。此类表示方法可用于所有使用 GS1 应用标识符的 GS1 AIDC 数据载体，GS1-128 除外。

⑤ **数据库**

2019 年 12 月，国家药监局医疗器械唯一标识数据库上线运行，向试点企业开放产品标识及相关数据申报功能。2020 年 3 月 31 日开放数据库共享功能，以查询、下载、接口对接等三种方式，供公众、医疗器械生产经营企业和医疗机构等各方查询使用。为各应用方提供"数据同源、标准统一"的基础主数据，现已公开 280 万余条数据。

⑥ **发码机构**

《医疗器械唯一标识系统规则》第十条明确"发码机构应当为中国境内的法人机构，具备完善的管理制度和运行体系，确保按照其标准创建的医疗器械唯一标识的唯一性，并符合国家数据安全有关要求。发码机构应当向注册人 / 备案人提供执行其标准的流程并指导实施，应当将其编码标准上传至医疗器械唯一标识数据库并动态维护，每年 1 月 31 日前向国家药品监督管理局提交按照其标准创建的唯一标识上一年度的报告"。《规则》同时提出，国家鼓励发码机构采用相关国际标准建立唯一标识运行体系。目前在我国医疗器械唯一标识数据库中上传编码标准的发码机构有中国物品编码中心（GS1 中国）、中关村工信二维码技术研究院（Zhongguancun Industry & Information Research Institute of Two-dimensional Code Technology，ZIIOT）和阿里健康科技（中国）有限公司（阿里健康）。

（1）GS1 中国

GS1 是负责制定和维护全球统一编码标识系统和供应链管理标准的中立、非盈利组织。GS1 中国是统一组织、协调、管理我国商品条码和物品编码与自动识别技术的专门机构，隶属于国家市场监督管理总局，1988 年成立，1992 年 4 月代表我国加入 GS1，负责推广国际通用的、开放的、跨行业的全球统一标识系统和供应链管理标准，向社会提供公共服务平台和标准化解决方案，基于 GS1 标准的 UDI 格式如表 10-6 所示。

表 10-6　发码机构 GS1 数据分隔符、标识对象及数据类型

发码机构	数据分隔符（医用标识符）	标识对象	数据类型
GS1	（01）	UDI-DI	数字
GS1	（11）	生产日期	数字 [YYMMDD]
GS1	（17）	失效日期	数字 [YYMMDD]
GS1	（10）	批号	字母数字
GS1	（21）	序列号	字母数字

（2）ZIIOT

ZIIOT 成立于 2014 年 1 月 26 日，是专注于二维码技术研究和标准制定的科研服务机构，主要开展二维码公共服务平台规划建设、二维码注册解析服务、二维码关键技术研发、标准制订、科技成果转化，承担政府重大科研课题，组织国际交流与合作等工作。2018 年 8 月 1 日，ZIIOT 获得 ISO、欧洲标准委员会（Comitéeuropéen Européen de Normalisation，CEN）、AIM Global 三大国际组织共同认可，成为国际代码发行机构，发行代码（issuer action code，IAC）为"MA"，基于发码机构 ZIIOT 的 UDI 格式如表 10-7 所示。

表 10-7　发码机构 ZIIOT 数据分隔符、标识对象及数据类型

发码机构	数据分隔符（医用标识符）	标识对象	数据类型
ZIIOT	MA.	UDI-DI	数字
ZIIOT	.M	生产日期	数字 [YYMMDD]
ZIIOT	.V	失效日期	数字 [YYMMDD]
ZIIOT	.E	生产批号	数字 [YYMMDD]
ZIIOT	.L	序列号	字母数字
ZIIOT	.D	灭菌批号	字母数字
ZIIOT	.S	序列号	字母数字

（3）阿里健康

"码上放心平台"是阿里健康服务于医药、医疗器械等健康行业的第三方市场化追溯平台。阿里健康旨在以 UDI 标识为中心建立开放共享式追溯生态。平台可以满足从医疗器械生产企业、流通企业、使用单位及消费者的全链路追溯服务，实现医疗器械产品精细化和全生命周期管理。服务范围包括发码、追溯和召回、全链路追溯数据采集和数据服务，以及针对消费者端扫码的患者端教育和健康管理服务等，基于发码机构阿里健

康的 UDI 格式如表 10-8 所示。

表 10-8　发码机构 ZIIOT 数据分隔符、标识对象及数据类型

发码机构	数据分隔符（医用标识符）	标识对象	数据类型
阿里健康	MF	UDI-DI	数字
阿里健康	BA	生产批号	数字 [YYMMDD]
阿里健康	SN	序列号	数字 [YYMMDD]
阿里健康	MD	生产日期	数字 [YYMMDD]
阿里健康	BD	保质期	数字 [YYMMDD]
阿里健康	ED	有效期	数字 [YYMMDD]

10.1.2　UDI 与物品的追溯

2021 年发布的《医疗器械监督管理条例》（国令第 739 号）明确提出"国家根据医疗器械产品类别，分别实施医疗器械唯一标识制度，实现医疗器械可追溯"，医疗器械注册人 / 备案人应"建立并执行产品追溯和召回制度"，同时也对医疗器械经营企业、使用单位提出了追溯要求。

2022 年修订发布的《医疗器械生产监督管理办法》和《医疗器械经营管理办法》也增加实施医疗器械唯一标识的规定，指出"医疗器械注册人、备案人应当建立并实施产品追溯制度，保证产品可追溯。""医疗器械经营企业应当建立并实施产品追溯制度，保证产品可追溯。"

GB/T 38155《重要产品追溯追溯术语》中分别对"追溯"和"追溯系统"进行了定义。"追溯"是指通过记录和标识，追溯和溯源客体的历史、应用情况或所处位置的位置，而"追溯系统"是指基于追溯码、文件记录、相关软硬件设备和通信网络，实现现代化信息化管理并可获取产品溯源过程中相关数据的集成。

结合"UDI 系统"的定义，"UDI"和"UDI 数据载体"可实现"标识"和"追溯码"的功能，"UDI 数据库"可以提供产品信息便于供应链各方使用并记录。然而，要实现"追溯"，还需要供应链各方通过"软硬件设备和通信网络"记录产品"历史、应用情况或所处位置的活动"

10.1.3　追溯涉及的标识和载体标准

GS1 医疗追溯标准中将追溯信息定义为以下几个维度：

● 何人（Who）——参与方；
● 何处（Where）——位置；
● 何时（When）——日期 / 时间；

- 何物（What）——可追溯项目；
- 何事（What happened）——流程或事件。

其中参与方如注册人／备案人、经营企业和医疗机构等法人实体可通过全球位置码（global location number，GLN）进行标识；医疗供应链中涉及的患者和医务人员等可通过全球服务关系代码（global service relation number，GSRN）进行标识；位置可通过 GLN 进行标识；可追溯项目中的贸易项目可通过 GTIN 进行标识；物流单元可通过系列货运包装箱代码（serial shipping container code，SSCC）进行标识；资产可通过全球单个资产代码（global individual asset identifier，GIAI）或全球可回收资产代码（global returnable asset identifier，GRAI）进行标识，医疗供应链 GS1 标准应用示意如图 10-13 所示。

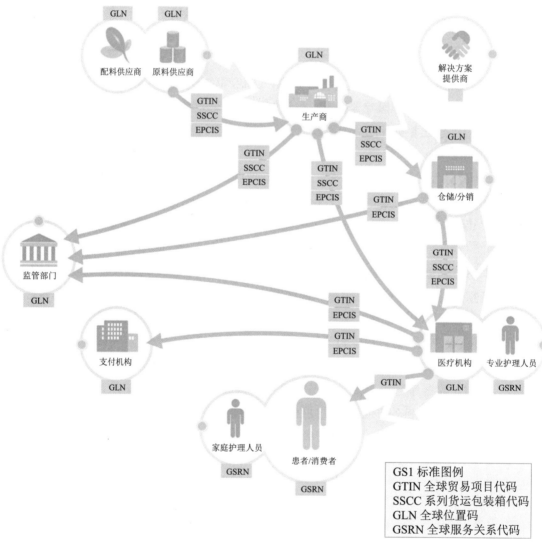

图 10-13　医疗供应链 GS1 标准应用示意

① SSCC

物流单元指在供应链过程中为运输、仓储、配送等建立的包装单元，可以是为储存和 / 或运输目的而包装在一起的多个贸易项目的任意组合，例如箱、托盘或包裹。物流单元标识代码采用 SSCC 表示，SSCC 是可追溯性的关键标识，通过唯一标识每个物流单元及其内容，使公司能够跟踪每个物流单元，实现高效的订单和运输管理，其由扩展位、厂商识别代码、序列号和校验码四个部分组成，是 18 位的数字代码，结构如图 10-14 所示。其详细规则见国家标准 GB/T 18127《商品条码 物流单元编码与条码表示》。

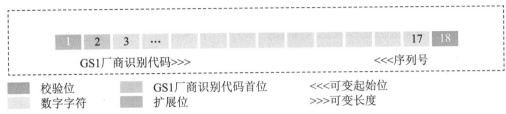

图 10-14 SSCC 代码结构

请注意，医疗行业倾向于单独使用 SSCC，不搭配其他应用标识符一起使用。SSCC 可使用条码或 RFID 标签作为载体。目前医疗领域较多使用 GS1-128，也可选择 GS1 DataMatrix。

② GLN

GLN 也称为全球参与方位置码，是对供应链相关方与位置进行唯一标识的代码。GLN 提供了全球唯一的、标准化的标识，允许公司在他们自己的组织和整个供应链中回答"谁"和"在哪里"的问题，提升组织间的沟通效率，其结构如图 10-15 所示，其详细规则见 GB/T 16828《商品条码 参与方位置编码与条码表示》。

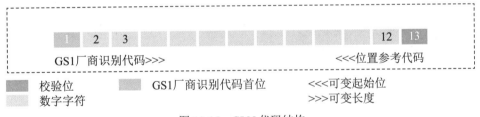

图 10-15 GLN 代码结构

GLN 可用于标识参与方实体和位置。参与方实体包括法律实体和功能实体。例如法律实体可以是公司、子公司或政府机构；功能实体是组织细分或部门，如应收账款或质量保证。位置包括物理位置和虚拟（数字化）位置，物理位置指具体位置，可以是仓库、药房、码头门、港口、农场或 ERP 系统。有需要也可以给设施内的位置，如房间或书架分配 GLN。GLN 使用条码作为载体时可以帮助将产品运送到目的地或采集它们的来源信息，使用 RFID 标签作为载体时，可以自动采集货物的移动，不需要视线扫描或其他人工干预。

在 GS1 标准（如电子数据交换（electronic data interchange，EDI）和电子产品代码信

息服务（electronic product code information services，EPCIS））内使用 GLN 共享有关各方和地点的信息，将优化交易数据和物理事件数据。

使用 GLN 可以满足如下行业需求：

- 提高可视性，并支持跟踪和追溯；
- 节省手工文档和数据输入的时间；
- 提高订单和发票处理效率；
- 简化整个供应链的沟通；
- 不需要与贸易伙伴系统互操作的专有识别代码；
- 在一个地方整合与一个政党或地点相关的细节和属性；
- 增加与商业伙伴和消费者的信任。

③ GSRN

GSRN 可用于服务机构标识其与单个服务提供方的关系（如在医院工作的医生），或与单个服务客户的关系（如在医院就诊的患者），其结构如图 10-16 所示。详见 GB/T 23832《商品条码　服务关系编码与条码表示》。

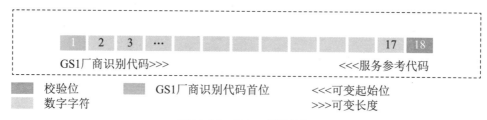

图 10-16　GSRN 代码结构

服务提供者和服务客户可以是个人或企业。GSRN 可以确定某个组织服务的接收者或提供者，通常需要同时采集或记录这两个角色。GSRN 仅识别服务关系前提下的企业或个人，这种方式可避免出现隐私问题。

GSRN 可在条码或产品电子代码（electronic product code，EPC）/RFID 标签中编码，如标记在徽章、腕带或测量点上。

GSRN 可以在系统中作为服务注册、档案、医疗档案、发票等方面的"关键字"。

④ GRAI 和 GIAI

供应链管理中，资产分为可回收资产和单个资产。

可回收资产指具有一定价值，可重复使用的包装、容器或运输设备等，如托盘、板条箱、高压气瓶等。可回收资产可通 GRAI 标识，适用于可重复使用的运输物品、运输设备和工具的管理，它可以按类型识别这些可回收资产，如果有需要，还可以用于单独跟踪。可回收资产可由贸易伙伴拥有，也可租用便于多个企业共同使用。

GRAI 代码结构如图 10-17 所示。详见 GB/T 23833《商品条码　资产编码与条码表示》。

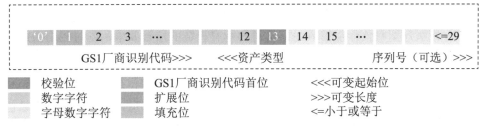

图 10-17　GRAI 代码结构

GRAI 可以使用条码或 EPC/RFID 标签作为载体，扫描载体可自动记录可回收资产的移动，如用于运输货物或空箱返回。GRAI（带序列号时）还可以用于管理定期维护并记录维修情况。

在信息系统中使用 GRAI 可以帮助企业更容易地跟踪和管理其可回收资产。GRAI 为企业提供了更高的供应链透明度；当公司知道某个可回收资产中包含哪些货物时，它就可以在跟踪该资产的同时跟踪其所包含的货物。

单个资产指具有特定属性的物理实体，如某个车辆、某台电脑、某个飞机零件、某辆车、某件运输设备或备件等，通过 GIAI 标识，公司可以将 GIAI 应用于任何资产，以唯一标识和管理该资产。GIAI 代码结构如图 10-18 所示，详见 GB/T 23833《商品条码　资产编码与条码表示》。

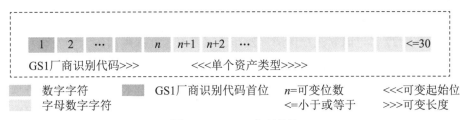

图 10-18　GIAI 代码结构

GIAI 可以在附着于资产上的条码或 EPC/RFID 标签中进行编码。使用 GIAI 可以快速识别单个资产并登记相关数据，如其位置及维修和保养工作。

在信息系统中使用 GIAI 使公司能够在资产管理和会计系统中记录单个资产。

10.1.4　追溯事件信息共享标准（EPCIS）

为了实现追溯，医疗供应链的利益攸关方需要提供交易和产品移动信息，并确保对这些信息的安全访问，以便为供应链安全可靠记录托管链（chain of custody，CoC）和所有权链（chain of ownership，CoO），同时确保合规要求。

EPCIS 是一个开放的标准，它允许企业在企业内部和业务伙伴之间采集和共享关于货物移动和状态的供应链信息，这些运动或"事件"包括四个方面。

（1）哪些产品受到影响？

（2）这个时间戳事件是什么时候发生的？

（3）产品曾经在哪里，现在在哪里？

（4）为什么观察到这个，涉及哪个过程 / 步骤？

EPCIS 使医疗贸易伙伴能够满足监管链和所有权链的监管要求，同时利用由此产生的供应链可见性来提高运营效率和提高供应链安全性。

EPCIS 标准用于采集和传递关于供应链中产品、物流单元和其他资产的移动和状态的数据。它使贸易伙伴能够采集对象在供应链中移动时的事件信息，并与授权的贸易伙伴共享该信息。EPCIS 为采集事件信息的应用程序和需要访问此类信息的应用程序之间的数据共享接口定义了技术标准，详见国家标准 GB/T 37075《物品电子编码信息服务》。

使用开放的 EPCIS 国际标准将降低贸易伙伴及其解决方案提供商实施可追溯系统的成本。EPCIS 越来越多地应用于医疗、生鲜食品、服装和铁路等行业，以提高从库存管理、预防损失到消费者和患者安全等领域的效率。

10.1.5 医保医用耗材编码规则

医保医用耗材，是指经药品监督管理部门注册或备案，在医疗服务过程中用于诊断、治疗、护理、康复等各环节的符合医疗服务收费政策，可单独收费（不包括与医疗服务项目难以分割的医用耗材）的一次性消耗性材料。随着医疗技术的迅猛发展、医疗保障待遇和患者消费能力的不断提升，对医用耗材临床需求与日俱增，催生了种类繁多、数量庞大的医用耗材市场，对医用耗材管理提出了更高要求。

1 确定医保医用耗材编码标准

2019 年 6 月 27 日，国家医疗保障局发布了《国家医疗保障局关于印发医疗保障标准化工作指导意见的通知》（医保发〔2019〕39 号）。《通知》要求：为形成全国统一的医疗保障标准化体系，国家医疗保障局明确从医保疾病诊断和手术操作、医疗服务项目、药品、医用耗材四项信息业务编码标准开始试点。到 2020 年，在全国统一医疗保障信息系统建设基础上，全面实现 15 项信息业务编码标准的落地使用。并同步发布了《医保疾病诊断和手术操作、药品、医疗服务项目、医用耗材四项信息业务编码规则和方法》，其中医保医用耗材编码分 5 个部分共 20 位，通过大写英文字母和阿拉伯数字按特定顺序排列表示如图 10-19 所示。

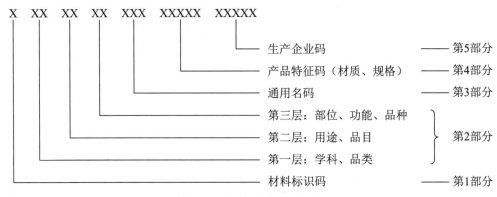

图 10-19　医保医用耗材编码

第 1 部分：医用耗材标识码，用 1 位大写英文字母"C"表示。

第 2 部分：分类码，根据医用耗材学科、用途、部位、功能划分，用 6 位阿拉伯数字表示。

第 3 部分：通用名码，创建全国统一的医保医用耗材通用名码，用 3 位阿拉伯数字表示。

第 4 部分：产品特征码，根据医用耗材材质、规格等特征赋予的代码，用 5 位阿拉伯数字表示。

第 5 部分：生产企业码，依据医疗器械注册证或备案凭证为医用耗材生产企业赋予的唯一代码，用 5 位阿拉伯数字表示。

为响应国家医疗器械唯一标识实施工作，推动两码关联衔接及应用，UDI 数据库于 2021 年 10 月 8 日进行了更新升级，将 20 位的医保编码调整为 27 位的医保医用耗材分类与代码。其中 27 位的后 7 位是在现有的编码 20 位后加上 7 位的流水号，从而唯一确定某一种规格型号的产品。

②**建成医保医用耗材编码标准数据库**

目前，国家药监部门对医用耗材按照风险程度实行分类管理。第一类：在地市级市场监督管理部门备案，如一次性医用包、伤口敷料、医用胶带等。第二类：在省级药品监督管理部门注册，如一次性使用胃管、一次性使用活体取样钳等。第三类：在国家药品监督管理部门注册，如冠脉支架、人工关节等。

为保证医用耗材编码的稳定性、唯一性、公允性，国家医保局按照小码大库、库码结合、码定库活的思路，将稳定和共性要素前置，保证编码结构稳定；将多变要素后置，提升编码的适应性和灵活性。通过建立数据库，以码库结合的方式提供应用。

（1）数据库功能及结构。医保医用耗材编码数据库，是基于医用耗材分类与代码，通过信息化手段建设形成的基本信息数据集合"仓库"，使其科学规范体现各类医用耗材功能特征，是实现数据互认、标准贯通的基础。数据库的结构由 5 个数据子集，95 项数据指标（数据元）组成，如表 10-9 所示。

表 10-9 数据库功能及结构

医保医用耗材分类与代码	DS004.01.001	基本信息数据子集	17	DS004.02.001	注册参数数据子集	32
				DS004.02.002	医保政策参数子集	14
				DS004.03.001	国内企业数据子集	27
				DS004.03.002	国外企业数据子集	8
				DS004.03.003	经销关系数据子集	14

（2）数据库维护。医保医用耗材数据动态维护工作，是保障其标准应用可持续的重要依托，是基于《医疗保障医用耗材分类与代码》，依照《医保耗材编码标准数据库基本数

据集》确定的数据元及结构，由医用耗材企业授权相关人员，在国家医保局信息编码动态维护平台上，按照目录化、规范化、电子化维护要求，进行相关产品信息维护，为数据库信息的权威性、准确性、及时性和完整性提供保障，使数据持续焕发生命力，达到快速、便捷、实用。

10.2 医用耗材智能管理设备

医疗机构医用耗材管理是医疗质量安全的重要环节，随着医用耗材使用管理及智慧化管理水平的不断提升，目前国内诸多大型三甲医院已经建成了相对完备的医用耗材信息管理及智慧物流系统。在软件和硬件的层面，对于医用耗材的出入库、申领、发放、使用、计费等院内供应链的各个环节实现了智能化的管理和追踪。

在实际医用耗材管理的操作过程中，医务人员除了对库存的电子化追踪和记录的需求外，对医用耗材物品的安全存储、合理摆放、库房空间充分利用、医用耗材识别和查找、快速盘点、快速运输层面也有强烈的管理需求。从 20 世纪 90 年代开始，全球不同国家都对医用耗材智能管理设备进行了不同程度的探索。以美国为例，康尔福盛公司（CareFusion）推出了 Pyxis 存储分发系统，美商奥施（Omnicell）推出了 Omni-Supply 解决方案。进入 21 世纪后，随着 RFID 技术的不断发展和成熟，RFID 相关硬件产品的成本不断降低，国内的相关公司兴起了基于 RFID 技术管理高值医用耗材的热潮。医用耗材相关的智能设备类型主要分为智能物流设备、智能存储设备和智能解码设备。常见的产品有箱式物流设备、医用耗材 AGV 运送机器人、RFID 高值医用耗材柜、手持机 PDA 和扫码枪、RFID 通道门等，以及将多种设备组合在一起形成的 RFID 智慧医用耗材屋。下文将分别做介绍。

10.2.1 智能物流设备

10.2.1.1 智能 AMR 系统

随着科技的不断进步，尤其是机器人技术和人工智能技术的应用，使得医用机器人的研究和开发工作得以迅速推进。目前已出现具备自主导航能力的自主移动机器人（automatic mobile robot，AMR），从中心库运输医用耗材、药品等医用物资，能够直接与梯控、门控等系统进行对接，满足不同场景需求，实现了从中心库到临床病区二级库院内无人驾驶全自动配送。

智能 AMR 系统是一种仓储管理理念，是通过信息化、物联网和 AMR 协同工作实现的智能仓储模式，通过智能 AMR 在医院中心库房完成医用物资的转移、搬运工作，达到降低仓储成本、提高运营效率、提升仓储管理能力的目标。

在实际应用中，通过系统呼叫 AMR，AMR 自动将指定货架搬出，并在指定区域停下，由医院中心库房工作人员完成响应取 / 放动作，完成取 / 放动作后，AMR 自动将货架搬回原位。AMR 的运营模式如图 10-20 所示。

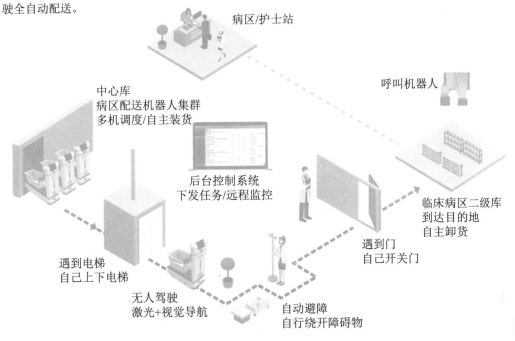

具备自主导航能力的AMR机器人，从中心库运输耗材等医用物资，能够直接与梯控、门控等系统进行对接，满足不同场景需求，实现了从中心库到临床病区二级库院内无人驾驶全自动配送。

病区/护士站

呼叫机器人

中心库
病区配送机器人集群
多机调度/自主装货

后台控制系统
下发任务/远程监控

临床病区二级库
到达目的地
自主卸货

遇到门
自己开关门

遇到电梯
自己上下电梯

无人驾驶
激光+视觉导航

自动避障
自行绕开障碍物

图 10-20 AMR 的运营模式

（1）技术原理

智能 AMR 系统通常由 AMR、立体化货架、医用物资管理系统、自动引导装置（automated guided vehicle，AGV）控制系统组成。

AMR：指装备有电磁或光学等自动导引装置，能够沿规定的导引路径行驶，具有安全保护以及各种移载功能的运输车，其动力来源是可充电的蓄电池。通常通过电脑调度 AGV，AGV 根据提前规划好的场地运行图，自动规划行经路线，并进行相应移动。

立体化货架：通常由多层货架组成，通过 AMR 将立体货架进行整体搬运，实现货物出库和入库作业。

医用物资管理系统：是通过入库业务、出库业务、仓库调拨、库存调拨、波次拣货、商品管理、库存盘点、库房管理、科室库管理等一系列功能综合运用的管理系统，该系统可以有效控制并跟踪仓库业务的物资全过程管理，实现完善的仓储信息管理。通过该系统可以实现对 AMR 的独立执行调度，实现仓库作业的自动化。

AGV 控制系统：是位于医用物资管理系统与 AMR 之间的中间层，负责协调、调度底层 AGV 设备，使底层 AMR 设备可以执行医用物资管理系统的业务流程，并且这个过程完全是按照程序预先设定的流程执行。它是保证整个物流仓储系统正常运转的底层核心系统。

（2）业务流程

①上架作业流程示例如图 10-21 所示。

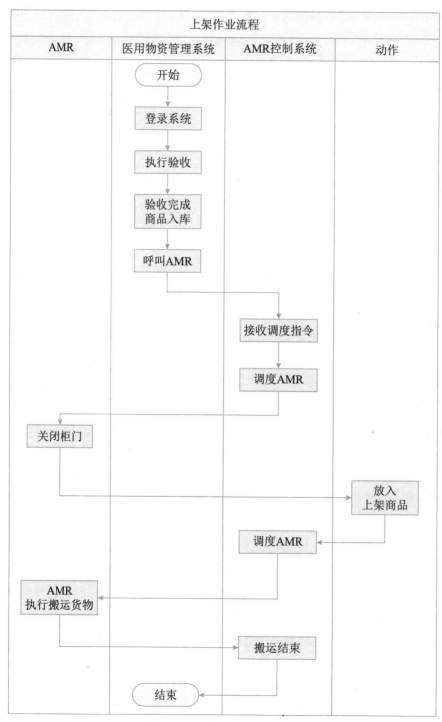

图 10-21　上架作业流程示例

②拣货出库作业流程示例如图 10-22 所示。

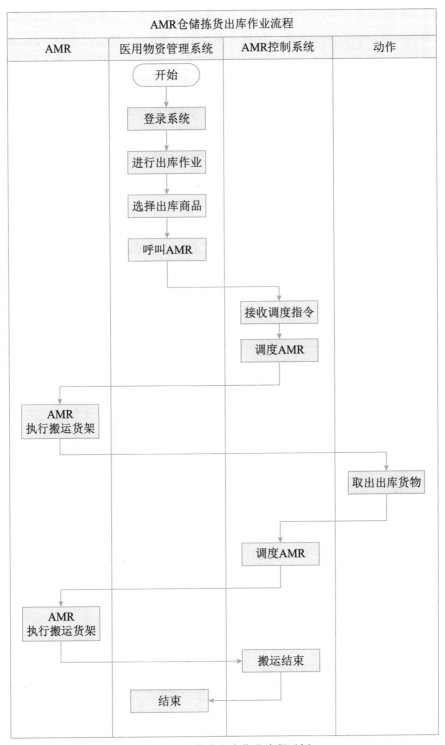

图 10-22 拣货出库作业流程示例

（3）应用特点

智能 AMR 系统是仓储自动化的产物，集成了当前最为前沿的技术。通过这些技术的协同调度来提高医院中心库房入库、拣货、出库等作业的工作压力。但在智能 AGV 仓储中，通过医用物资管理系统自动判断响应库房作业计划，之后经系统确认产品是否有库存，确认有库存之后，AMR 自动执行拣货计划，仓库工作人员只需在拣货区取出相应物品即可。AMR 的使用解决了当前中心库房工作人员不足，工作强度大的问题，在智能仓储系统的帮助下，自动接收、识别、分类、组织和提取货物。并且在各个环节均有相关数据的自动化输入以及输出，确保库房管理人员及时准确掌握库房运行状态，合理运营，实现医院医用物资管理精细化、高效化。

10.2.1.2　AGV 配送机器人

在医院日常工作中，因为医院手术次数较多，术前同一时间申请、出库、配送的护士较多，在医务人员存取物资的过程中，敞开式的工作环境难免会有医用耗材与人接触等现象，可能会造成物资的污染。并且每台手术医用耗材用量较大，护士无法保证能够一次拿取足够的手术医用耗材，术中平均每台手术护士可能需要往返手术室医用耗材库房 6～7 次，这样不仅不能保证运输的时效性及运输达标率，还大大耗费了医护人员的精力，分散手术中的注意力，导致手术的成功率受到影响。

目前已出现手术室 AGV 配送机器人，不仅可以降低医院的人员管理成本，同时还能够对医用耗材进行追溯查询，优化医院对医用耗材物流管理的工作流程，提高医用耗材管理运输的工作效率，使医院的医用耗材物资管理更加规范化、信息化和透明化。在培养医院信息化、数字化管理的同时，为智慧型医院的建设提供有力支撑。

AGV 是指装备有电磁或光学等自动引导装置，能够沿着规定引导路径行驶，具有安全保护以及各种移动载物功能的运输车。在医用物资转运领域，AGV 的动力来源是可充电电池，同时会搭载激光雷达装置，并辅助环境摄像头装置，实现对运输路径的自动识别，将转运物资运输到指定位置。

AGV 传输系统以电池为动力，可通过内嵌应用程序预设行走路径和运输目的地，系统定位功能优良；常规的 AGV 设有多重报警装置，运输中遇障可及时报警，避免碰撞和干扰；系统无须专设水平轨道，不受场地、空间的限制，系统的设置柔性更强。AGV 传输物品重量在 100～300 kg，传输容量可达 200 L。

AGV 在医院医用耗材的管理中外形主要有两种形式：分体式和一体式。分体式 AGV 从外观上看仅仅有一个底盘和顶升装置。顶升装置在底盘进入物料车之后进行顶升，将物流车顶升离地之后开始运输。一体式的 AGV 无顶升结构，将底盘和上部的存储空间和控制终端结合在一起。其存储空间是一个和多个箱体，有双开门或者多开门等多种形式。每个门有单独的电控锁，可以刷卡开门或者接收控制终端的指令进行开门。AGV 运行模式如图 10-23 所示。

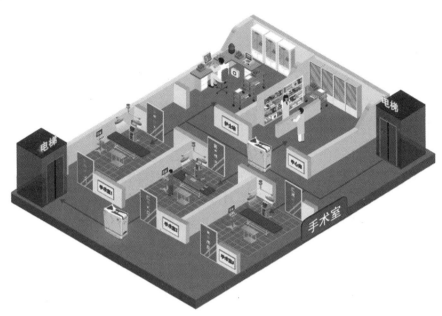

图 10-23 AGV 运行模式

（1）技术原理

AGV 配送机器人分为机械装置、动力装置、控制装置、人机交互系统四个单元模块，具体如图 10-24 所示。

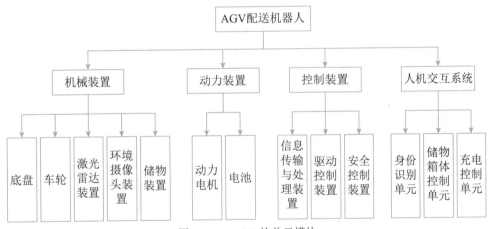

图 10-24 AGV 的单元模块

机械装置：机械装置主要是 AGV 配送机器人实现物资转运主要装置，即通过装载有车轮的底盘系统驱动 AGV 配送车工作，在工作过程中借助激光雷达装置以及环境摄像头装置识别环境，实现路线自动规划以及运转时自动避障。

动力装置：为 AGV 配送机器人提供动力、能量来源。

控制装置：控制 AGV 配送机器人底盘运转，以及受到激光雷达和摄像头返回的环境信息数据处理，是 AGV 配送机器人的大脑中枢。

人机交互系统：具备身份识别终端，箱体控制系统以及充电控制单元，通过这三者的结合实现 AGV 配送机器人与院内系统的数据交互,实现医用物资在院内多场景下的转运。

(2)应用特点

①物资安全

AGV 采用智能蜂巢式货柜且全程权限管理,只会打开目标柜门,保证各科室物资独立安全;智能货柜能够自动识别转运箱目的地,有效保证物资运输精准。

②提升医护效率

AGV 机器人替代医护人员执行如物品配送的重复性体力劳动,24 小时不间断运输,随叫随到,同时可以实现手术室二级库到手术室术间的医用耗材配送工作,提高术间医用耗材转运效率,减少手术过程中巡回护士取走医用耗材的时间。

③精细化管理

AGV 实行物资闭环管理,对运输数据实时分析,提供院内物流优质数据源,优化特殊物资的使用,实现院内物资精细化管理。

④改造成本低

AGV 在施工时对建筑改造成本相对较低,仅需对电梯和通道门进行模块搭建与改造,无须对建筑本体进行施工,节约了工期与成本。当单独个体出现故障时,剩余 AGV 依然能够继续工作,不影响医院物流系统的正常运作。

10.2.1.3 箱式物流

箱式物流设备以固定尺寸的传输箱为运输单位,将周转箱在物资输送起始站与物资输送目的站来回传递,以达到物资输送目的。在建设时,需要在院内搭建专门的传输通道,实现物资在任意部门站点之间的自动化传输。整个物流系统主要由收发工作站、垂直提升机、水平传输线、控制系统以及消防装置组成。箱式物流系统除医用耗材外,也可以输送药品、标本、手术器械、无菌用品、消毒包、被服、后勤物资等多种院内物资。箱式物流传输系统智能化传输设备已经在国内不少医院使用。

(1)技术原理

箱式物流传输系统以传输箱为载体,单箱运载物品可达 30 ~ 70 kg,承载容积可达 80 L,传输箱在运送过程中始终保持水平状态,传输平稳。水平传输线运行速度可达 1 m/s,垂直提升速度可达 3 m/s。

收发工作站(如图 10-25 所示)是箱式物流输送系统的终端,用于物品的发送和接收,需要收/发物品的科室均设置一个收发站点。收发工作站的设备组成主要有两段水平输送设备和触摸操作屏。每个收发站点配置条码扫描器,对条码或者专门的芯片进行识别。

垂直输送分拣机主要用于周转箱在垂直方向的输送,实现不同垂直高度的物资输送分拣。水平贯通输送线主要由直线辊筒输送机、转弯辊筒输送机、合流和分流机构、皮带输送机等组成。直线辊筒输送机的功能用于传输箱在水平方向的输送;转弯辊筒输送机是用于物料水平转弯方向输送的设备，常用规格有 90°、60°、30° 等。合流分流机构分布在水平输送机中需要在输送方向水平改变角度的位置；皮带机主要用于输送系统爬坡及下坡动力段。

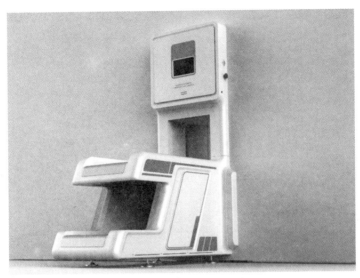

图 10-25　箱式物流收发工作站

控制系统是向上连接物流系统的调度监控计算机，接受物资的输送指令；向下连接输送设备的驱动、检测、识别器件，并完成物资输送的程控；系统采用集中管理、分散控制的控制方式，将传感器、控制系统、实时监控调度计算机等技术设备结合在一起。系统一般具有独立的控制、故障诊断功能，同时又能与其他分系统及上位系统配合，实现资源共享，以保证整个系统的流畅性及稳定性。

（2）业务流程

MBL 的业务流程如图 10-26 所示。

（3）应用特点

根据不同的应用场景，确保物流设备在医院得到恰当的应用，降低相当一部分设计和施工过程中的沟通成本和出错率，一直将医疗物流设备业务视为重中之重，推动医药物流行业发展，助力智慧医院建设。

主箱物流运输系统是一种新型的医院智能物流运输系统，将输送物料放入大容量周转箱，从物料运输周转起始站通过周转箱来回传递，实现物料运输的目的。箱式物流输送系统的主要设备由水平输送设备、垂直输送设备和辅助设备组成。

系统进行运行中，只需要管理工作研究人员将装有输送物资的周转箱放入起始站入口设备即可，周转箱将自动输送至目的站的设备处。箱式物流系统可输送输液药品（大输液）、药品、标本、手术器械、消毒用品、消毒袋、棉被、物流医院用品等。基本可以装入周转箱内的医院物资可以自动运输，可以解决医院 90% 的物资运送任务，显示了箱式物流运输系统的巨大优势。

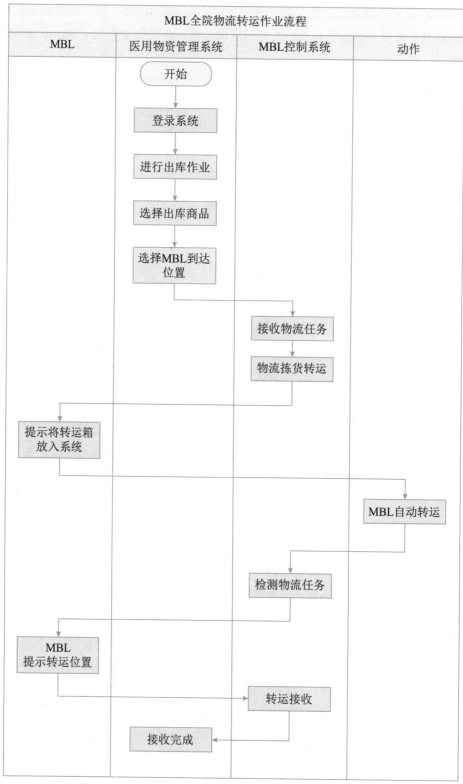

图 10-26 MBL 的业务流程示例

10.2.2 智能存储设备

医用耗材智能存储设备通过智能化管理手段，实现了对医用耗材的实时监测、管理和控制，可以实现可控、快捷、准确的医用耗材领用和归还。通过智能化技术，可以实现对医用耗材的全程追踪，对医院的医用耗材使用情况进行数据化管理和分析，为医院管理决策提供科学依据。

目前智能存储设备因应用不同其组成也会有所不同，但基本由 RFID 标签、固定式/移动读写器、固定式天线，以及通信网络系统等组成。

RFID 标签：根据不同的应用需求，采用高频和超高频的产品。分为定数包标签、单品标签等。

读写器：用于识读及写入标签数据，分为固定式读写器和手持移动式读写器两类。固定式读写器支持四天线并联同时工作，其强大的防冲撞算法允许每秒扫描多达 40 个标签；手持式读写器集成条码和 RFID 读取功能，适用于室外和恶劣工业环境。两类读写器均支持 RS232、以太网和无线局域网等多种通信方式。其主要功能是，查阅 RFID 电子标签中当前贮存的数据信息；向空白 RFID 电子标签中写入欲贮存的数据信息；修改（重新写入）RFID 电子标签中的数据信息；与后台管理计算机进行信息交互。

定向天线：天线是标签与阅读器之间传输数据的发射、接收装置。在实际应用中，除了系统功率，天线的形状和相对位置也会影响数据的发射和接收，需要专业人员对系统的天线进行设计、安装。包括超高频全向平板、垂直平板和水平平板天线，能够适应多路径高散射的复杂环境，能够增强接收信号；尺寸较小，构造出无盲区的局域网络。

通信网络系统：是整个系统的运营支撑平台，具有数据采集、过滤、排序、封装和转发等功能，并提供数据流、文件和可扩展标记语言（extensible markup language，XML）等多种数据交换方式，可以实现与管理信息系统和仿真系统等的平滑连接，使各不同功能包或流程包的数据在整个平台上平滑流动。它既可以作为单独实施的功能包的数据采集支持平台，也可以作为多个功能包同时运转的支撑平台，也是与仿真系统、管理信息系统和 ERP 系统等外界系统的连接和数据交换平台。

工作原理是，阅读器将要发送的信息，经编码后加载在某一频率的载波信号上经天线向外发送，在周围形成电磁场，进入阅读器工作区域的标签接收此脉冲信号时产生感应电流，标签获得能量被激活，标签内芯片中的有关电路对此信号进行调制、解码、解密，然后对命令请求、密码、权限等进行判断。

若为读命令，控制逻辑电路则从存储器中读取有关信息，经加密、编码、调制后通过标签内天线再发送给阅读器，阅读器对接收到的信号进行解调、解码、解密后送至中央信息系统进行有关数据处理；若为修改信息的写命令，有关控制逻辑引起的内部电荷将提升工作电压，对带电可擦可编程只读存储器（electrically erasable programmable read only memory，EEPROM）中的内容进行改写，若经判断其对应的密码和权限不符，则返回出错信息。

在应用形式上一般分为智能柜、智能屋等。

10.2.2.1　智能柜（高值医用耗材管理）

医用耗材智能柜是以无线射频识别技术为核心，集身份识别、权限认证、视频监控技术于一体，实现医用耗材自动化管理、实时监测和统计分析的高效设备。智能柜内置多种传感器，可以对医用耗材的存放状态、货架库存情况、使用次数等信息进行实时采集和传输，同时还可以通过人脸识别、指纹识别等技术进行身份验证和取货控制。

根据不同类型的高值医用耗材以及医院不同场地条件存在有单门柜、双门柜、挂钩柜、隔板柜、骨科医用耗材管理柜、口腔医用耗材管理柜，多类型的智能柜满足临床细分场景使用需求。医用耗材智能柜可以提高医疗机构的医用耗材管理效率，降低医用耗材使用成本，避免过度备货和浪费，提高医疗质量和安全性。

（1）技术原理

智能高值医用耗材管理柜采用射频识别技术，它通过射频信号自动识别目标对象并获取相关数据。智能柜分为射频标签、射频阅读器、数据管理系统三大模块。

射频标签：作为数据记录媒介，主要用于记录医用耗材相关数据如：名称、效期、规格、生产厂商等信息，同时接收来自阅读器的信号，并把所要求的数据送回给阅读器。

射频阅读器：标签进入射频阅读器覆盖区域后，接收阅读器发出的射频信号，凭借感应电流所获得的能量发送出存储在芯片中的产品信息，阅读器读取信息并解码后，通过数据接口的方式传输给计算机，以数据的形式展现出来。

数据管理系统：在阅读器读取信息解码后，作为智能柜的数据处理中枢进行有关数据处理。

在实际应用过程中，通常是将 RFID 标签粘贴于被识别对象上，当被识别的对象进入磁场后，标签与阅读器之间建立起射频识别的通信链路，标签向阅读器发送存储在标签芯片中的产品信息，阅读器接收信息并解码后，传送给信息系统进行数据处理。

（2）业务流程

高值医用耗材取还计费流程如图 10-27 所示。

10.2.2.2　智能柜（中值医用耗材管理）

智能中值医用耗材管理柜是利用称重托盘计算每个称重单元格内单体低值医用耗材数量，直接显示取还医用耗材数量，同步更新剩余医用耗材量。主要应用于手术室、术间三级库高频可收费低值医用耗材精细化管理，如手术室盒装医用耗材、缝线、留置针等。借助智能中值医用耗材管理柜规范低值可收费类医用耗材管理，实现智能取用、智能识别、智能记录，精准收费。

（1）技术原理

智能中值医用耗材柜是一种采用重力识别技术的智能化设备，分为计数传感器单元以及数据管理系统单元，通过二者的信息交互实现从信号采集到数字展示的过程。

计数传感器：计数传感器主要是应用称重识别计数，通过薄膜电阻层感受弹性元件的应变而产生相应电阻变化，然后通过信号调理电路输出相应的电压信号，从而完成非电量到电量的转换。

数据管理系统：在计数传感器完成数据采集后，由数据管理系统将采集到的电信号解码，转换成实时数据，并展示在操作显示终端上。

在实际应用过程中，需提前将智能柜指定库位与指定类型医用耗材进行绑定，绑定后，进行称重数据校正，维护医用耗材重量信息，后续依次放入医用耗材，依次取用，放入取用时智能柜自动判断取用、放入数量，便捷临床医护使用。

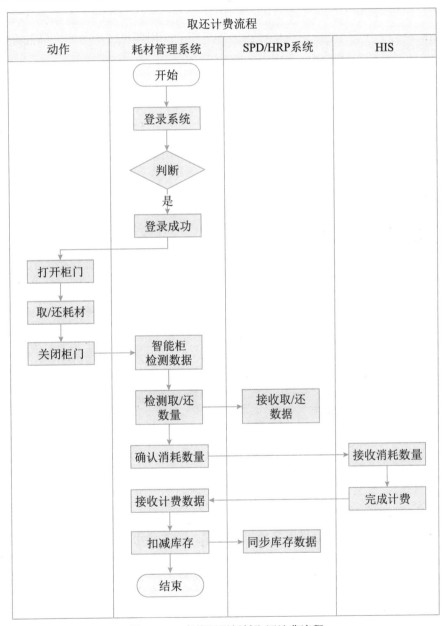

图 10-27 高值医用耗材取还计费流程

（2）业务流程

中值医用耗材取还计费流程如图 10-28 所示。

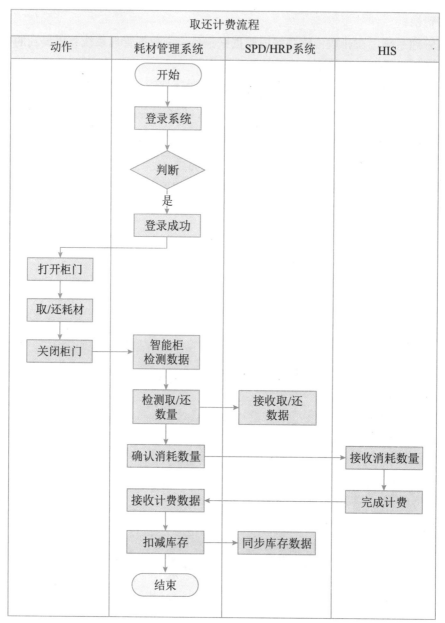

图 10-28　中值医用耗材取还计费流程

10.2.2.3　智能柜（低值医用耗材管理）

智能低值医用耗材管理柜采用条码识别技术，主要应用于手术室、内镜室、介入室、病区等场景下低值不可收费类医用耗材管理，在进行相关业务时，取出医用耗材，通过智能柜扫描医用耗材条码信息，扫码后自动扣减库存。将低值不可收费类医用耗材同样纳入医院医用耗材精细化管理体系，实现低值医用耗材的条码化管理。

（1）技术原理

智能低值医用耗材管理柜是采用条形码识别技术，分为条形码、条形码阅读器、数据管理系统三大单元。

条形码：条形码是将宽度不等的多个黑条和空白，按照一定的编码规则排列，用以表达一组信息的图形标识符，当前条形码分为一维码、二维码两种展现形式，即通过一维码或二维码来记录、存储医用耗材的名称、型号、规格、效期、注册证编号、生产厂家、供应厂商等一系列信息。

条形码阅读器：条形码识别时是用条码扫描器（又叫条码阅读机、条码扫描枪、条码阅读器）扫描，得到一组反射光信号，此信号经光电转换后变为一组与线条、空白相对应的电子信号，经解码后还原为相应的文数字。

数据管理系统：数据管理系统在条码阅读器完成数据采集并解码后，由数据系统将解码信息与系统数据对照，转换成数据信息，并展示在操作显示终端上。

（2）业务流程

取用流程如图 10-29 所示。

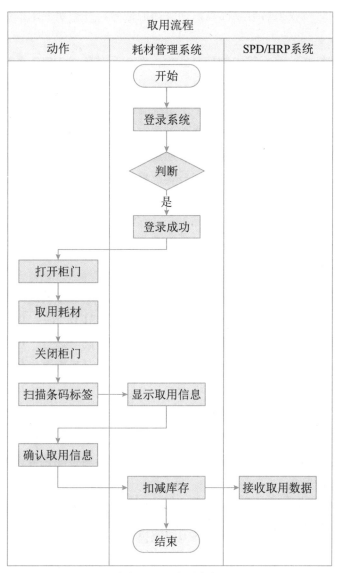

图 10-29　取用流程

10.2.2.4 智能门禁管理

智能门禁管理是指在不改变医疗机构现有库房物理空间的基础上，借助物联网识别技术、条形码识别技术、RFID 识别技术、网络传输技术等现代信息技术，对现有库房进行定制化改造，改造后的库房满足医疗机构医用耗材存储需求，同时实现对高值、中值、低值医用耗材的智能化管理。通常应用于手术室、介入室、内镜中心等部门。

（1）技术原理

智能门禁管理在建设过程中主要是基于射频识别技术实现屋内医用耗材出库时的识别、监控和管理，再辅助网络传输技术实现与院内系统的数据交互。

身份识别终端：进出医用耗材仓库通过智能身份识别终端登录智能屋系统，智能身份识别终端通过 RS485 串口通信协议控制门禁系统，通过验证的人员才可进入屋内。

标签：作为数据记录媒介，主要用于记录医用耗材相关数据如名称、效期、规格、生产厂商等信息，同时接收来自射频标签识别终端的信号，并把所要求的数据送回射频标签识别终端。

射频标签识别终端：将标签中的信息读出，读出后传输给 RFID 系统信息控制和处理中心。在阅读器覆盖区域内的标签被激活，阅读器自动读取存储在其中的数据，读取到的数据通过接口与计算机网络进行通信，并在系统端进行登记。

二次射频感应终端：二次射频感应终端部署在仓库门外，当标签经过二次识别终端识别区域内，感应终端自动读取标签信息，并通过网络技术传输给后台，由后台盘点感应到的标签是否已被识别登记，如未登记，后台将数据信息反馈给身份识别终端，身份识别终端声光异常报警。

（2）业务流程

智能门禁管理系统业务流程如图 10-30 所示。

10.2.2.5 水平仓储设备

水平回转系统的主体由一个回转式椭圆形轨道和轨道上固定的多个物料篮组成。随着物料篮的回转运动将篮中物品送至操作人员处（如图 10-31 所示）。其旋转及供货的过程类似于机场中提取行李的转盘。如果有多组回转系统并行同时运行，可以使操作人员从一个回转系统中提取物品的同时，其他货柜同时做好拿取货品的准备。软件和拣选指示灯技术的应用提高了速度和准确性。

水平回转系统可实现医用耗材的"智能化管理—存取—配置—追溯"及相关信息的联网交互。在高值医用耗材管理中，利用单品医用耗材唯一条形码，使高值医用耗材从送货验收到用后的入出库结算环环相扣，系统对医用耗材效期的智能化管理可保证临床使用的安全性，减少差错的发生。

物料篮可以实现仓储位置空间的不同空间分割，以适应不同医用耗材品规的包装大小，或修改隔断，或放置塑料储藏盒，对不同品规不同效期的医用耗材进行区分。

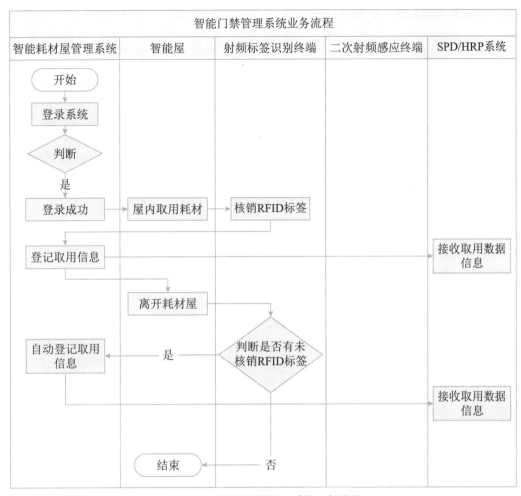

图 10-30 智能门禁管理系统业务流程

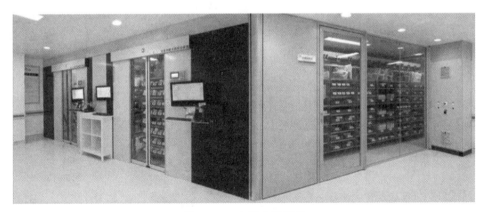

图 10-31 水平仓储设备

10.2.3 解码设备

10.2.3.1 智能核对台

智能核对台是一种桌面式标签识别终端，搭载 RFID 射频标签阅读器，阅读器对范围内的射频标签进行识别，实现医用耗材的入库、出库自动登记，该产品可应用于医院中心库房、二级库房。

（1）技术原理

智能核对台射频识别系统的基本模型如图 10-32 所示。其中电子标签又称为射频标签，是存储医用耗材的相关数据的数据载体；智能核对台由一台计算机、射频标签阅读器、一体式交互终端组成。即通过一体式交互终端触发射频阅读器向外发射射频信号，在信号区域内寻找射频标签，电子标签与阅读器之间通过耦合元件实现射频信号的空间内无接触耦合，在耦合通道内，根据时序关系，实现能量的传递、数据的交换。在采集完信息后由智能核对台应用系统完成数据的解析转换，通过一体式交互终端展现出来。

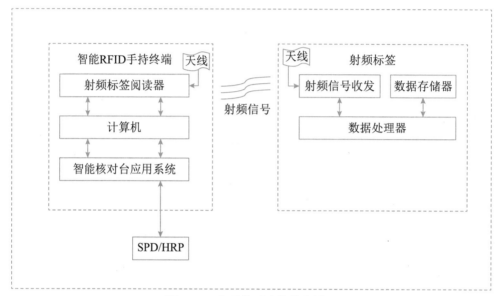

图 10-32　智能核对台的技术原理

（2）业务流程

智能核对台业务流程如图 10-33 所示。

10.2.3.2　智能复核台

智能复核台是一种壁挂式 RFID 读写器，该读写器内置多根天线，能够持续对物品开启大面积识别管理。该装置通常应用于中心库房或科室二级库，用于医用耗材出入库的自动核对。其优势在于覆盖面积大，通过利用持续性待机工作的特征来提升库房管理的颗粒度。

（1）技术原理

智能复核台通过其内置的 RFID 读写器和天线，当 RFID 标签出现在智能复核台的感应范围内，即可准确读取标签信息和状态，即使多个标签重叠，也能被识别和读取，并对其进行数据记录。在实际应用中当医护人员经过识别区，即可自动感应医用耗材的 RFID 标签，检测医用耗材的取还状态。

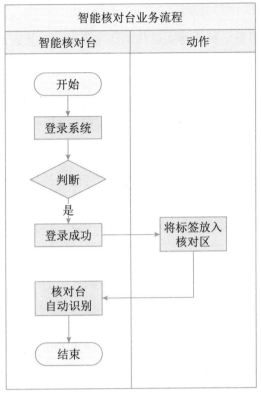

图 10-33　智能核对台业务流程

（2）业务流程

智能复核台业务流程如图 10-34 所示。

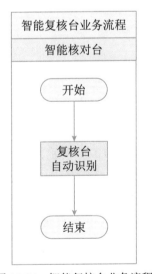

图 10-34　智能复核台业务流程

（3）应用特点

通过内置高性能天线装置，持续实时物品定位，同时该装置具备多标签读取能力，低漏读率、误读率低，检测异常时自动报警，安全可靠。

10.2.4　智能 RFID 手持终端

智能 RFID 手持终端是一种手持式可移动终端设备，搭载超高频 RFID，利用无线射频识别技术进行数据采集，实现 RFID 标签的快速远距离批量读取。通常应用于医院中心库房、二级库房内，在实际使用时仅需要选择相应业务功能，将智能 RFID 手持终端对准识别区域，即可实现对库房内贴有 RFID 标签医用耗材的统一批量管理。

（1）技术原理

智能 RFID 手持终端由手持终端应用系统、射频读写装置、数据存储装置、触摸显示装置、通信模块、手持终端处理器等部分组成。即通过触摸显示装置触发射频读写装置向外发射信号，寻找射频标签，读取标签信息，读取到的标签信息由手持终端应用系统完成解码，解码后的数据通过无线网络传输给院内 SPD 系统或 HRP 系统，实现数据交换，具体如图 10-35 所示。

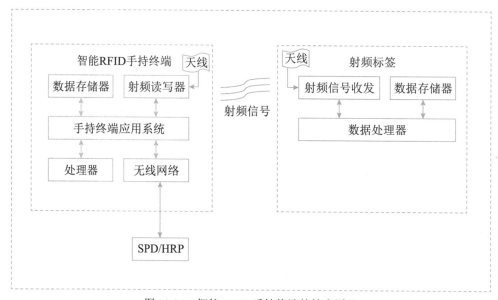

图 10-35　智能 RFID 手持终端的技术原理

（2）业务流程

智能 RFID 手持终端业务流程如图 10-36 所示。

（3）应用特点

手持终端采用超高频 RFID 功能，可实现单个或批量货物的快速扫描，高效便捷。

实现准确及时的库存动态管理，提升出入库效率，账物管理精确无误，实现仓储货物的最优化配置与管理。

利用无线网络可实时上传数据至电脑系统，确保后台系统账目与实物始终同步。出库货物可按生产日期、入库批次等优先出货，实现货物最优化配置。

入库提供默认储位，出库提供最优拣货路径，自动比对单据信息，作业流程高度智能化。

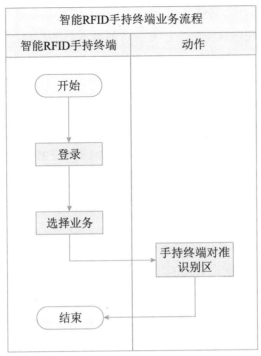

图 10-36　智能 RFID 手持终端业务流程

10.2.5　智能扫码终端

（1）外观标准设计

考虑医护工作者移动性操作需求，智能扫码终端体积建议轻薄小巧，方便医护工作者携带；考虑医用消毒环境，整机采用抑菌材料外壳，易于清洁，兼顾到医用酒精、医用过氧化氢、含氯消毒剂等整机擦拭，包括屏幕和扫描镜片部分；考虑医用使用环境，例如护士配药的时候，终端会接触到药水，药水可能浸入充电接口处导致充电不良等问题，建议充电接口处标配胶塞。

（2）硬件性能标准

①闪存标准：目前主流的闪存规格主要有两种，一种由多媒体卡（multi media card，MMC）制定的存储规格，简称为 eMMC；另外一种是闪存（universal flash storage，UFS）。相对于 eMMC 标准，采用 UFS 标准医用软件读写速度更快，同时终端功耗更低，提高整机续航时间。

②无线网络（wireless fidelity，WiFi）标准：采取双天线可获得更强的天线信号搜索能力和覆盖能力；一般应具备 WiFi 漫游性能及 WiFi 功率放大（power amplifier，PA）功能，保证在弱信号环境下业务数据也能正常进行，不会中断。

③广域网：支持全网连通 4G 或 5G，方便医疗机构在无法重新部署 AP（访问接入点）应用场景下，直接通过 4G 专属网络传输数据，降低投入，灵活易用。

④扫描：高级二维激光扫描引擎，扫描速度快，可精准迅速读取医用场景中包括弯曲

条码、污损条码、褶皱条码等各类条码。

⑤扫描引擎条码的规格性能参考：支持各类型条码的扫描；考虑到 SPD 场景会存在高密度小条码的读取，扫描精准度二维条码最小支持到 5mil，一维条码最小支持到 3mil；扫描景深建议，以 3mil 的一维条码为例，扫描景深为 6～13cm；增加 GS1 条码识别模块，支持医用耗材院内、院外唯一识别码的全流程双向追溯和临床使用监管体系；对于打印不规范条码、断针条码等非标准条码，PDA 扫描系统内置解码性能增强开关。

⑥电池：建议采用大容量电池，满足医护工作者连续工作使用；电池采用可拆式设计，方便后期电池的维护；系统内置电池过充保护功能，延长电池的使用寿命；系统内置备份电池功能，更换电池时 PDA 不关机，停留原先操作界面，避免重新开机、登录应用等烦琐操作，提高工作效率。

⑦近场通信（near field communication，NFC）：采用顶端 NFC 设计可通过刷工牌直接登录工作 APP，避免输入密码登录的烦琐，防止账号和密码的外泄而导致的安全隐患。

⑧防护性能：异物防护等级（ingress protection rating，IP）为 67 防水防尘工业等级，整机可浸入水中，适合医疗机构多情景环境，能够承受 1.5m 高处的多次跌落，避免意外造成的 PDA 终端损坏。

（3）系统性能标准

①安全方案。应用安装权限设置，需要密码才能安装应用，防止使用人员随意安装应用，保证 PDA 只用于医疗机构内业务需求；安全管理桌面，限制工作人员只使用指定的业务 APP，避免操作其他业务 APP 而占用系统内存导致 PDA 终端运行卡顿，同时避免修改系统设置，如修改扫描设置而造成不必要的问题；WiFi 黑白名单，屏蔽院内非法网络，保障医疗机构医疗数据的安全；应用 APP 黑白名单，屏蔽非法的业务 APP。

②管理方案。软件及配置的导入导出，可通过文件或二维码实现配置和 APP 的快速移植，方便上线快速部署；网络时间协议（network time protocol，NTP）时间同步功能，保障 PDA 时间和医院的院内时间实时同步，提升业务操作后台时间记录的准确性。

10.3 医用耗材智能追溯

医用耗材的管理过程中，几乎所有医院都会将医用耗材按价格分为高值医用耗材和低值医用耗材两类，并采用不同的管理流程。高值医用耗材由于价格高，部分医用耗材易损坏，因此医用耗材智能存储设备往往是为高值医用耗材而设立的。同时随着国家对公立医院医用耗材精细化管理要求的提升，低值医用耗材的智能存储设备方案需求也逐渐增多。

10.3.1 高值医用耗材追溯

1 普遍存在的问题

（1）"灰色库存"现象

高值医用耗材实际需求的不确定性，导致医院基本采用简单粗放的事后管理模式；事后管理模式基本没有验收、出入库管理，容易出现无人监管的"灰色库存"现象。

（2）质量监管缺失

植入介入等高值医用耗材属于高风险产品，质量监管严格，要求全流程一码溯源；但以现有大部分医院采用的"跟台带货式"或"寄售式"的粗放式管理方式容易出现质量管理漏洞，带来使用安全隐患。

（3）购销存退混乱

高值医用耗材品规繁多，专业性要求高，而且经常出现退换货现象，传统"人工登记、手动记录、纸质翻查"管理模式和"清台计数"的手工结算方式容易导致"购销存退"混乱。而供应商基础数据库未统一、信息未互联互通，高值医用耗材准入、采购、使用、追溯等各个环节难以实现规范管理，导致潜在的经济损失、质量安全和廉政风险。

❷ **构建思路**

实行智能二级库管理模式，在手术室、介入室等科室部署智能化设备，科室从中心库房领用的医用耗材统一放入智能柜存储。当患者使用时从智能柜出库，并由智能柜进行登记取用，取用消耗后纳入科室成本，消耗计费后计为医院向供应商结算依据。通过采用二级库智能柜管理模式，可以实时监测高值医用耗材的使用情况，及时发现并解决问题，提供准确、真实的成本支出，提高医院的管理水平。

加强信息化管理，建立零库存管理模式。针对高值跟台类医用耗材，采用预入库模式，在使用前，先由医院医用耗材管理科室对医用耗材进行预验收，验收后灭菌类高值医用耗材送往消毒供应室消毒灭菌，非灭菌类医用耗材送往使用科室使用，使用消耗后，核对送货清单，使用消耗的医用耗材由医用耗材管理部门向供应商下采购合同，未使用完跟台医用耗材由供应商带回。

建立条码化追溯机制，所有入院医用耗材均需统一赋码，所赋条码对外可关联医用耗材原厂码记录生产厂商、流通厂商，对内可关联 UDI 编码、医保编码、收费码等，实现高值医用耗材可追溯性管理。包括医用耗材采购、进出库、使用、消耗计费库等各环节全流程可追溯机制。

❸ **实现要素**

统一赋码，所有高值医用耗材均需统一粘贴带有 RFID 芯片的条码，借助 RFID 条码，实现对高值医用耗材一物一码管理。

智能 RFID 高值医用耗材管理柜，借助智能柜，实现对条码标签的识别、解码。

智能系统，通过智能系统完成 RFID 的标签数据向医用耗材管理数据转换。

❹ **追溯流程**

（1）高值寄售类医用耗材追溯流程

高值寄售类医用耗材追溯流程如图 10-37 所示。

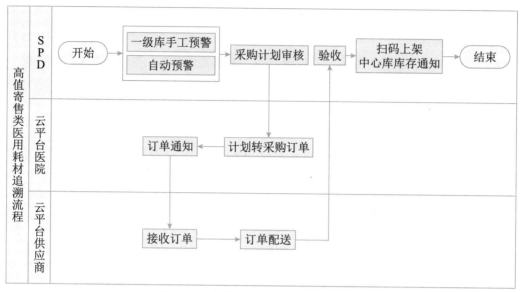

图 10-37　高值寄售类医用耗材追溯流程

（2）高值跟台医用耗材追溯流程

高值跟台医用耗材追溯流程如图 10-38 所示。

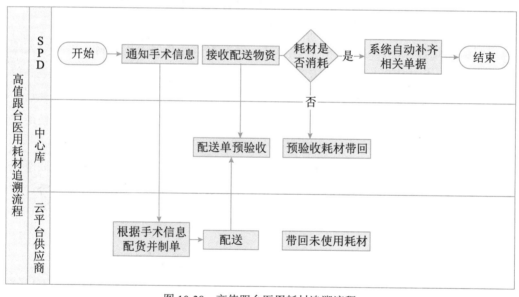

图 10-38　高值跟台医用耗材追溯流程

⑤ **应用效果及价值**

高值医用耗材的追溯系统开发方便了医院管理人员对于高值医用耗材的管理，达到了精细化管理的要求，提高了医院的整体管理效率，应用效果主要体现在以下几方面。

高值医用耗材在验收时，扫码验收，通过系统校验产品名称、生产单位、规格、生产日期、型号等信息，通过扫码入库的方式有效提高了入库工作效率，以及入库医用耗材的准确性；在出库时候，同样采用扫码出库，由系统校验出库信息与出库单据是否一致，避免错发医用耗材；在使用环节借助 RFID 智能柜登记取用信息，在消耗环节通过术间扫码消耗的方式，避免了少收费、漏收费、错收费的问题。通过全流程的条码化管理，最终实现了高值医用耗材的正向可追踪、逆向可追溯的管理目标。

通过高值医用耗材二级库的建设，减少临床管理人员的工作量，提高了医院医用耗材管理水平。

10.3.2 低值医用耗材追溯

① 普遍存在的问题

（1）以领代消，难以监管

科室医用耗材领用以领代消，无法准确统计实际消耗。物品积压、过期、丢失、跑冒滴漏时有发生，难以管控。

（2）需求与供应结构性矛盾

医用耗材需求计划不准确，采购供应速度不匹配，有些医用耗材库存积压，有些医用耗材紧缺导致需求与供应结构性矛盾。

（3）信息孤岛，信息不对称

与供应商信息交互不畅，采购、验收、入库、分拣、配送等各环节信息化、智能化程度低，库存积压、出错率高，运营效率偏低。

② 构建思路

建立定数包管理机制，通过系统获取相关科室在过去一段时间内低值医用耗材的消耗规律，基于这种规律，将低值医用耗材以一定的基数进行打包在一起，打包后的定数包统一粘贴二维码标签，在科室使用消耗时扫码取用。

建立手术套包管理模式，手术前护士通过系统维护手术套包信息，每个套餐包关联病人病案号、住院病房、病人姓名、手术名称、手术时间、医生姓名等信息，且包含了每台手术所需要的所有可单独收费以及不可单独收费的低值医用耗材，加工好的手术套包同样粘贴二维码标签，护士取用时扫码取用。在手术过程中，计费护士根据不同病人的实际手术情况，对所使用的低值医用耗材进行消耗确认，收费类低值医用耗材确认后一键计费，并将计费数据实时传输到收费系统。

加强信息化建设，在低值医用耗材采购、验收、入库、申领、出库、使用、消耗等环节有据可循，同时通过系统可随时查看当前低值医用耗材的库存。

除了要加强低值医用耗材一级库存管理之外，加强各科室对低值医用耗材的二级库存管理，将低值医用耗材管理延伸到科室二级库，借助管理下沉，使低值医用耗材精细化管理取得更大突破。

③ 实现要素

进入医院的低值医用耗材均需统一粘贴二维码标签，库房工作人员扫码验收，后续医用耗材在院内流转均通过扫码形式进行管理。

建立二级库管理模式，并在二级库部署智能柜，借助智能化设备规范取用行为。

部署智能系统，采用软硬件一体化的模式，构建低值医用耗材的闭环管理。

④ **追溯流程**

低值医用耗材追溯流程如图 10-39 所示。

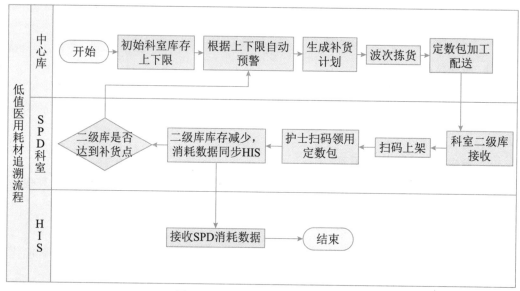

图 10-39　低值医用耗材追溯流程

⑤ **应用效果及价值**

通过对低值医用耗材从采购、验收、入库、配送、接收、使用、计费等环节的信息化记录，实现低值医用耗材的精细化管理。传统的"以领带销"粗放式管理模式转变为二级库消耗后结算的模式，同时建立起相关追溯体系，当发生不良事件时可以实现快速追溯。

10.3.3　解码设备追溯

由前述 UDI 码的章节我们可知，UDI 码的信息是由多个信息段组成的。UDI 码满足监管层面的对医用耗材质量的可追溯性，多数医用耗材的 UDI 编码是基于物品批次的，仅心脏瓣膜，心脏起搏器等少数的医用耗材编码做到了"一物一码"。医院的治疗实践中，高值医用耗材几乎均为收费医用耗材，在使用环节需要按单品医用耗材为患者计费，因此医院管理医用耗材库存的需求层面是需要追踪到单个使用单元，也即所有的高值医用耗材均需要做到"一物一码"，因此仅利用 UDI 条码则不满足医院库存管理需求。在医院自有医用耗材管理信息系统或者第三方的 SPD 软件中，都存在一个环节，将 UDI 码的信息例如批号、有效期、序列号转录到软件中进行存储，然后再为单个使用单元医用耗材生成全院的唯一的编码。扫描录入主要目的是避免手工录入产生差错同时提高录入效率。在此工作过程中，会频繁使用到扫描和解码的设备。

10.3.3.1 解码设备分类

从产品形态区分，解码设备可分为手持外接到电脑上使用的独立扫码枪，还有一体式的手持 PDA。PDA 是将扫描设备内置到壳体内，在内部与机器主板相连接，本质上与独立的扫码枪并无区别，因此不再对 PDA 进行区分阐述。

扫码枪设备，分为一维和二维扫码枪，二维扫码枪可兼容一维条码。随着产业发展二维扫码枪价格已大大降低，笔者建议可直接购买二维扫码枪。扫码枪是否可以解析高值医用耗材条码，请参考厂家提供的产品规格书，查看解析条码的种类是否包含"GS1 databar"或"GS-128"，如图 10-40 所示。

> Code 39、Code 128、Code 93、Codabar/NW7、
> Code 11、MSI Plessey、UPC/EAN、12 of 5、
> Korean 3 of 5、GS1 DataBar、Base 32
> （Italian Pharma）

图 10-40 某扫码枪可兼容条码种类

在 GS1 的官方网站上也列出了部分可解析 GS1 条码的扫码枪供应商和型号，参考以下页面，https://www.gs1.org/standards/barcodes/databar/scanners。在这个列表中需要注意的是 Symbol Motorola 已经被斑马 Zebra 收购，购买时需要搜索斑马某某型号。上述 GS1 网站的列表中品牌信息未变更，仍然是 Motorola。

10.3.3.2 UDI 条码的解析

在排列形式上，大部分医用耗材是图 10-41 这种条码的排列形式。人读的部分是带有括弧的，但使用条码枪机读时，不能输出括弧字符。UDI 标准数据项及长度（见表 10-10）。针对定长的内容，采用字符串截取的方式即可解析。因为"批号"的数据段（10）长度是不确定的（见图 10-42），也可能存在 UDI 标准数据项以外的信息段，例如（91）数据项（见图 10-43），所以无法采用先判断内容项目再进行字符串定长截取的方法。

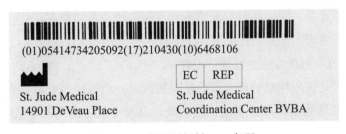

图 10-41 某医用耗材 UDI 条码

(10)123456
Batch number 123456

图 10-42 批号数据项

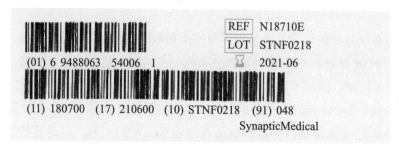

图 10-43　含有 UDI 非标（91）数据项的医用耗材条码

表 10-10　UDI 标准数据项及长度

AI	是否定长	长度（AI+ 数据项）	AI+ 数据项举例
01	是	16	0169488063540061
11	是	8	11180700
17	是	8	17210600
AI	是否定长	长度（AI+ 数据项）	AI+ 数据项举例
10	否	不定	10STNF0218
21	否	不定	—

　　针对不定长的数据项内容，需要采用分割字符（separator character）进行分割，然后再进行截取。分割字符在一维条码中可以 FNC1，或者是控制字符 <GS>（ASCII 码 29（十进制），1D（十六进制））。在 GS1 QR 码中，控制字符是 <GS> or 或者字符 "%"（ASCII 码 37（十进制），25（十六进制））。程序员需要从扫码枪取得带有控制字符的原始数据串或者借助扫码枪厂家提供的 UDI 条码解析 API 功能进行处理。

本章小结

　　本章从当前市场技术环境出发，结合实际情况，详细介绍了医院医用耗材编码体系、医用耗材智能管理设备、医用耗材智能追溯。在医院物流供应链医用耗材智能管理与追溯建设中，应从全局考虑，重点关注如下几个方面。

　　（1）建立以 UDI 为核心的主数据管理体系

　　基础数据治理是医用耗材管理过程最常见的问题，而国内医疗机构目前由于信息系统技术规范、基础信息数据标准的不统一和缺失，直接导致了医用耗材数据质量低的问题，在流通环节应用效率低甚至是缺失的情况。为彻底解决该问题，应当形成自上而下的统一标准规范编码，通过引入 UDI 唯一标识数据库将为生产、流通和使用等各环节提供医用耗材的主数据，实现数据同源、标准统一。形成以 UDI 为主数据，关联多系统数据的数据集合体系。

　　（2）按需建设释放院内物流运力

　　院内流通环节，在新医改推进下，医疗机构物资管理部门呈现出人员少、工作量大的特征，积极运用当前较为先进的物流设备，如 AGV 机器人、箱式物流、物流机器人释放物流领域运力，同时基于条码化运作理念，实现从拣货、加工、配送、科室签收环节的数据化管理。通过物流设备既可提升院内物流运力，也可以实现院内流通环节的标识化管理。

（3）院内各级消耗场景智慧化建设

在各级科室应当根据医院特点以及管理需求，因地制宜，不同程度地投入多样化的智能硬件，不能贪大求全，更不能盲目上线未经验证的智能设备。应针对不同的管理要求，选择不同的管理模式，如针对高值医用耗材应用采用 RFID 识别技术的智能柜，针对低值医用耗材采用条码识别技术的智能柜，针对检验试剂按照不同温度适配不同存储温度的智能试剂柜，如医院场地条件有限还可采用智能库房、水平仓储设备，积极运用 PDA、扫码枪等扫码设备，提升工作效率。院内各级消耗点场景智慧化建设一方面可以实现医用耗材在院内的规范化、智慧化仓储；另一方面简化临床工作流程、规范临床行为。

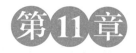

第11章

医用耗材财务管理

本章概要

- 高值医用耗材收费财务管理
- 低值医用耗材财务管理
- 不单独收费医用耗材财务管理
- 医疗机构医用耗材融合 DRG / DIP 管理

医用耗材财务管理的核心是依托信息手段，结合环环相扣的管理流程，实现财务精准结算，以及财务管理可溯源。具有业财融合特点的信息系统，可集成供应链管理系统和 HIS 医用耗材收费信息，确立物资和物价的一一对应关系，利用条码管理，形成医用耗材申请→采购→入库→移库（出库）→核销（使用、计费）→结算管理的闭环系统，实现医用耗材的实时扫描追踪、全溯源管理，同时将收入与成本、医用耗材项目与消耗标准成本对应。

医用耗材财务结算经历三个发展阶段，以结算点为主要划分线：

1.0 采用"货票同行，集采配送过票"方式，即医用耗材进入医院即发生物权转移；

2.0 采用"出库结算"方式，即医用耗材从仓库出库，科室库验收入库开始，货权转移给医院；

3.0 采用"消耗结算"方式，即医用耗材真实被临床使用（低值医用耗材以拆包为结算依据）则货权转移给医院。

高值耗材消耗结算模式如图 11-1 所示。

医用耗材 SPD 管理模式实现"消耗结算"，医用耗材结算按物权转移即使用消耗后进行结算，消耗结算信息每日由 sod 系统生成，经医院相关部门核实汇总，这就是所谓的"日清"，同时，系统支持周期结算管理，根据全院各个科室的医用耗材消耗数据进行对应供货商生成结算单。最终按双方确定周期，汇总日清信息，双方核对无误后，形成结算单，进入结算流程。这就是所谓的"月结"。日清月结，大大提高了结算的准确率和结算速度，也大大降低了医院各级人员的劳动强度。

信息系统支持结算单审核，结算单通知供货商。结算单展现供货商本月到货信息、消耗信息、库存剩余信息等功能。

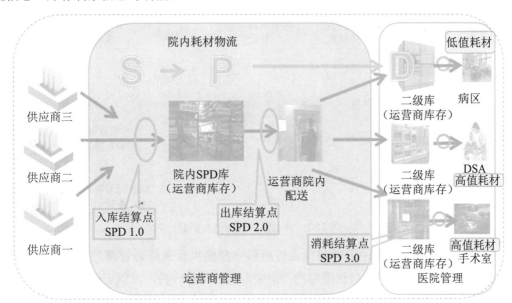

图 11-1 高值耗材消耗结算模式

信息系统支持发票接收，供货商制作的发票单据自动同步院内物流系统，相关人员进行发票接收、发票审核功能。能够生成医院入库单据及科室消耗出库单据，支持按病人结算。支持周期结算管理，根据全院各个科室的医用耗材消耗数据进行对应供货商生成结算单，支持结算单审核，结算单通知供货商。结算单展现供货商本月到货信息、消耗信息、库存剩余信息等功能。

下面就高值医用耗材、低值医用耗材、不单独收费医用耗材的财务管理分别做详细说明，并介绍医用耗材 DRG/DIP 管理。

11.1 高值医用耗材财务管理

高值医用耗材采购业务由医用耗材 SPD 运营管理发起，对接供应商进行收货验收入库业务。手术平台科室（手术室、数字减影血管造影（digital subtraction angiography，DSA）、内镜中心）的 RFID 高值智能柜用于存放院内各科室使用的高值医用耗材，各科室在手术平台科室使用的高值医用耗材由医用耗材中心库进行补货。手术平台科室（手术室、DSA、内镜中心）在 RFID 高值医用耗材柜内拿取手术所需医用耗材，手术使用完医用耗材后，进行扫码收费，成本进行划分，实现账实一致，避免高值医用耗材错计、多计、漏计的问题。医用耗材计费成功后信息传递给 SPD 系统，医用耗材高值柜系统收到 SPD 传递的高值医用耗材收费信息后，每日将高值医用耗材消耗信息发送给 SPD 库房管理系统，SPD 库房管理系统根据医用耗材高值柜系统的消耗信息及时补货，并生成结算单。医用耗材库房管理部门（医院）根据消耗记录和结算信息，与医院 HIS 系统进行核对，无误后入库出库，报财务结算，具体流程如图 11-2 所示。

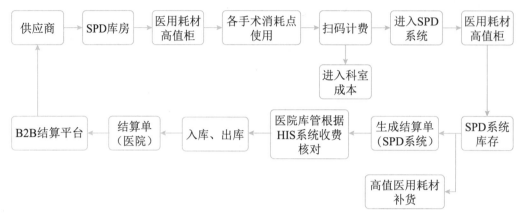

图 11-2　高值医用耗材消耗结算

所有使用的植介入类医用耗材须由使用科室严格执行条形码管理规定，条形码应分别在患者病历、院内医用耗材管理部门、供应商处各留存一份，以供可追溯管理。有部分植介入类医用耗材免费给患者使用的，条形码也要规定管理，由手术医生在该条形码上做"免费"标记，并在病程记录中如实描述。

11.2　低值医用耗材财务管理

❶　货票同行模式

管理部门审核中低值医用耗材货票同行情况，通过后直接办理入库，相关入库单及发票报财务结算。

❷　用后结算模式

低值医用耗材通过定数包管理方式，以科室实际消耗作为结算依据，医用耗材 SPD 管理系统自动汇总月消耗数额及明细，便于按月统计结算数据。医用耗材 SPD 管理系统可按日、按月，查询科室领用数、使用数、收费数、结存数报表，便于统计科室的消耗数据及消耗成本，为科室管理提供数据依据。

11.3　不单独收费医用耗材财务管理

根据医院需求将部分医用耗材打包，不单独收费医用耗材应有严格的收费医用耗材明细，并一一对应，应按照打包分类进行材料信息登记。如已具备医用耗材 UDI 码的医用耗材，送货时须完成赋码工作。打包医用耗材被使用后须立即进行扫码计费，领出的货票同行医用耗材，打包计费。不单独收费医用耗材使用完成后，管理员应根据收费记录比对医用耗材分发数量、领用数量，确保入库与出库数据匹配无误。定期进行盘库盘账，保证账物相符，确保不单独收费医用耗材与领出明细一致。

11.4 医用耗材 DRG/DIP 管理

11.4.1 政策背景

2019 年，国务院办公厅颁布《关于加强三级公立医院绩效考核工作的意见》，医院绩效考核工作在全国范围内全力推开。国家医疗保障局在其成立后，组织开展全国范围内 DRG 试点工作。依照"顶层设计、模拟运行、实际付费"三步走的推进策略，用 3 年左右的时间在 30 个城市开展 DRG 付费国家试点工作。

2020 年，国家医保局印发《区域点数法总额预算和按病种分值付费试点工作方案的通知》，用 1 ～ 2 年的时间，将统筹地区医保总额预算与点数法相结合，实现住院以 DIP 为主的多元复合支付方式。

DRG 即按疾病诊断相关分组付费，是按照患者的患病类型、病情严重程度、治疗方法等因素，把病人分入临床病症与资源消耗相似的诊断相关组，以组为单位打包确定医保支付标准。按照解剖学或病因学标准分成多个主要诊断类目（major disease category，MDC），再按有无手术操作分为不同的基本组，最后结合影响临床过程的年龄、性别、有无合并症并发症等其他因素得到最终的细分组。

DIP 为我国独创，是按病种分值付费，是利用大数据将疾病按照"疾病诊断 + 治疗方式"组合作为付费单位，医保部门根据每年应支付的医保基金总额确定每个病种的付费标准。

这两种改革都是通过打包定价的方式，促进医疗机构转变运行机制，促使医疗服务提供方主动控制成本，减少不必要的诊疗、医药以及耗材项目，精细化管理程度提高。对于医院来说，如何制定最"经济适用"的治疗模式，同时严格控制耗占比、检查和手术占比都将会成为此后的侧重点。

2021 年 11 月 19 日，国家医保局印发《DRG/DIP 支付方式改革三年行动计划》（以下简称《三年行动计划》）。《三年行动计划》的颁布实施，标志着经过三年试点并取得初步成效之后，正式吹响了全面推行以 DRG/DIP 为重点的医保支付方式的行动号角。

《三年行动计划》指出从 2022 年到 2024 年，全面完成 DRG/DIP 付费方式改革任务，推动医保高质量发展。到 2024 年底，全国所有统筹地区全部开展 DRG/DIP 付费方式改革工作，先期启动试点地区不断巩固改革成果；到 2025 年底，DRG/DIP 支付方式覆盖所有符合条件的开展住院服务的医疗机构，基本实现病种、医保基金全覆盖。完善工作机制，加强基础建设，协同推进医疗机构配套改革，全面完成以 DRG/DIP 为重点的支付方式改革任务，全面建立全国统一、上下联动、内外协同、标准规范、管用高效的医保支付新机制。

11.4.2 管理现状问题分析

11.4.2.1 缺少基于 DRG/DIP 的可视化耗材运营系统

《关于印发公立医院成本核算规范的通知》（国卫财务发〔2021〕4 号），首次将科室成本、诊次成本、住院成本、医疗项目成本、单病种成本和 DRG 成本核算等多维度成本核算作为指导意见发布。

随着 DIP 打包付费的到来，耗材在专病级和医师组 / 医师级的消耗情况将成为医院能否有效管控的根源。目前，关于 DIP 的核算仍旧缺乏测算方法和手段，使得实施付费后，公立医院无法针对材料消耗追本溯源、有的放矢地采取行之有效的方案。

在实施 DIP 付费后，无法为住院医师展示基于专病级诊疗过程中耗材的消耗状况，相同病组下省内外标杆医院用耗情况，以及与同类患者同期历史数据的对比情况，间接导致了部分临床医师对耗材使用的盲目性。

11.4.2.2 缺乏统一的临床医用耗材使用评价体系

各个医院耗材使用差异大，且未形成统一的费用使用标准，导致医疗指标制定及耗材管理难度大。目前，市场上并没有相关的系统能够科学地解决医用耗材在临床医用中的合理化监管与使用，缺少医用耗材的使用标准和规范，缺乏合理化管控耗占比的手段。

而传统意义上的医用耗材管理多基于物流、采购、出入库等供应链管理方法，忽略了医用耗材在临床一线应用中的合理化监管与使用，临床合理化使用评价管理薄弱，耗材监管存在盲区，与建立完整的医用耗材全生命周期管理目标尚存在距离。

因此，需要在医用耗材管理中，建立医用耗材使用合理性评价体系和监管手段，辅助实施临床一线耗材精细化使用，以切实加强医院用耗成本控制。

11.4.2.3 缺乏深入临床一线的约束性耗材使用建议

以往，临床医师无法查看科室用耗详情、病人耗材请领使用情况、规范化耗材使用路径、同级医院用耗情况，临床一线用耗缺乏严格的依据，在 DRG/DIP 背景下耗材控费具有一定的盲目性。

应结合医院使用耗材的历史数据，结合患者病组情况进行耗材数据分析，揭示耗材在实际使用过程中可能出现的问题，提醒用耗不规范情况以及耗材超费用预测，对指导医生合理用耗起到积极作用。

11.4.3 DRG/DIP 管理意义

（1）绩效指标改善：借助大数据询证分析等算法，将耗占比、均次费用与临床用耗行为相关联，精准定位需优化的临床用耗方式。

（2）DRG/DIP 病种用耗优化：基于病种用耗偏离的根源分析，精准定位劣势病组，识别导致病种用耗差异的关键品种与用耗行为。

（3）解决溢库流失难题：快速识别收支配比异常品种，精准定位异常配比原因，克服收费材料计费差错难题。

（4）临床一线合理用耗：基于合理用耗知识库（适应证审查与临床最佳实践），通过横向标杆用耗、辅助提醒、套包建议、"科室医疗能力模型"等，帮助医生优化临床用耗行为。

（5）用耗行为回顾性评价：BI 耗材运营分析视图，全面提升耗材管控精益化水平，多维度成本核算，自上而下纵向剖析用耗评价。

（6）临床支持：为临床部门建立"耗材品种 360°全息视图"，提升临床用耗经济性与合理性。

本章小结

本章从财务管理的角度出发，详细介绍了医用耗材的收费管理和财务控制。首先，对高值医用耗材收费财务管理进行了阐述，包括如何合理定价、成本控制、收费标准等方面的内容。其次，对低值医用耗材财务管理进行了介绍，包括如何进行成本核算、费用控制、库存管理等方面的内容。再次，本章还详细讲解了打包收费医用耗材财务管理的相关知识，包括打包收费的原则、核算方法、成本控制等方面的内容。从次，本章还介绍了医疗机构医用耗材融合 DRG / DIP 管理模式，强调了医用耗材在项目不收费及单独使用收费情况的划分，以实现精准使用和精准分析。最后，本章还对体外诊断试剂的财务管理进行了详细讲解，包括成本控制、收费管理、使用规范等方面的内容。通过本章的学习，读者可以全面了解医用耗材的财务管理相关知识，为医疗机构的财务控制和成本管理提供了重要的理论指导。同时，本章还展示了医用耗材管理的现代化趋势，包括精细化管理、成本控制、财务透明化等方向，有助于提高医疗机构的经济效益和管理水平。

第12章

医用耗材管理内部控制评价与风险评估

本章概要

- 医用耗材质控管理
- 制度流程管理
- 第三方服务评价

本章主要围绕医院物流供应链中的医用耗材管理内部控制评价与风险评估展开。首先，对医用耗材的质控管理进行深入介绍，包括供应商质量评估、产品质量控制和质量监测反馈机制等方面。其次，本章强调医用耗材管理中的制度流程管理，包括采购流程、库存管理流程和使用流程等方面的内部控制与规范化管理。最后，详细介绍第三方服务评价的重要性，包括对物流服务商、供应商等第三方合作伙伴的评估与监控，以确保医用耗材供应链的稳定性和可靠性。通过本章的学习，读者可以全面了解医用耗材管理中的内部控制评价与风险评估，为医院物流供应链的管理提供重要的理论支持和实践指导。同时，本章还强调医用耗材管理中的风险评估与防范措施，有助于提高医院物流供应链管理的风险应对能力，确保医用耗材的安全性和可靠性。

12.1 医用耗材质控管理

12.1.1 概述

临床中使用的医疗器械质量，不仅包含产品质量，还与产品上市后使用过程中的安装、操作、临床使用、运输、维护、应用环境、人员水平等内容密切相关。质量控制是质量管理的一部分，致力于满足质量要求。医用耗材质量控制工作是医用耗材供应链质量管理的重要内容，主要包括遵循标准与规范，运用管理和医学工程技术手段，以确保患者安全为目的所实施的确保医用耗材质量的系统工程。

质量控制管理主要是对影响医用耗材质量的人员、机制、标准法规、环境等进行控制，以便及时发现问题，采取措施，防止不合格的医用耗材应用于临床。目的是确保医用耗材质量满足社会、法律法规等所提出的适用性、可靠性、安全性等质量要求，消除医用耗材失效导致的医疗安全事故原因。

12.1.2　医用耗材质控管理的内容

1. 准入环节质控。包括严格执行国家、行业和医院各项法规、制度，严把入口质量关。医用耗材准入过程中涉及的主要法规政策有《中华人民共和国政府采购法》《医疗器械监督管理条例》《医疗器械注册证》《医疗器械经营许可证》《医疗器械生产企业许可证》《医疗器械临床使用管理办法》《医疗机构医用耗材管理办法（试行）》《医疗器械经营质量管理规范》（2023 年版）等，从法规层面科学决策，确保医用耗材使用质量。建立合格供方名录和质量跟踪评价制度，选用合格的供应商和生产厂商是确保医用耗材产品质量的前提，质量跟踪评价可以动态监测合格供方名录内产品、技术、服务等方面质量，动态评价、及时调整，随时取消不合格供方，保障医用耗材使用质量。

2. 供应环节质控。主要指医用耗材的临床供应保障和技术支持工作，包括医用耗材的验收管理、库存管理、院内运输管理等。

3. 使用环节质控。建立从业人员培训、考核制度，保证使用人员严格按照使用规范、指南、临床路径等进行操作，不超范围使用、过度使用、滥用、错误使用医用耗材，保障合理有效使用；做好评价和分析，从医用耗材成本、风险、效益等方面进行评价、分析，以保障医用耗材临床使用合理、有效、经济和安全、恰当。

12.1.3　医用耗材质控管理的具体措施

医用耗材质控管理覆盖医用耗材的采购、验收、贮存、运输、使用和售后服务等全过程，包括质量管理制度和质量控制措施，如图 12-1 所示。

1 供应商资质材料审核

在采购前，通过商业对商业（business-to-business，B2B）等平台，建立并审核供货者的合法资质、所购入医用耗材的合法性并获取加盖供货者公章的相关证明文件或者复印件，包括且不限于：营业执照、医疗器械生产或者经营的许可证或者备案凭证、医疗器械注册证或者备案凭证、销售人员身份证复印件、加盖本企业公章的授权书原件。授权书应载明授权销售的品种、地域、期限，注明销售人员的身份证号码。

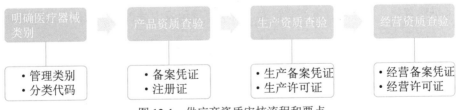

图 12-1　供应商资质审核流程和要点

根据新版《医疗器械监督管理条例》《医疗器械注册与备案管理办法》，医疗器械按风险程度由低到高分为一、二、三类。第一类医疗器械需办理医疗器械备案凭证，如

表 12-1 所示，第二类、第三类医疗器械需取得医疗器械注册证。正确识别医疗器械注册证号码，可确认其管理类别、分类代码、审批单位等多种信息。产品资质应当重点审核审批机构是否与医用耗材产品的管理类型相符、确认证上规格型号等内容符合产品实际情况、确认注册证有效期等，存在产品信息变更时，还应当审查该产品注册证所附的医疗器械变更注册文件。

表 12-1 不同类别医用耗材产品注册证信息要点示例

管理类别	产地类别	注册/备案证名称	注册/备案证号码形式	有效期	审批单位	备注
I 类	国产	第一类医疗器械备案凭证	×1 械备 ×××2×××3	—	市级药品监管部门	×1 为审批部门所在地的简称 ×××2 为备案/首次注册年份 ×××3 为备案流水号 ×4 为产品管理类别 ××5 为产品分类编码 ×××6 为首次注册流水号
	进口/港澳台		国械备 ×××2×××3	—	国家药品监管部门	
II 类	国产	医疗器械注册证	×1 械注准 ×××2×4×5×××6	5 年	省级药品监管部门	
	进口		国械注进 ×××2×4×5×××6		国家药品监管部门	
	港澳台		国械注许 ×××2×4×5×××6			
III 类	国产		国械注准 ×××2×4×5×××6			
	进口		国械注进 ×××2×4×5×××6			
	港澳台		国械注许 ×××2×4×5×××6			

根据新版《医疗器械生产监督管理办法》，从事第二类、第三类医疗器械生产活动，应当取得医疗器械生产许可证；从事第一类医疗器械生产活动，应当办理医疗器械生产备案凭证。生产资质应重点核查生产范围内是否包含采购的医疗器械的分类编码、许可证号、产地等信息与产品实际包装相符，并且许可证处于有效期内。不同类别医用耗材产品生产资质审核要点如表 12-2 所示。

2022 年 5 月 1 日施行的新版《医疗器械生产监督管理办法》取消了生产登记表，所以 5 月 1 日之后下发的生产许可证不再附带生产登记表。但 5 月 1 日之前批准的尚未过期的生产许可证仍然有效，应当附有生产登记表，需审核登记表中是否包含所购产品注册证号。

表 12-2 不同类别医用耗材产品生产资质审核要点

管理类别	生产资质名称	生产许可（备案）号码形式	有效期	审批单位	备注
I 类	第一类医疗器械生产备案凭证	×1×2 药监械生产备 ×××3×××4 号	—	市级药品监管部门	×1 为省级简称 ×2 为市级简称 ×××3 为备案/许可年份 ×××4 为备案/许可流水号
II 类、III 类	医疗器械生产许可证	×1 药监械生产许 ×××3×××4 号	5 年	省级药品监管部门	

根据新版《医疗器械经营监督管理办法》，经营第三类医疗器械实行许可管理，经营第二类医疗器械实行备案管理，经营第一类医疗器械不需要许可和备案。生产厂家销售自己注册的医疗器械无须办理经营资质。因此，要根据器械的类别审核供应商对应的经营资质。对于第一类医疗器械经营企业和直售自家产品的生产厂家无须经营资质。第二类医疗器械需审核其经营备案凭证。第三类医疗器械需审核其经营许可证，应当重点关注，经营备案凭证和经营许可证上的经营范围应包含所采购的医疗器械分类代码，同时确保经营许可证在有效期内，避免经营范围不符、许可过期的情况。不同类别医用耗材产品经营资质审核要点如表 12-3 所示。

表 12-3　不同类别医用耗材产品经营资质审核要点

管理类别	经营资质名称	经营备案 / 许可号码形式	有效期	审批单位	备注
Ⅰ类	—	—	—	—	×1 为省级简称 ×2 为市级简称 ×××3 为备案 / 许可年份 ×××4 为备案 / 许可流水号
Ⅱ类	第二类医疗器械经营备案凭证	×1×2 药监械经营备 ×××3×××4 号	—	市级药品监管部门	
Ⅲ类	医疗器械经营许可证	×1×2 药监械经营许 ×××3×××4 号	5 年	市级药品监管部门	

医疗器械资质审核是一项非常严谨、细致的工作，具有专业性、严肃性、程序性等特点，医工部门审核人员应该不断学习相关的最新法规政策，熟练掌握资质审核的最新要求，强化过程管理，确保所采购的医疗器械合法合规、安全有效，最大限度规避风险隐患。随着证照电子化的推广、"多证合一"等政策实施，资质管理人员应该转变思维，更新观念，思考如何利用互联网、信息技术等手段提升医疗器械资质审核工作的科学化和规范化，提高资质审核质量和效率。

② 采购合同管理

医疗机构应与供货者签署采购合同或者协议，明确医用耗材的名称、规格（型号）、注册证号或者备案凭证编号、生产企业、供货者、单价等，与供货者约定质量责任和售后服务责任，以保证医用耗材售后的安全使用。

医用耗材采购合同是避免厂商违约、避免产品质量问题维权的有效法律手段。采购合同中不仅需要明确计划采购医用耗材的种类、数量、价格，还应明确权责，尤其医用耗材质量保证、安全事故责任追究，以及厂商违约等问题。对于合同的执行情况也应全程把关。

强化合同内容审核。建立医用耗材合同审签制度，重点审核合同中供货单位履行约定能力、条款的合法严密性、合同的完整性等，合同中公章与医用耗材目录供货单位，或者中标单位，或者协议供货单位是否一致，合同签订的医用耗材名称、型号、数量、质量标准与医用耗材目录供货单位，或者中标单位，或者协议供货单位是否一致。审核合同中医用耗材物价及付款方式、违约情况的权责是否明确。

合同执行贯彻全程监督。对于已经签订合同的项目应建立合同跟踪制度，对医用耗材建立验收及抽样检验跟踪等制度，确保产品临床可用性；对于出现变更、违约等情况，应开展专项监督检查工作，并及时向有关部门反馈；加强验收管理，有效把握质量关。

③ 验收管理

根据《医疗机构医用耗材管理办法（试行）》，医疗机构应当建立医用耗材验收制度，由验收人员验收合格后方可入库。验收人员应当熟练掌握医用耗材验收有关要求，严格进行验收操作，并真实、完整、准确地进行验收记录。验收人员应当重点对医用耗材是否符合遴选规定、质量情况、效期情况进行查验，不符合遴选规定、无质量合格证明、过期、失效或者淘汰的医用耗材不得验收入库。

建立进货查验记录，验收记录应包括医用耗材的名称、规格（型号）、注册证号或备案凭证号、批号或序列号、医疗器械唯一标识码、生产日期或有效期或失效期、生产企业、供货者、到货数量、到货日期、验收合格数量、验收结果等内容，记录应标记验收人员姓名和验收日期；对需要冷藏、冷冻的医用耗材进行验收时，应对其运输方式及运输过程的温度记录、运输时间、到货温度等质量控制状况进行重点检查并记录，不符合温度要求的应拒收。

使用后的医用耗材进货查验记录应当保存至使用终止后2年。未使用的医用耗材进货查验记录应当保存至规定使用期限结束后2年。植入性医用耗材进货查验记录应当永久保存。购入第三类医用耗材的原始资料应当妥善保存，确保信息可追溯。

④ 库存管理

医疗机构应当设置相对独立的医用耗材库房，配备相应的设备设施，制定相应的管理制度，定期对库房医用耗材进行养护与质量检查，确保医用耗材安全有效储存。

库房的选址、设计、布局、建造、改造和维护应符合医用耗材贮存的要求，防止医用耗材的混淆、差错或者被污损，并具有符合医用耗材产品特性要求的贮存设施、设备。

按照要求监测库存环境，保证医用耗材贮存环境条件。定期进行盘点，检查产品有效期，每月至少1次，做到账、货相符。按照医用耗材质量状态，进行分区管理。库存产品应做到先进先出，对接近失效期的产品，及时通知科室使用或进行换货等处理，尽可能减少损失。同时做好近效期产品的登记，以防积压和失效。对近效期产品在库房挂牌上墙提示，并在产品外包装上粘贴黄色标签提醒临床。失效产品应按相关管理制度要求，在外包装上粘贴红色标签，并联系供货方进行退货处理。

库房管理是医用耗材供应链中至关重要的环节，其信息化建设直接影响精细化管理水平。随着技术发展，运用物联网、条形码、射频识别等手段，借助编码信息可有效打破传统医疗模式下院内流程和业务信息孤立的局限性，实现信息互联互通，完成供应链闭环管理。

⑤ 出库/发放管理

医疗机构应当建立医用耗材出库管理制度。库房保管人员应对照出库医用耗材进行核对确保发放准确，产品合格、安全和有效。出库，应当按照剩余效期由短至长顺序发放。发现以下情况不得出库，并登记处理：（1）医用耗材包装出现破损、污染、封口不牢、封条损坏等问题;(2)标签脱落、字迹模糊不清或者标示内容与实物不符;(3)医用耗材超过有效期;(4)存在其他异常情况的医用耗材。

建立出库记录并复核,包括复核出库对象、医用耗材的名称、规格(型号)、注册证号或者备案凭证编号、生产批号或者序列号、生产日期和有效期(或者失效期)、生产企业、数量、出库日期等内容。

出库后医用耗材管理由使用科室或部门负责。使用科室或部门应当指定人员负责医用耗材管理,保证领取的医用耗材品种品规和数量既满足工作需要,又不形成积压,确保医用耗材在临床科室或部门的质量和安全。

⑥ 临床使用管理

医用耗材的临床使用管理工作应当由专门的管理部门负责,主要通过加强医疗管理,落实国家医疗管理制度、诊疗指南、技术操作规范,遵照医用耗材使用说明书、技术操作规程等,促进临床安全合理使用医用耗材。

医用耗材临床使用分级分类管理。根据《医疗机构医用耗材管理办法(试行)》,在诊疗活动中,Ⅰ类医用耗材,由卫生技术人员使用;Ⅱ类医用耗材,由有资格的卫生技术人员经过相关培训后使用,尚未取得资格的,在有资格的卫生技术人员指导下使用;Ⅲ类医用耗材,按照医疗技术管理有关规定,由具有有关技术操作资格的卫生技术人员使用。

加强对医用耗材使用人员培训,提高医用耗材使用能力和水平。在新医用耗材临床使用前,对相关人员进行培训。在使用高风险医用耗材或进行医用耗材应用前试用时,应组织对其必要性、可行性、安全保障措施等进行充分论证。

重点监控医用耗材设立质控点,纳入医疗质量控制体系。结合单病种管理、临床路径管理、支付管理、绩效管理等工作,持续提高医用耗材合理使用水平,保证医疗质量和医疗安全。

禁止临床使用未经验收或者验收不合格医用耗材,或者无注册证、合格证、过期、失效或者淘汰的医用耗材,或者重复使用一次性医用耗材;重复使用的医用耗材,应当按照要求清洗、消毒或者灭菌,并进行效果监测。建立使用登记制度,并对用后医用耗材严格按照医疗废物管理有关规定处理。

12.2 制度流程管理

医用耗材质量管理的主要目标是制定一套合理规范的制度流程,以保证医用耗材应用于病人时恰当、安全有效,因此医用耗材供应管理过程中的制度流程管理是保证医用耗材临床使用质量的重要内容。不同于医疗设备,质量水平多依赖于检测技术标准和规范,医用耗材的质量水平多基于循证、临床应用效果评价等。根据国家市场监督管理总局发布的近几年年度医疗器械不良事件监测报告,不良事件发生率居前的主要为注输、护理和防护等医用耗材类医疗器械,因此医用耗材的质量管理至关重要。

12.2.1 基本依据

随着医疗机构及国家对于医用耗材临床使用和监管越来越重视，安全性和规范性要求越来越高，相关部门相继出台了一系列提升医用耗材临床使用和管理的规范、标准，成为医院中医用耗材管理和制度流程制定的重要依据，如《医疗器械监督管理条例》《医疗器械临床使用管理办法》《医疗器械分类规则》《医疗机构医用耗材管理办法（试行）》等。

根据《医疗机构医用耗材管理办法（试行）》，医疗机构应当建立健全医用耗材管理相应的工作制度、操作规程和工作记录，并组织实施。

12.2.2 管理组织

根据《医疗机构医用耗材管理办法（试行）》，二级以上医院应当设立医用耗材管理委员会，其他医疗机构应当成立医用耗材管理组织。医用耗材管理委员会由具有高级技术职务任职资格的相关临床科室、药学、医学工程、护理、医技科室等人员以及医院感染管理、医用耗材管理、医务管理、财务管理、医保管理、信息管理、纪检监察、审计等部门负责人组成。

医用耗材管理委员会的主要职责包括贯彻执行相关法律、法规、规章，审核制定和监督实施本机构医用耗材管理工作规章制度；监测、评估本机构医用耗材使用情况，指导临床合理使用医用耗材；分析、评估医用耗材使用不良事件、质量安全事件；监督、指导医用耗材临床使用与规范化管理等。

12.2.3 管理内容

① 开展医用耗材不良事件监测制度

按照《医疗器械不良事件监测和再评价管理办法》制定医用耗材不良事件发生监测上报制度，完善医用耗材不良事件监测和报告体系，随时监测医用耗材临床使用质量和安全。

根据最新《医疗器械不良事件监测和再评价管理办法》，医疗机构医用耗材不良事件监测应当将医用耗材不良事件监测纳入医疗质量安全管理重点，配备与使用规模相适应的组织机构或人员从事不良事件监测工作，收集医用耗材不良事件向持有人和监测机构报告，配合不良事件调查评价及医用耗材再评价工作，配合药品监督管理部门和监测机构组织开展的不良事件调查；不良事件上报坚持可疑即报原则，加强培训、重点强化临床一线医务工作人员和医用耗材采供管理人员相关收集和监测职责。

② 建立产品追溯制度

按照国家有关规定执行医疗器械唯一标识制度，覆盖医用耗材全生命周期，建立产品追溯制度，保证临床使用医用耗材产品全程可追溯。

根据《关于印发医疗机构医用耗材管理办法（试行）的通知》（国卫医发〔2019〕43号），"医疗机构管理信息系统应当覆盖医用耗材遴选、采购、验收、入库、储存、盘点、申领、出库、临床使用、质量安全事件报告、不良反应监测、重点监控、超常预警、点评等各环节，实现每一件医用耗材的全生命周期可溯源。"2019 年国家药监局制定《医疗器械唯一标识系统规则》（2019 年 10 月 1 日施行）；2019 年 6 月 27 日，国家医疗保障局发布《国家医疗保障局关于印发医疗保障标准化工作指导意见的通知》（医保发〔2019〕39 号），明确医保医用耗材编码规则和方法，并于 2020 年 1 月 9 日公布了第一批医保医用耗材分类和代码数据。

在新形势背景下，医用耗材物流全生命周期的追溯管理至关重要。近年来国家发布相关管理要求和管理标准为医用耗材供应物流管理的追溯工作提供了重要的工作依据和工作标准。通过相关标准和技术手段的结合，使用医用耗材信息、患者信息以及诊疗相关信息相互关联，保证医用耗材向前可溯源、向后可追踪。

③ 建立医用耗材召回制度

根据国家《医疗器械召回管理办法》，制定医用耗材召回制度，及时传达产品召回计划、反馈产品召回信息，控制和收回存在安全隐患的医用耗材，并建立召回记录。

④ 建立医用耗材使用质量管理服务制度

按照质量管理制度的要求，制定医用耗材使用部门服务管理操作规程，内容包括投诉渠道及方式、档案记录、调查与评估、处理措施、反馈和事后跟踪等，对质量问题应查明原因，采取有效措施及时处理和反馈，并做好记录，必要时应通知供货者及医疗器械生产企业。及时将售后服务处理结果等信息记入档案，以便查询和跟踪。

⑤ 建立质量管理自查制度

每半年组织一次医用耗材供应链管理的工作自查，内容包括医用耗材供应链管理组织机构、制度建设情况，医用耗材供应管理情况，医用耗材储存发放情况，医用耗材临床使用等情况。通过自查督导医用耗材供应链管理过程中各项工作制度、标准流程落实情况，及时发现管理中问题隐患，不断改进、提升管理质量，保障医用耗材临床使用安全。

⑥ 风险评估控制制度

根据《医疗器械临床使用安全管理规范（试行）》，医疗机构需要组织开展医疗器械临床使用安全管理、技术评估与论证，监测识别医疗器械临床使用安全风险，分析、评估使用安全事件，建立医疗器械临床使用风险管理制度。

医用耗材的安全风险管理主要识别可能存在的风险，如医用耗材管理和信息安全风险等；确立、评估与医用耗材供应链管理工作相关的关键控制点，如医用耗材采购、验收、贮存、加工、配送、使用、追溯、信息等环节以及相关智能设备、人员等；对医用耗材供应链管理工作风险识别和控制过程中存在的问题进行反馈，并提出可持续性改进措施。

医用耗材临床使用过程中的安全风险需重点关注过度使用、不当使用、使用错误、非正常使用、一次医用耗材重复使用、重复使用医用耗材的消毒灭菌与安全及用后废弃医用耗材等风险点的控制问题。

⑦ 监测与评价制度

建立医用耗材临床应用质量安全事件报告、不良反应监测、重点监控、超常预警和评价制度，对医用耗材临床使用的安全性、有效性和经济性等进行监测、监控、分析、评价。根据相关法律法规、技术规范等，建立评价体系，对医用耗材供应链物流管理、临床使用的安全和质量等进行综合评价，发现潜在问题，制定并实施干预和改进措施，促进医用耗材安全和有效使用。

⑧ 档案管理制度

档案管理是指对档案资料的归档、收集、保管、鉴定、借阅、销毁等各个环节的总称。医用耗材档案管理包括医用耗材在遴选、采购过程中提交的引进申请表、注册证、授权书、生产企业和供应商资质、供货合同等过程资料。档案保管，一般期限不得少于医用耗材规定使用期限终止后5年。

申请审批等材料。主要包括医用耗材引进过程的申请表、设备会讨论记录、专家论证，上级文件等材料。

供货企业资质。主要包括：（1）产品资质，包括产品的中华人民共和国医疗器械注册证（或备案证明）、医疗器械产品注册登记表，以及部分产品因规格型号繁杂而附带的注册申请表附页。（2）生产厂家资质，企业法人营业执照、生产企业许可证、税务登记证、组织机构代码证以及生产厂家授予供应公司的产品配送委托声明。（3）供应商资质，包括终端供应商的企业法人营业执照、经营企业许可证、税务登记证、组织机构代码证以及供应公司法人授予业务员的个人授权，并在个人授权后附带业务员的身份证复印件。

合同协议文件。主要包括医疗机构与供应商的采供合同、供货协议，包括供应产品价格明细表等。

进货查验记录材料。进货查验记录应真实、准确、完整和可追溯。进货查验记录应保存至医用耗材有效期届满后2年；无有效期的，不得少于5年。植入类医用耗材进货查验记录应永久保存。

12.3 第三方服务评价

第三方服务评价主要是指对医用耗材供应商和社会化供应链服务机构的服务质量进行客观评价，应依据不同工作性质进行评价。

12.3.1 医用耗材供应商评价

医用耗材供应商的评价体系建设应围绕质量、服务、信誉等开展，常用指标如表12-4所示。质量方面主要从票货一致率、货物验收通过率、送货单信息与信息管理系统采购单信息一致性等考核；服务方面主要从信息资料更新响应效率、采购单响应时间、配送时间、到货时间、退换货时间、应急送货及时率、结算信息响应等方面考核；信誉方面从各监管部门的处罚信息、临床使用质量反馈信息、产品召回信息、不良事件发生次数等方面考核。

表 12-4 医用耗材供应商评价体系常用指标内容

一级指标	二级指标
质量	票货一致率
	验收通过率
	送货单信息与信息管理系统采购单信息一致性
服务	政策响应及时性
	信息资料更新响应效率
	采购单响应时间
	配送效率
	按时到货率
	退换货时间
	应急送货及时率
	结算信息响应
信誉	各监管部门的处罚信息
	临床使用质量、功效等反馈信息
	产品召回信息
	不良事件发生次数

12.3.2 社会化供应链服务机构评价

① 质量管理评价

主要包括社会化医用耗材供应链服务机构的资质,包括工商营业执照、医疗器械经营许可证等;管理制度;医用耗材供应链管理工作制度和操作流程等。

② 人员能力评价

主要指社会化供应链服务机构派遣到医疗机构从事医用耗材供应链管理相关工作的人员所具备的工作岗位相适应的专业学历、技术职称、工作经验、资格与培训考核、健康状况等内容。

③ 服务质量评价

主要包括补货及时率、临床投诉率、库房管理、对医用耗材供应商的服务质量、医用耗材供应商的投诉率等。按照法律法规、医疗器械经营质量管理规范及使用办法的要求,建立覆盖采购、验收、贮存、运输、使用和售后服务等全过程的质量管理制度、质量控制措施及相关记录管理等方面的能力。

④ 信息化水平评价

主要评价医用耗材全生命周期管理信息化覆盖范围,包括医用耗材遴选、采购、验收、入库、储存、盘点、申领、出库、临床使用、质量安全事件报告、不良反应监测、重点监控、超常预警、点评等各环节;信息内容录入情况,包括医用耗材的级别、风险类别、注册证类别、医用耗材类别、用途、功能、材质、规格、型号、销售厂商、价格、生产批号、生产日期、消毒灭菌日期、有效期等;以及国家医用耗材编码在医疗机构医用耗材使用环节的应用情况、医用耗材管理供应智能化水平等。

⑤ **信息互联互通能力评价**

社会化供应链服务机构医用耗材管理信息系统与医疗机构其他相关信息系统如 HIS、实验室信息管理系统（laboratory information management system，LIS）、HRP、手术麻醉系统、移动护理系统或医疗机构信息集成平台整合，与医保平台、各省市阳光平台、医疗器械唯一标识监管信息平台等各类平台数据对接，具备信息互联互通的能力。

⑥ **信息化安全建设水平**

主要评价社会化供应链服务机构医疗机构物流供应链信息系统的著作权、等级认证等资质，物理环境安全，通信网络安全，网络边界安全，计算环境安全，信息安全管理制度，信息安全管理机构，人员管理安全，系统建设安全，系统运维安全，SPD 数据安全互认安全管理等方面内容。

⑦ **风险管理能力评估**

主要评估对可能存在的风险如医用耗材管理和信息安全风险等识别能力；与医用耗材供应链 SPD 管理工作相关的关键控制点的确立、评估能力，如医用耗材采购、验收、贮存、加工、配送、使用、追溯、信息等环节以及相关智能设备、人员等；对医用耗材供应链 SPD 管理工作风险识别和控制过程中存在的问题进行反馈，并提出可持续性改进措施。

本章小结

医疗器械不仅是医疗机构的物质基础，也是医疗技术的重要载体，关系着人民的生命安全。临床中医用耗材的质量直接关系着诊疗质量和病人安全，现代医院供应链管理更加关注于医疗质量管理、医疗风险防范、合理使用评价，及管理效率和水平提高等方面。医用耗材全生命周期管理模式下，内部管理控制评价与风险评估是医用耗材质量的重要保证。

医用耗材质控管理主要从医用耗材的医院供应链管理的工作流程进行过程管理和质量控制，覆盖医用耗材管理的全生命周期，通过规范流程等措施保障医用耗材质量。制度流程管理是开展医用耗材质控的重要保障，必须健全规章制度体系。随着现代医疗物流发展变化，第三方供应模式发展，如供应商、制造商、第三方物流等，信息化、智能化、自动化成为现代物流发展的特点，新常态下对第三方服务进行评估评价是促进服务水平、提高服务质量、保障临床诊疗质量和安全的重要举措。

医院物流供应链医用耗材管理内部控制评价与风险评估是保障医用耗材临床使用安全的重要措施。医用耗材管理的质量与医疗质量、诊疗安全密切相关，关系着患者、使用人员的生命健康。在深化医疗卫生体制改革背景下，越来越多的管理法规、行业标准发布，为医用耗材的临床供应规范化管理提供了重要的依据，如医用耗材的分类与编码管理、分级使用管理等。随着管理手段和技术发展，越来越多的工具和方法用于医用耗材的管理过程中，如信息化技术、物联网技术、区块链技术、卫生技术评估、循证管理、质量管理、风险管理等，为医院物流供应链医用耗材管理的质量提升提供了重要保证。

　　本章主要从医用耗材质控管理、制度流程管理、第三方服务评价等方面内容概述了医院物流供应链医用耗材管理过程中的医用耗材的质量控制与风险评估的方法措施，通过建章立制、规范管理等方式，来保障医用耗材临床使用安全、提高诊疗质量，保障人民生命健康。

第13章

医用耗材临床使用大数据评价

📋 本章概要

- 医用耗材临床使用评价法律依据
- 医用耗材临床使用评价方法
- 医用耗材临床使用不良反应事件上报

2023 年 12 月国家卫生健康委制定的《大型医院巡查工作方案（2023—2026 年度）》将是否建立完善覆盖重点岗位、重点人员、重点医疗行为、重要药品耗材等关键节点的监测预警体系和监管机制；是否建立高值医用耗材使用院内点评机制和异常使用预警机制作为巡查重点，要求开展对高值医用耗材用量情况监测分析，并将监测结果与绩效考核挂钩等。因此，医用耗材临床使用评价是目前医疗机构在临床工作管理中的重点之一。

13.1 医用耗材临床使用评价法律依据

开展医用耗材临床使用评价一定要依据现行的法律法规，进行客观、科学的评价，为临床规范、安全、有效使用医用耗材提供借鉴。目前主要依据的相关法律法规有《医疗机构医用耗材管理办法（试行）》《医疗器械临床使用管理办法》《医疗器械不良事件监测和再评价管理办法》等。

13.2 医用耗材临床使用评价方法

13.2.1 常规医用耗材使用大数据分析

医用耗材使用成本分摊管理的核心，是医院物流供应链管理系统获取 HIS 系统中的医用耗材收费信息时，需要同时获取到该手术的手术科室、开单科室、麻醉科室、执行科室等信息，再根据医院设定的规则，进行相应的数据分析，形成医用耗材使用数据分析报表。

基于医用耗材使用数据分析，对重点监控的医用耗材开展超常预警、使用点评等活动，该评价应由医疗器械临床使用管理委员会负责。临床使用大数据分析一般可以从以下几个维度开展：

（1）医院月度科室医用耗材成本分摊大数据分析；

（2）医院手术科室医用耗材使用整体分析；

（3）按病种医用耗材占比分析；

（4）按专科使用医用耗材分析；

（5）按核算单元进行医用耗材使用分析；

（6）按医疗组进行医用耗材使用分析；

（7）按主刀医生进行医用耗材使用分析；

（8）手术室医用耗材使用趋势分析。

13.2.2 医疗卫生技术评估

卫生技术评估（health technology assessment，HTA）作为对卫生技术的技术特性、临床安全性、有效性、经济学特性和社会适应性进行的全面系统评价，其主要目的就是为决策者提供信息，提高卫生资源配置的效率，政府决策是其研究成果转化的主要形式之一。

① 卫生技术评估（HTA）

HTA 已广泛应用于发达国家医用耗材技术的评审、目录准入和报销政策制定。对于公立医疗机构，医用耗材的使用和采购均具有极高的循证性。澳大利亚将医用耗材划分为 A、B、C 三类清单，分别对应手术植入类医用耗材、人源性医用耗材、特殊批准的非临床医用耗材（如：胰岛素注射泵）。每个大类又包括医用耗材的使用科室（类别）、使用部位（亚类）、医用耗材组别（组）、医用耗材特性（亚组）、后缀组（附加组别信息）、澳大利亚治疗用品注册簿（australian register of therapeutic goods，ARTG）目录信息和附加适应证信息。清单还给出了每种医用耗材的支付编码、支付标准和具体费用，便于临床医生根据不同患者类型选择。临床专家小组（panel of clinical experts，POCE），基于医用耗材的风险性、创新性、医用耗材本身特性、经济性开展评审，并根据证据形成同意纳入、有条件纳入、进一步评估、不纳入的评审意见。英国 NICE 共有四个项目可进行医用耗材评估，分别为医疗技术评估项目（medical technologies evaluation programme，MTEP）、技术评估项目（technology appraisal，TA）、诊断评估项目（diagnostics programme，DP）和介入治疗评估计划（interventional procedures programme，IPP）。其中，IPP 项目重点考虑新技术的有效性和安全性，不考虑技术的经济性和成本—效果情况。MTEP、TA、DP 与英国国家卫生与临床优化研究所（national institute for health and care excellence，NICE）药品卫生技术评估较为接近，关注有一定应用的新技术或增加适应证的改良技术，通过系统性综述和厂家递交材料判断产品的有效性、安全性，通过和当前临床使用最广泛或指南推荐的技术对比确定其经济性，帮助英国国家医疗服务体系（national health service，NHS）在其服务框架内提升医用耗材使用的合理性。

医用耗材管理委员会是各医疗机构内医用耗材管理的第一责任主体，对新医用耗材在本机构内的使用安全性、对应治疗疾病、采购便利等方面进行评估。我国尚未发布针对医用耗材的卫生技术评估指南和价格动态调整机制。

医用耗材的卫生技术评估相对药品评估具有更高的不确定性，其效果与使用者的操作熟练程度、更新换代的速度以及同类不同品牌医用耗材之间的差异密切相关，导致并非所有医用耗材均满足卫生技术评估的需求。因此，亟须更加有效的评估手段来做支持，真实世界研究是当前一个不错的选择。

② **Mini 卫生技术评估（Mini-HTA）**

因 HTA 分析需耗费大量时间，便衍生出 Mini 卫生技术评估（Mini-HTA），为决策者提供相应依据。Mini-HTA 由哥本哈根医院于 2005 年提出，结合循证医学理念与传统 HTA 方法，可根据医疗机构的实际需求，为资源及资金有限的医疗机构提供科学的决策依据。

Mini-HTA 主要从四方面进行论证：（1）技术方面，包括所评估的医疗器械涉及的用途、新颖性、支撑文献、潜在风险等 9 条内容；（2）患者方面，包括患者自身的心理接受度及术后对于其生活质量和日常行为的影响，共 2 条内容；（3）机构方面，包括对所涉及的医务人员知识背景及环境所产生的影响、对医院所能提供的配套硬件的支持度、对该技术的所应用的地域范围以及成熟度等 6 条内容；（4）经济方面，包括投入成本、使用成本、患者成本效益等 6 条内容。Mini-HTA 通常可在较短的时间内完成评估，并可为 HTA 提供决策性参考，采用该模型可更有针对性地根据医疗机构情况推断出适合其自身的参考结果。付强强等报道，医院在 Mini-HTA 的基础上探索出了针对我国医疗机构的 Mini-HTA 模式，建立了"六个维度＋三个维度"的模式，形成更适合国内医疗机构的卫生技术评估报告，为国内医疗机构卫生技术提供决策性参考。"六个维度"涵盖技术特征、临床有效性、临床安全性、经济学特性、临床适应性及社会和伦理适应性，"三个维度"指专利权人、生命周期及技术分类构成。其中，六个维度中的"经济学特性"指出，需要精确核算新技术的引入成本与引入后对治疗疾病所产生的效果和效益相比较，并运用常见的经济学指标，如成本—效果分析、成本—效益分析等进行评估。其中效果分析的核心单位是"生命时间的延长数""疾病的治愈"和"死亡数"。该院提出 Mini-HTA 是以临床发掘的问题为核心导向的，评估团队也是由临床老师组成的，并且在时效性上具有优势。未来可将 Mini-HTA 重要评估方式落实到医院发展新的卫生技术中。同时结合医院自身条件和患者需求，为医院决策者提供科学的参考意见。

13.2.3 真实世界研究

从国际范围来看，医用耗材的临床应用评价都是医院不可或缺的一项核心工作之一。医用耗材是当前医疗技术发展不可或缺的一类产品，几乎所有医疗技术进步都依赖于医用耗材的创新和应用，无论是近年来快速发展的微创技术，还是检验检查技术，其背后都离不开医用耗材的支撑。作为一家追求不断提升医疗技术水平、提升医疗服务质量和患者满意度的医院而言，医用耗材的选择、使用和评价几乎是伴随整个医疗过程的一项工作。与此同时，随着医保支付制度改革，医用耗材成本化转变方向已经确定，在医疗质量与医疗费用之间做好平衡，优化医疗质量成本比是未来医院保持自身核心竞争能力的关键所在。从目前有关的费用、价格研究成果来看，医用耗材已经成为医院成本项目中变数最大的一个环节，且整体成本占比不断攀升，其中既与医用耗材新产品不断涌现和应用有关，也与市场定价机制有关，更与医院的临床选择和使用有关。如何减少临床诊疗过程中的不确定性，选择和使用高性价比的医用耗材产品，将是医院在新一轮医药卫生体制改革中保持竞争优势的一项基础性工作。临床使用评价要围绕质量安全事件报告、不良反应监测、重点监控、超常预警等方面，采用真实世界研究是医用耗材临床应用评价的主要方法之一。

从证据强度角度来看，基于高质量临床随机试验（randomized controlled trials，RCT）基础上的荟萃分析无疑是最佳的循证医学证据。但在医疗器械领域，目前在实际应用中却存在诸多疑问。首先，高质量的临床随机试验报告欠缺，从多项有关医疗器械临床评价的研究中可以看到，高质量的临床随机试验缺乏是困扰医疗器械临床评价的一个主要问题之一（其与医疗器械，特别是植介入材料的临床试验难以开展有关），相应的高质量的系统综述缺乏也就成为一个必然；其次，医用耗材缺乏通用名制度，品种名称相对较为随意和混乱，在不同的研究报告中所称呼的品种名称与医院实际需要评价的品种是不是同一种产品，是一个巨大的疑问点，这也是制约当前医疗器械卫生技术评估工作开展效果的一个直接影响因素；最后，医用耗材的临床应用评价与临床环境相关性极强，医护人员的经验、技术、患者的个体差异、其他配备设施条件等都会造成临床应用效果的差异，医用耗材临床试验的外推性不强也是制约采信相关研究报告结论的另一个疑问点。

采用真实世界研究方法，用临床实践结果来评价医用耗材的安全性、有效性和经济性事实上已经成为一种行业共识。2016 年，欧盟发布上市后有效性试验（post-authorisation efficacy studies，PAES）科学指南，提出促进登记注册和患者病例等真实世界数据在上市后有效性评价的应用。2017 年，美国 FDA 发布《采用真实世界证据来支持医疗器械的法规决策的审批指南》，确定使用真实世界数据。国家药监局器审中心也于 2019 年 12 月发布了《真实世界数据用于医疗器械临床评价技术指导原则》《指导原则》包括五个部分，就真实世界数据用于医疗器械临床评价提出总领性、原则性、前瞻性要求，主要内容包括真实世界数据与证据、真实世界研究的优势和局限性、常见真实世界数据来源、质量评价、真实世界研究设计常见类型及统计分析方法、可考虑将真实世界证据用于医疗器械临床评价的常见情形。

"真实世界数据"的范畴《指导原则》结合中国监管机构牵头的 IMDRF 临床评价工作组成果文件草案"上市后随访研究"的相关描述，根据中文语言习惯，将其描述为"传统临床试验以外的，从多种来源收集的各种与患者健康状况和 / 或常规诊疗及保健有关的数据"。真实世界数据质量评价是开展真实世界研究的基础，直接影响真实世界研究生成的证据强度。《指导原则》从相关性和可靠性两方面对数据质量提出要求，并采纳 IMDRF 医疗器械临床评价工作组、IMDRF 登记工作组成果文件的相关内容，从代表性、完整性、准确性、真实性、一致性、可重复性六个方面提出数据质量评价的具体考虑要素，提高质量评价的可操作性。《指导原则》明确真实世界数据可用于医疗器械全生命周期临床评价，包括上市前临床评价及上市后临床评价。《指导原则》从不同维度，梳理总结了真实世界证据用于医疗器械临床评价的十一种常见情形，包括：（1）在同品种临床评价路径中提供临床证据；（2）用于支持产品注册，作为已有证据的补充；（3）临床急需进口器械在国内特许使用中产生的真实世界数据，可用于支持产品注册，作为已有证据的补充；（4）作为单组试验的外部对照；（5）为单组目标值的构建提供临床数据；（6）支持适用范围、适应证、禁忌证的修改；（7）支持在说明书中修改产品的临床价值；（8）支持附带条件批准产品的上市后研究；（9）用于高风险植入物等医疗器械的远期安全性和 / 或有效性评估；（10）用于治疗罕见病的医疗器械全生命周期临床评价，加快其上市进程，满足患者需求；（11）上市后监测等。从 11 种常见情形可以看出，在当前发展阶段，真实世界证据在医疗器械临床评价中，更多的是作为已有临床证据的补充，不能取代现有临床评价路径。

世界主流国家和地区都在纷纷采用真实世界研究方法去应对医疗器械管理的需要，一方面说明了传统的临床试验方法在验证医疗器械的有效性方面存在缺漏，另一方面也说明真实世界数据对医疗器械临床评价的重要作用。

近年来，随着人工智能、大数据等信息技术的发展，在海量数据处理上有了长足的进步，因此在对真实世界数据的处理能力（剔除不合理数据、模糊数据处理、异常数据识别等）上得到了极大的提升，使得真实世界研究进展迅速。用于基于真实世界数据的医用耗材临床应用评价的主要数据来源是医院日常诊疗活动所产生的病历数据，包括但不限于病案首页、病程记录、检查检验记录、诊断记录、手术记录、收费记录等。近年来随着国家在电子病历分级力度上的加强，多数三级医院的病历质量和信息化基础数据质量方面有了长足的进步，也为医用耗材临床应用评价工作的开展提供了良好的基础。另外相关法律法规和真实世界数据应用指南的陆续发布，也为基于真实世界数据的医用耗材临床应用评价奠定了基础。

基于真实世界数据的医用耗材临床应用评价工作对于一个年手术量数万的三级医院而言，实际上并不困难。具有数量充足的真实病例，高质量的电子病历和完整的临床诊疗数据即可着手开展医用耗材临床应用评价工作。无论是做个案研究、病例对照分析、回顾性队列研究，还是前瞻性队列研究，乃至临床实效性评价，都有相应完善的方法学和技术工具可以支撑这些工作的开展。真正制约这项工作开展以及评价结果质量高低的本质，仍旧是基础数据的标准化处理和归类，包括异常数据的识别和处理、病种、术式、临床路径、诊疗项目和品种的标准化以及归类问题等。从麦迪维斯的实践经验来看，相对于与医疗质量数据相关的电子病历数据和费用数据，当前最大的数据问题仍旧是医用耗材本身的标准化与归类问题。品名不一、功能特性差异、临床用途参差不齐、品种归类标准多样化等问题是困扰医用耗材临床应用评价工作广泛普及的根本问题。因此，从采购环节入手，借助企业的协助，以临床应用评价为目的，逐步丰富和完善医用耗材基础数据库，仍旧是现阶段医用耗材临床应用评价工作开展的首要目标。随着医用耗材基础数据库的完善，可以通过开放相应的数据资源，支持医务部门和临床科室相关人员开展医用耗材更深层次的临床研究和试验，是促进医用耗材临床应用评价工作更加广泛和深入开展，取得支撑医院临床合理用耗真实世界证据的必由之路。

开展医用耗材临床评价工作的意义在于对评价结果的应用。从结果应用领域来看，医院临床应用评价结果的应用主要有两个方向，一是作为医院采购目录调整的依据；二是作为临床科室、医务人员技术操作资格、绩效考核等的依据。从结果应用的效力来看，作为直接影响临床科室、医务人员操作权限的评价结果，显然对临床用耗的选择、使用影响更大，对于临床合理使用管控工作效果也显然更为直接，自然也就成为行业主管部门推崇和鼓励的一个应用方向。但从医院实际操作角度来看，将临床应用评价结果应用于医用耗材遴选、目录调整或采购份额分配等方面会更易于操作，也更有利于临床应用评价工作本身的发展。

第一，临床科室、医务人员是患者临床诊治的第一责任人，医用耗材临床应用评价结果无论质量高低，其本质仍旧只是临床用耗选择的一项循证证据，不能本末倒置；第二，医用耗材临床应用评价工作刚刚起步，相应的国家规范和指南均未成形，评价工作的客观性、准确性和合理性仍旧需要一个逐步发展完善的过程，盲目地将一项探索性工作直接作用于临床实践，不仅难度大，同时还存在影响医疗质量的潜在隐患；第三，从整体临床用耗管控效果来说，通过采购目录的调整，评价结果虽然难以直接影响每一项临床诊治工作中用耗选择，但可以较大程度上保证总体费用控制和医疗质量的效果，其对于发挥临床应用评价结果的作用仍有保证；第四，作为采购主体开展的临床应用评价，只要保持评价过程的程序规范性，其结果不管质量高低，都可以直接应用于遴选、采购等环节，而不会造成过度的争议；第五，临时性采购、试用目录、备选目录、份额调整等采购手段，使得临床应用评价结果的应用可以有多种丰富的形式，从实际操作角度灵活性要远远大于对临床科室、医务人员权限的直接调整，其对于医用耗材临床应用评价工作本身的发展和完善也更加有利。因此，站在医院角度，从采购环节做起，逐步发展和完善医用耗材临床应用评价工作，无论是对于实际操作还是实际工作效果，无疑是更加有利的一种选择。

在采购环节应用评价结果的方式可以多种多样，如在新品种入院过程中，可以通过设置观察期，在观察期内严格限制临床应用范围，并开展一定程度的前瞻性对比研究，然后基于评价结果决定是否扩大品种的临床应用范围，从而避免尚缺乏充足循证证据的新产品在临床上的过度使用。由于创新性产品一般缺少来自本国的临床证据，使用别国真实世界数据作为依据和安全性证据权威性不足。另如在一些临床选择多样、竞争市场较为充分的品种中可以选择以在用产品的回顾性研究结果作为相应品种市场份额划分的依据，敦促临床科室、企业可以协同向更高的性价比努力，从而促进临床质量效果的提升。再如可以通过评价工作将在用品的卫生经济性指标作为新引进替代品的综合评分标准，从而通过不断迭代，逐步提升临床品种选择的性价比。总之，无论何种方式和策略，医用耗材临床应用评价工作本质目标是在不断提升医疗质量的同时，提高临床用耗的性价比，从而为医院在新一轮医药卫生体制改革中不断提升竞争实力发挥医学工程学科应有的临床支持作用。

随着医药卫生体制改革的不断推进，特别是医用耗材行业治理工作的逐步落实，摆脱传统粗放式的医用耗材管理模式，推进科学化、精细化的管理将是医院医用耗材管理方向发展的唯一选择，相信随着国家在相应政策上的支持和鼓励，未来各个医院的医用耗材临床应用评价工作将会逐步展开，从而真正促进医用耗材的临床应用能够回归治病救人的医疗本质。

13.3 医用耗材临床使用不良反应上报

13.3.1 医用耗材不良反应相关概述

根据《医疗器械不良事件监测和再评价管理办法》，医疗器械不良反应相关用语的含义主要有以下七个方面。

（1）医疗器械上市许可持有人，是指医疗器械注册证书和医疗器械备案凭证的持有人，即医疗器械注册人和备案人。

（2）医疗器械不良事件，是指已上市的医疗器械，在正常使用情况下发生的，导致或者可能导致人体伤害的各种有害事件。

（3）严重伤害，是指有下列情况之一者：①危及生命；②导致机体功能的永久性伤害或者机体结构的永久性损伤；③必须采取医疗措施才能避免上述永久性伤害或者损伤。

（4）群体医疗器械不良事件，是指同一医疗器械在使用过程中，在相对集中的时间、区域内发生，对一定数量人群的身体健康或者生命安全造成损害或者威胁的事件。

（5）医疗器械不良事件监测，是指对医疗器械不良事件的收集、报告、调查、分析、评价和控制的过程。

（6）医疗器械重点监测，是指为研究某一品种或者产品上市后风险情况、特征、严重程度、发生率等，主动开展的阶段性监测活动。

（7）医疗器械再评价，是指对已注册或者备案、上市销售的医疗器械的安全性、有效性进行重新评价，并采取相应措施的过程。为了及时发现、评估和处理医用耗材不良事件，确保医用耗材不良事件的及时上报和处理，进一步提升医疗质量和患者安全水平，保障患者安全和医疗质量。

13.3.2 医用耗材不良反应相关机构

① 监测上报机构

国家药品监督管理局建立国家医疗器械不良事件监测信息系统，加强医疗器械不良事件监测信息网络和数据库建设。

国家药品监督管理局指定的监测机构（以下简称国家监测机构）负责对收集到的医疗器械不良事件信息进行统一管理，并向相关监测机构、持有人、经营企业或者使用单位反馈医疗器械不良事件监测相关信息。

② 监督管理机构

与产品使用风险相关的监测信息应当向卫生行政部门通报。

国务院卫生行政部门和地方各级卫生行政部门负责医疗器械使用单位中与医疗器械不良事件监测相关的监督管理工作，督促医疗器械使用单位开展医疗器械不良事件监测相关工作并组织检查，加强医疗器械不良事件监测工作的考核，在职责范围内依法对医疗器械不良事件采取相关控制措施。

上级卫生行政部门指导和监督下级卫生行政部门开展医疗器械不良事件监测相关的监督管理工作。

③ 数据上报机构

医疗机构作为使用单位应当履行下列主要义务：

（1）建立本单位医疗器械（医用耗材）不良事件监测工作制度，医疗机构还应当将医疗器械（医用耗材）不良事件监测纳入医疗机构质量安全管理重点工作；

（2）配备使用规模相适应的机构或者人员从事医疗器械（医用耗材）不良事件监测相关工作；

（3）收集医疗器械（医用耗材）不良事件，及时向持有人报告，并按照要求向监测机构报告；

（4）配合持有人对医疗器械（医用耗材）不良事件的调查、评价和医疗器械（医用耗材）再评价工作；

（5）配合药品监督管理部门和监测机构组织开展的不良事件调查。

13.3.3 医用耗材不良反应上报管理

13.3.3.1 医用耗材不良反应的上报原则

（1）报告医疗器械不良事件应当遵循可疑即报的原则，即怀疑某事件为医疗器械不良事件时，均可以作为医疗器械不良事件进行报告。报告内容应当真实、完整、准确。

（2）导致或者可能导致严重伤害或者死亡的可疑医疗器械不良事件应当报告，创新医疗器械在首个注册周期内，应当报告该产品的所有医疗器械不良事件。

（3）持有人、经营企业和二级以上医疗机构应当注册为国家医疗器械不良事件监测信息系统用户，主动维护其用户信息，报告医疗器械不良事件。持有人应当持续跟踪和处理监测信息，产品注册信息发生变化的，应当在系统中立即更新。

鼓励其他使用单位注册为国家医疗器械不良事件监测信息系统用户，报告不良事件相关信息。

使用单位发现或者获知可疑医疗器械（医用耗材）不良事件的，应当及时告知持有人，并通过国家医疗器械不良事件监测信息系统报告。暂不具备在线报告条件的，应当通过纸质报表向所在地县级以上监测机构报告，由监测机构代为在线报告。

使用单位应当建立并保存医疗器械不良事件监测记录。记录应当保存至医疗器械有效期后 2 年，无有效期的，保存期限不得少于 5 年。植入性医疗器械的监测记录应当永久保存，医疗机构应当按照病例相关规定保存。

使用单位发现或者获知个例可疑医疗器械不良事件的，应当及时告知持有人。其中，导致死亡的还应当在 7 日内，导致严重伤害、可能导致严重伤害或者死亡的在 20 日内，通过国家医疗器械不良事件监测信息系统报告。

使用单位发现或者获知群体医疗器械不良事件后，应当在 12 小时内通过电话或者传真等方式报告不良事件发生地省、自治区、直辖市药品监督管理部门和卫生行政部门，必要时可以越级报告，同时通过国家医疗器械不良事件监测信息系统报告群体医疗器械不良事件基本信息，对每一事件还应当在 24 小时内按个例事件报告。同时迅速开展自查，并配合持有人开展调查。自查应当包括产品贮存、流通过程追溯、同型号同批次产品追踪等。使用单位自查还应当包括使用过程是否符合操作规范和产品说明书要求等。必要时，使用单位应当暂停医疗器械的销售、使用，并协助相关单位采取相关控制措施。

13.3.3.2　上报对象

医用耗材不良事件的上报对象为医院内的医疗器械临床使用管理委员会或医疗质量管理部门。

13.3.3.3　上报形式

在医院信息管理平台设置专项模块及权限，参照医用耗材不良事件主管部门所需上报字段或信息，调取或填写医用耗材、病人相关信息。实现医院各用耗单元实时对不良事件进行填报，并一键上传主管部门。

填报主要包括五个方面内容。

（1）事件基本信息：包括事件的时间、地点、相关人员、医用耗材名称、型号、批号等基本信息。

（2）事件描述：详细描述事件的发生经过，包括事件的起因、过程和结果。

（3）事件影响评估：对事件可能对患者安全和医疗质量造成的影响进行评估，包括可能的伤害程度、范围和持续时间等。

（4）事件原因分析：对事件的原因进行分析，包括医用耗材质量、设计、使用等方面的问题，并提出改进措施。

（5）处理措施：对事件的处理措施进行说明，包括对患者的处理、医用耗材的处理以及相关人员的教育和培训等。

13.3.3.4　上报流程

（1）事件发生后，相关科室在物资管理系统自行填写提交医用耗材不良事件。

（2）医用耗材相关管理部门负责收集相关信息，并进行事件的初步评估和分析。

（3）根据事件的严重程度，决定是否上报。

（4）上报方式是由相关部门从物资管理系统导出 XML 文件，再上传至上级医疗机构或者相关监管部门。也可对接主管部门系统接口，实现全链条线上申报。

（5）上级医疗机构或者相关监管部门进行事件的综合评估和处理，并给予反馈。

13.3.3.5　上报要求

（1）填报人员应具备一定的医用耗材知识和质量管理知识。

（2）审核及填报人员应及时、准确地填写和审核相关信息，确保填报内容的完整性和真实性。

（3）审核及填报人员应按照规定的流程和时间要求进行填报，确保信息的及时传递和处理。

13.3.3.6　上报结果处理

（1）上级医疗机构或者相关监管部门对填报的事件进行评估和处理。

（2）根据事件的性质和严重程度，采取相应的处理措施，包括责令停止使用、召回、处罚等。

（3）对事件的处理结果进行跟踪和总结，及时进行反馈和改进。

13.4　按病种进行医用耗材使用分析

DRG 是 diagnosis related groups 的缩写，译作"疾病诊断相关分组"，即根据疾病诊断、治疗方式、年龄、合并症、并发症、病症严重程度及转归和资源消耗等因素，将患者分入若干诊断组进行管理，是用于衡量医疗服务质量效率的工具。依据国家医疗保障局《DRG/DIP 支付方式改革三年行动计划》，到 2024 年底，全国所有统筹地区全部开展 DRG/DIP 付费方式改革工作。

利用 DRG 系统结合国家医疗保障局医用耗材信息业务编码等同一技术标准，开展医用耗材使用情况对比，分析相同病组下不同医院、科室、医师在各类医用耗材中使用情况，精准锁定医用耗材使用异常变化点，指导医务部门进行合理化管理。

首先，利用同时期内同一 DRG 病组运行变化情况，找出因医用耗材大幅增长（降低）导致总医疗费用变化的 DRG 病组（如图 13-1 所示）。例如某院甲状腺大手术 DRG 病组，平均费用增长 3237 元，其中平均耗材费用增长了 2010 元，涨幅高达 30.46%。

"KD19甲状腺大手术"运行情况

时间	平均住院日	平均权重	DRG支付标准	平均费用	平均医疗	平均医技	平均管理	平均药品	平均耗材	平均护理
2023年	7.45	1.39	20649	25351	8246	4576	128	3714	8609	77
2022年	6.58	1.39	20649	22114	7341	4380	232	3517	6598	63

◆ 平均费用增加3237元，平均耗材增加2010元，涨幅30.46%。

图 13-1　同一病组下医用耗材使用情况对比分析

其次，使用国家医保耗材编码一级分类，找出病组中医用耗材增长的主要类别（如图13-2所示）。例如通过分析发现该院甲状腺大手术DRG病组医用耗材主要增长在机器人手术材料和基础卫生材料两个方面，其他类别材料均属于正常波动范围之内。

"KD19甲状腺大手术"耗材增长情况

国家编码一级分类	2023年	国家编码一级分类	2022年	增（减）幅
入组例数	381	入组例数	465	-84
非血管介入治疗类材料	5.9	非血管介入治疗类材料	14.23	-8.3
功能性敷料	16.52	功能性敷料	14.29	2.23
机器人手术材料	2756.32	机器人手术材料	1931.09	825.23
基础卫生材料	5657.91	基础卫生材料	4432.35	1225.56
神经外科材料	0	神经外科材料	14.59	-14.59
血管介入治疗类材料	98.31	血管介入治疗类材料	86.13	12.18
止血防粘连材料	0	止血防粘连材料	1.89	-1.89
注射穿刺类材料	73.6	注射穿刺类材料	79.58	-5.98

图 13-2　同一病组下医用耗材一级分类情况对比分析

最后，逐级使用国家医保耗材编码二级、三级分类，找出病组中医用耗材增长的具体品种（如图13-3所示）。例如该院甲状腺大手术DRG病组医用耗材主要增长在机器人手术材料、超声刀头（大血管<7mm封闭刀头）、气管插管及附件（其他气管插管及附件）等具体品种当中。进一步，可以结合具体产品的使用率、使用规格，医用耗材性质进行合理性的评价。

"KD19 甲状腺大手术"耗材增长情况

国家编码一级分类	国家编码二级分类	国家编码三级分类	2023年	2022年	增（减）幅
机器人手术材料	机器人手术材料	机器人手术材料	2756.32	1931.09	825.23
基础卫生材料	超声刀头	（大血管<7mm封闭刀头）	3035.01	2748.52	286.49
基础卫生材料	气管插管及附件	其他气管插管及附件	828.61	101.99	751.99

图 13-3　同一病组下医用耗材三级分类情况对比分析

本章小结

开展医用耗材合理管控是当前行业监管部门一项重中之重的工作，无论是医保、卫生和药监，多项改革措施都涉及医用耗材合理使用问题。随着行业治理力度的加强，以及医保支付制度改革对医院运行带来的成本压力，推进医用耗材临床合理使用已经成为医院必须认真对待的一项工作。客观来看，医疗技术进步依赖医用耗材的引进和使用，这是一件客观事实。不同品种的临床使用存在质量差异，直接影响临床诊疗效果也是一个不争的事实。如何在推进临床诊疗效果的同时，保持较合理的医用耗材选择，已经成为医院不得不面对的一个现实问题。

医用耗材供应链管理检查

本章概要

- 卫生系统检查
- 药监系统检查
- 医保系统检查

医用耗材管理是指医疗机构以病人为中心，以医学科学为基础，对医用耗材的采购、贮存、使用、追溯、监测、评价、监督等全过程进行有效组织实施与管理，以促进临床科学、合理使用医用耗材。医用耗材管理是对医疗机构临床诊断、预防和治疗疾病使用医用耗材全过程实施的监督管理，是医疗管理工作的重要组成部分。针对医疗机构医用耗材管理的监督与检查涉及多个政府监管部门，主要包括卫生系统、药监系统和医保系统三大行政管理系统，每个监管系统根据管理职能的不同对医疗机构医用耗材管理的检查侧重点也不同，卫生系统检查侧重于对医疗机构使用人员的使用行为进行监管，药监系统检查侧重于对医用耗材产品的使用质量进行监管，医保系统检查侧重于对医疗机构医用耗材合理支付进行监管。

医用耗材供应链管理是指医院医用耗材管理部门利用信息化手段和智能设备对医用耗材在供应、配送和使用等环节进行全过程的追溯管理，在供应链管理的全流程中，均涉及卫生、药监、医保三大系统的具体检查要求，所以医疗机构医用耗材管理部门要加强医院物流供应链医用耗材的管理工作，就必须及时了解和掌握各系统对医疗机构医用耗材管理的检查内容和要求。

14.1 卫生系统检查

14.1.1 法规要求

《医疗机构医用耗材管理办法（试行）》关于监督检查有如下规定。

第五十六条 医疗机构医用耗材管理应当严格落实医疗卫生领域行风管理有关规定，

做到廉洁购用。不得将医用耗材购用情况作为科室、人员经济分配的依据，不得在医用耗材购用工作中牟取不正当经济利益。对违反行风规定的医疗机构和相关人员，卫生健康行政部门、中医药主管部门应当根据情节轻重，给予相应处罚和处理。

第五十七条 医疗机构应当落实院务公开有关规定，将主要医用耗材纳入主动公开范围，公开品牌品规、供应企业以及价格等有关信息。

第五十八条 医疗机构应当广泛开展行风评议活动，加大对医用耗材管理过程中存在的违反"九不准"规定等行为的查处力度，对问题严重的医疗机构依法追究相关领导责任。

第五十九条 医疗机构应当按照国家有关规定收取医用耗材使用相关费用，不得违规收取国家规定医用耗材收费项目之外的费用。

第六十条 医疗机构和相关人员不得接受与采购医用耗材挂钩的资助，不准违规私自使用未经正规采购程序采购的医用耗材。

第六十一条 医疗机构应当加强本单位信息系统中医用耗材相关统计功能管理，严格统计权限和审批程序。严禁开展商业目的的医用耗材相关信息统计，或为医用耗材营销人员统计提供便利。

第六十二条 医疗机构应当加强对本机构医用耗材的管理工作，定期检查相关制度的落实情况。

第六十三条 县级以上卫生健康行政部门、中医药主管部门应当加强对医疗机构医用耗材管理工作的监督与管理，定期进行监督检查。

第六十四条 卫生健康行政部门、中医药主管部门的工作人员依法对医疗机构医用耗材管理工作进行监督检查时，应当出示证件。被检查的医疗机构应当予以配合，如实反映情况，提供必要的资料，不得拒绝、阻碍、隐瞒。

第六十五条 医疗机构出现下列情形之一的，根据其具体情形及造成后果由县级以上地方卫生健康行政部门、中医药主管部门及相关业务主管部门依法依规予以处理：

（一）违反医疗器械管理有关法律、法规、行政规章制度、诊疗指南和技术操作规范的；

（二）未建立医用耗材管理组织机构，医用耗材管理混乱，造成医疗安全隐患和严重不良后果的；

（三）医用耗材使用不合理、不规范问题严重，造成医疗安全隐患和严重不良后果的；

（四）非医用耗材管理部门擅自从事医用耗材采购、存储管理等工作的；

（五）将医用耗材购销、使用情况作为个人或者部门、科室经济分配依据，或在医用耗材购销、使用中牟取不正当利益的；

（六）违反本办法的其他规定并造成严重后果的。

《医疗器械临床使用管理办法》（国家卫生健康委员会令第8号）关于监督检查有如下规定。

第六章　监督管理

第四十一条　县级以上地方卫生健康主管部门应当编制并实施本行政区域医疗机构医疗器械使用年度监督检查计划，确定监督检查的重点、频次和覆盖率。对使用风险较高、有特殊保存管理要求医疗器械的医疗机构应当实施重点监管。

第四十二条　县级以上地方卫生健康主管部门应当加强对医疗机构医疗器械临床使用行为的监督管理，并在监督检查中有权行使以下职责：

（一）进入现场实施检查、抽取样品；

（二）查阅、复制有关档案、记录及其他有关资料；

（三）法律法规规定的其他职责。

医疗机构应当积极配合卫生健康主管部门的监督检查，并对检查中发现的问题及时进行整改。

第四十三条　县级以上地方卫生健康主管部门应当组织对医疗机构医疗器械临床使用管理情况进行定期或者不定期抽查，并将抽查结果纳入医疗机构监督管理档案。

第七章　法律责任

第四十四条　医疗机构有下列情形之一的，由县级以上地方卫生健康主管部门依据《医疗器械监督管理条例》的有关规定予以处理：

（一）未按照规定建立并执行医疗器械进货查验记录制度的；

（二）对重复使用的医疗器械，未按照消毒和管理的规定进行处理的；

（三）重复使用一次性使用的医疗器械，或者未按照规定销毁使用过的一次性使用的医疗器械的；

（四）未妥善保存购入第三类医疗器械的原始资料，或者未按照规定将大型医疗器械以及植入和介入类医疗器械的信息记载到病历等相关记录中的；

（五）发现使用的医疗器械存在安全隐患未立即停止使用、通知检修，或者继续使用经检修仍不能达到使用安全标准的医疗器械的。

第四十五条　医疗机构违反本办法规定，有下列情形之一的，由县级以上地方卫生健康主管部门责令改正，给予警告；情节严重的，可以并处五千元以上三万元以下罚款：

（一）未按照规定建立医疗器械临床使用管理工作制度的；

（二）未按照规定设立医疗器械临床使用管理委员会或者配备专（兼）职人员负责本机构医疗器械临床使用管理工作的；

（三）未按照规定建立医疗器械验收验证制度的；

（四）未按照规定报告医疗器械使用安全事件的；

（五）不配合卫生健康主管部门开展的医疗器械使用安全事件调查和临床使用行为的监督检查的；

（六）其他违反本办法规定的行为。

第四十六条　医疗机构及其医务人员在医疗器械临床使用中违反《执业医师法》《医

疗机构管理条例》等有关法律法规的，依据有关法律法规的规定进行处理。

第四十七条　县级以上地方卫生健康主管部门工作人员不履行医疗机构医疗器械临床使用监督管理职责或者滥用职权、玩忽职守、徇私舞弊的，上级卫生健康主管部门可以建议有管理权限的监察机关或者任免机关对直接负责的主管人员和其他直接责任人员依法给予处分；构成犯罪的，依法追究刑事责任。

卫生系统是指在一定的法律和规章制度所规定的范围内，提供以促进、恢复和维护健康为基本目的的活动的总体。狭义的卫生系统也可看作是在一定法律和政策的框架内的组织网络，旨在组织、分配和利用现有的社会资源为全社会提供卫生保健服务，通过保证公平、效益和效果平衡，实现维护人民的健康和提高生活质量的目的。我国的卫生系统由卫生服务、医疗保障和卫生执法监督 3 部分组成，针对医疗机构医用耗材监管而言，所涉及的卫生系统主要指卫生健康行政部门。

14.1.2　检查内容

卫生系统对医疗机构医用耗材的检查主要依据《医疗机构医用耗材管理办法（试行）》和《医疗器械临床使用管理办法》两个文件开展，各级卫生系统监管部门负责对所辖医疗机构医用耗材的管理和使用进行监督。

❶ **医用耗材管理组织机构要求**

在组织机构方面，要求二级以上医院应组织成立医用耗材管理委员会，建立医用耗材管理委员会的组织构架、人员组成、工作制度，定期召开管理委员会会议。医用耗材管理委员会组成人员应具有高级技术职务任职资格，人员来源包括临床科室、药学、医学工程、护理、医技科室人员以及医院感染管理、医用耗材管理、医务管理、财务管理、医保管理、信息管理、纪检监察、审计等部门。医疗机构负责人任医用耗材管理委员会主任委员，医用耗材管理部门和医务管理部门负责人任医用耗材管理委员会副主任委员。医用耗材管理委员会应当建立医用耗材管理相应的工作制度、操作规程和工作记录，日常工作应当由指定的医用耗材管理部门和医务管理部门分工负责，医用耗材的遴选、采购、验收、储存、申领、发放、信息化建等工作由医用耗材管理部门负责，医用耗材的临床使用、监测与评价工作由医务管理部门负责，医用耗材管理部门配合开展，相关的人员名单和会议文件应纳入委员会档案管理。

❷ **医用耗材管理的场所、设备设施和人员配置要求**

医疗机构应当为医用耗材管理部门、医务管理部门配备和提供与医疗机构规模、功能相符的必要的场所、设备设施和人员，医疗机构从事医用耗材管理的相关工作人员应当具备与管理工作相适应的专业学历、技术职称或者经过相关（卫生系统或专业学会、药监系统或卫生管理部门与药监系统联合）技术培训。

❸ **医用耗材遴选要求**

医疗机构医用耗材遴选由医用耗材管理委员会负责，具体工作可指定医用耗材管理部门实施。遴选原则是合法、安全、有效、适宜、经济，遴选出本机构需要的医用耗材及其生产、经营企业名单，遴选建立本机构的医用耗材供应目录，并进行动态管理，定期调整。医疗机构需对本机构内的供应目录医用耗材按照国家药监局印发的《医疗器械分类目录》实施分级分类管理，建立Ⅰ级、Ⅱ级和Ⅲ级医用耗材管理目录。医疗机构应当加强供应目录涉及供应企业数量管理，统一限定纳入供应目录的相同或相似功能医用耗材供应企业数量。

④ **医用耗材申请与采购要求**

医用耗材使用科室或部门根据实际需求向医用耗材管理部门提出采购申请，医用耗材管理部门负责对采购申请进行审核，按照相关法律、行政法规和国务院有关规定，采用适当的采购方式，确定需要采购的产品、供应商及采购数量、采购价格等，并签订书面采购协议。医用耗材的采购相关事务由医用耗材管理部门实行统一管理，其他科室或者部门不得从事医用耗材的采购活动，不得使用非医用耗材管理部门采购供应的医用耗材。医用耗材采购工作应当在有关部门有效监督下进行，由至少 2 名工作人员实施。对临时性医用耗材采购，须经医用耗材管理委员会主任委员、副主任委员同意后方可实施，一年内重复多次临时采购的医用耗材，应当按照程序及时纳入供应目录管理。遇有重大急救任务、突发公共卫生事件等紧急情况，以及需要紧急救治但缺乏必要医用耗材时，医疗机构可以不受供应目录及临时采购的限制。医疗机构采购医疗设备时，应当充分考虑配套使用医用耗材的成本，并将其作为采购医疗设备的重要参考因素。

⑤ **医用耗材验收与存储要求**

医用耗材验收方面，医用耗材管理部门负责医用耗材的验收、储存及发放工作。应当建立进货查验记录制度，查验供货者的资质和医疗器械的合格证明文件，由验收人员验收合格后方可入库。验收人员应当严格进行验收操作，并真实、完整、准确地进行验收记录。验收人员应当重点对医用耗材是否符合遴选规定、质量情况、效期情况等进行查验，不符合遴选规定以及无质量合格证明、过期、失效或者淘汰的医用耗材不得验收入库。使用后的医用耗材进货查验记录应当保存至使用终止后 2 年，未使用的医用耗材进货查验记录应当保存至规定使用期限结束后 2 年，植入性医用耗材进货查验记录应当永久保存，购入Ⅲ级医用耗材的原始资料应当妥善保存，确保信息可追溯。

医用耗材存储方面，医疗机构应当设置相对独立的医用耗材储存库房，配备相应的设备设施，制订相应管理制度，定期对库存医用耗材进行养护与质量检查，确保医用耗材安全有效储存。对库存医用耗材的定期养护与质量检查情况应当做好记录，需冷链管理的，应当严格落实冷链管理要求，并确定专人负责验收、储存和发放工作，确保各环节温度可追溯。建立医用耗材定期盘点制度，由医用耗材管理部门指定专人，定期对库存医用耗材进行盘点，做到账物相符、账账相符。

⑥ **医用耗材申领与发放要求**

医用耗材使用科室或部门根据需要向医用耗材管理部门提出领用申请，医用耗材管理部门按照规定进行审核和发放。申领人应当对出库医用耗材有关信息进行复核，并与发放人共同确认。医疗机构应当建立医用耗材出库管理制度，医用耗材出库时，发放人员应当对出库的医用耗材进行核对，确保发放准确，产品合格、安全和有效。出库时，应当按照剩余效期由短至长顺序发放，出库后的医用耗材管理由使用科室或部门负责，使用科室或部门应当指定人员负责医用耗材管理，保证领取的医用耗材品种品规和数量既满足工作需要，又不形成积压，确保医用耗材在科室或部门的安全和质量。

⑦ **医用耗材临床使用要求**

医务管理部门负责规范医务人员医用耗材行为，促进临床合理使用医用耗材，具体要求如下所述。

（1）医用耗材试用管理

医用耗材在遴选和采购前如需试用，应当由使用科室或部门组织对试用的必要性、可行性以及安全保障措施进行论证，并向医务管理部门提出申请或备案。

（2）医用耗材使用前培训

在新医用耗材临床使用前，应当对相关人员进行培训，并建立培训记录。

（3）医用耗材使用管理

使用资质管理方面，要求按照机构内Ⅰ级、Ⅱ级和Ⅲ级医用耗材管理目录，对医用耗材临床使用实施分级分类管理，医务人员在使用医用耗材进行诊疗活动时，应具备相应的医用耗材使用资质。要求Ⅰ级医用耗材，应当由卫生技术人员使用；Ⅱ级医用耗材，应当由有资格的卫生技术人员经过相关培训后使用，尚未取得资格的，应当在有资格的卫生技术人员指导下使用；Ⅲ级医用耗材，应当按照医疗技术管理有关规定，由具有有关技术操作资格的卫生技术人员使用。植入类医用耗材，应当由具有有关医疗技术操作资格的卫生技术人员使用，并将拟使用的医用耗材情况纳入术前讨论，包括拟使用医用耗材的必要性、可行性和经济性等。非植入类医用耗材的使用，应当符合医疗技术管理等有关医疗管理规定，植入性医用耗材知情同意管理方面，要求临床使用Ⅲ级或植入类医用耗材时，应当与患者签署知情同意书，知情同意书内容应包括拟使用医用耗材名称、数量、金额等信息。

医用耗材使用管理方面，临床医务人员使用医用耗材，应当按照诊疗规范、操作指南、使用说明书等规范使用，遵守医用耗材适用范围、禁忌证及注意事项。一次性医用耗材不得重复使用。重复使用的医用耗材，应当严格按照要求清洗、消毒或者灭菌，并进行效果监测。使用医用耗材前，应当对医用耗材的包装及其有效期进行常规检查，认真核对其规格、型号、消毒或者灭菌有效日期等，包装破损、标识不清、超过有效期或者可能影响使用安全的，不得使用。应当建立医用耗材临床使用登记制度，使医用耗材信息、患者信息以及诊疗相关信息相互关联，保证使用的医用耗材向前可溯源、向后可追踪。

（4）医用耗材使用后处置管理

医用耗材使用后属于医疗废物的，应当严格按照医疗废物管理有关规定处理，并达到闭环管理可追溯要求。

（5）医用耗材使用质量控制

对医用耗材尤其是重点监控医用耗材的临床使用情况设立质控点，纳入医疗质量控制体系。结合单病种管理、临床路径管理、支付管理、绩效管理等工作，持续提高医用耗材合理使用水平，保证医疗质量和医疗安全。

⑧ **医用耗材监测与评价要求**

医务管理部门应当建立本机构医用耗材临床应用质量安全事件报告、不良反应监测、重点监控、超常预警和评价制度，对医用耗材临床使用安全性、有效性和经济性进行监测、监控、分析、评价，对医用耗材应用行为进行点评与干预。应当建立医用耗材超常使用预警机制，对超出常规使用的医用耗材，要及时进行预警，通知相关部门和人员。应当对医用耗材的临床使用进行评价，根据相关法律法规、技术规范等，建立评价体系，对医用耗材临床使用的安全性、有效性、经济性等进行综合评价，发现存在的或潜在的问题，制定并实施干预和改进措施，促进医用耗材合理使用。应当加强医用耗材临床使用评价结果的应用，评价结果应当作为医疗机构动态调整供应目录的依据，对存在不合理使用的品种可以采取停用、重新招标等干预措施；同时将评价结果作为科室和医务人员相应临床技术操作资格或权限调整、绩效考核、评优评先等的重要依据。应当定期将质量安全事件报告、不良反应监测、重点监控、超常预警和评价结果进行内部公示，指导使用科室和部门采取措施，持续改进医用耗材临床使用水平。

14.1.3　高值医用耗材专项审计指引（试行）

审计重点关注以下内容。

（一）机构与职责。查阅内设机构及职能设置文件、会议纪要等，了解机构设置、职责分工及落实情况。包括是否按规定设立医用耗材管理委员会，是否履行职责；医用耗材管理部门、医务管理部门是否履行职责；是否建立健全议事决策机制、岗位责任制、内部监督等机制，其中岗位责任制是否明确岗位办理业务和事项的权限范围、审批程序和责任。

（二）人员管理。查阅岗位职责、轮岗记录等资料，访谈相关人员，了解关键岗位人员管理情况。包括从事医用耗材管理相关工作的人员是否具备与管理工作相适应的专业学历、技术职称；不相容岗位是否相互分离；是否对医用耗材管理关键岗位人员建立培训、评价、轮岗等机制不具备轮岗条件的是否定期采取专项审计等控制措施等。

（三）制度建设。查阅医用耗材管理制度、业务流程、内部控制评价报告等资料，了解制度体系健全、合规情况。包括是否界定高值医用耗材管理范围；是否建立健全医用耗材管理制度，是否明确遴选、采购、库存、收费、财务、信息化建设、使用评价等内容；是否符合国家及属地有关规定；是否明确审核审批事项，是否建立授权审批控制；相关制度是否有效执行等。

（四）信息化建设。查看耗材管理系统及其他相关信息系统，查阅内部控制评价报告等资料，了解信息化建设及运行情况，包括是否建立耗材管理系统，是否嵌入内部控制要求，是否可以覆盖高值医用耗材管理各环节；是否与内部其他相关信息系统互联互通；录入信息是否全面、完整、准确等。

14.1.3.1 审计遴选管理情况

重点关注以下内容。

（一）管理制度。查阅医用耗材、供货商遴选、耗材准入等管理制度，审计是否规定耗材及供应商遴选和准入的流程、资质要求、审核审批权限等内容，是否明确对耗材目录动态管理的要求等。

（二）准入遴选。查阅新增耗材准入遴选相关记录、会议纪要、医疗机构医用耗材供应目录（以下简称供应目录）等资料，对比分析集中采购管理平台数据，审计耗材品目信息是否一致，新耗材准入是否按照权限履行审核审批程序，审批结果记录是否完整等。

（三）供应商管理。查阅供应目录、医疗器械经营企业许可证、企业法人营业执照、授权代理证明、产品注册证及附页等资料，审计供应商及产品资质是否合规、有效，调整审批记录是否完整，实际执行的供应商是否在供应目录范围内。

（四）目录管理。查阅供应目录，审计属于国家或省市医用耗材集中采购目录的是否从中遴选，是否包含耗材、供应商等信息，是否定期调整等。

14.1.3.2 审计采购管理情况

重点关注以下内容。

（一）管理制度。查阅采购管理制度，审计是否规定采购方式、流程、审批权限等内容。

（二）采购执行。查阅采购申请审批表、采购资料、采购合同及台账等，查看集中采购管理平台，审计集中采购的高值医用耗材是否在规定的平台上采购，成交价格与平台价格是否存在差异；一年内重复多次临时采购的高值医用耗材是否按程序审批并及时纳入供应目录；集中采购目录外高值医用耗材的采购程序、采购方式是否符合有关规定；是否按照权限履行审核审批程序等。

（三）采购合同。查阅采购合同等资料，审计是否签订采购合同，合同要素、条款是否完整，合同条款是否合理等。

14.1.3.3 审计库存管理情况

重点关注以下内容。

（一）管理制度。查阅库存管理制度，审计是否规定验收、出入库、存储转运、盘点对账等内容。

（二）出入库管理。查阅采购、验收、出入库记录和发票、送货清单并对比分析，审计是否按规定及合同约定开展验收确认；各类单据记载信息是否一致；出入库手续是否完备、合规，耗材是否在效期内；是否按规定保管送货及出入库单据等。

（三）实物管理。查阅资产账、出入库记录等资料，现场查看实物保管情况，审计各级库房是否安排专人管理并记录明细台账；各级库房、转运消毒中心等交接记录是否完整；是否违规使用供应目录外高值医用耗材等。

（四）盘点对账。查阅盘点记录、资产账等资料，开展监盘，查看耗材管理信息系统、医院管理信息系统（HIS 系统）并对比分析，审计是否指定专人定期盘点对账；账实、账账是否相符；是否依据盘点结果查明盘盈盘亏原因并按规定处理等。

14.1.3.4　审计收费和价格管理情况

重点关注以下内容。

（一）管理制度。查阅收费和价格管理制度，审计是否规定收费和退费流程、审批权限、成本测算及控制、调价管理、价格公示、费用清单等内容。

（二）政策落实。查看并对比分析耗材管理信息系统、HIS 系统中收费项目数据，审计是否执行国家及属地规定的"零差率"、医保基金使用、价格行为管理等政策，是否存在未经价格管理部门备案或批复的医疗服务项目；医疗服务价格是否及时调整；是否根据巡视巡察、审计、飞行检查等监督检查发现问题及时整改等。

（三）收费合规。查看耗材管理系统、HIS 系统，对比分析收费、病历、出库记录和耗材条码信息等，审计记载信息是否一致；是否存在重复收费、超范围收费、超标准收费、分解项目收费、串换医用耗材、虚假收费等情况。

（四）退费管理。查阅费用减免、退费管理等制度、业务流程、业务审批单等资料，查看耗材管理系统、HIS 系统，审计是否按照权限履行审核审批程序，事由是否合理，单据内容是否完整等。

14.1.3.5　审计财务管理情况关注内容

查阅部门预算文件、会计账簿、会计凭证、采购合同、资产账、盘点记录等资料，重点关注高值医用耗材采购是否纳入年度部门预算；是否按照中小企业款项支付政策及合同约定履行付款义务；相关信息是否一致；是否及时进行账务处理；是否定期与耗材管理部门核对账务。

14.1.3.6　审计使用评价情况关注内容

查阅内部制度和出入库、病历、收费记录等资料，重点关注内部制度是否规定高值医用耗材临床应用质量安全事件报告、不良反应监测、重点监控、超常预警和评价等内容，执行是否有效；相关信息记录是否完整、一致，是否可追溯等。

14.1.3.7　关注采用供应链延伸服务（SPD）模式管理高值医用耗材的相关风险

查阅内部制度、服务合同、财务账簿、会计凭证、会议纪要等资料，查看相关信息系统，访谈相关人员了解单位使用 SPD 模式的决策情况，对配送商、供应商的监管措施及执行情况，相关信息系统安全性、数据所有权归属等情况。审计采购方式是否适当，合同是否约定单位、配送商、供应商的权利义务、违约责任等内容，是否强制供应商使用相关信息系统；是否按规定及合同约定结算货款和服务费；单位工作人员是否参与耗材验收；发票是否真实、准确，是否符合"两票制"改革导向等。

14.1.4 注意事项

卫生系统医疗机构医用耗材管理的检查侧重于对医疗机构从业人员医用耗材使用行为的检查，通过规范医用耗材使用行为，加强医疗机构医用耗材的管理。在采购行为方面，检查医疗机构从业人员采购和使用过程中有没有做到廉洁购用，是否存在将医用耗材购用情况作为科室、人员经济分配的依据，以及在医用耗材购用工作中牟取不正当经济利益的行为。在信息公开方面，检查医疗机构是否存在在开展商业目的的医用耗材相关信息统计，为医用耗材营销人员统计提供便利的行为。在医用耗材收费方面，检查是否存在违规收取国家规定医用耗材收费项目之外费用的行为。在使用行为方面，检查从业人员是否存在接受与采购医用耗材挂钩的资助，或违规私自使用未经正规采购程序采购的医用耗材的行为。

卫生健康行政部门、中医药主管部门在对医疗机构医用耗材管理工作进行监督检查时，重点关注的是以下这几种情况：

（1）医用耗材使用是否遵循医疗器械管理有关法律法规、行政规章制度、诊疗指南和技术操作规范；

（2）医疗机构是否建立医用耗材管理组织机构；

（3）是否存在医用耗材使用不合理、不规范问题，造成医疗安全隐患和严重不良后果；

（4）是否存在非医用耗材管理部门擅自从事医用耗材采购、存储管理；

（5）是否将医用耗材购销、使用情况作为个人或者部门、科室经济分配依据，或在医用耗材购销、使用中牟取不正当利益。

14.2 药品监督管理局系统检查

我国的药品监督管理部门，主要包括国务院药品监督管理部门以及各级人民政府负责药品监督管理的部门。药监系统对医疗机构医用耗材的检查主要依据《医疗器械监督管理条例》《医疗器械质量抽查检验管理办法》《医疗器械不良事件监测和再评价管理办法》和《医疗器械使用质量监督管理办法》等文件开展，各级药品监督管理部门负责对所辖医疗机构医疗器械的管理和使用质量进行监督管理。

根据《医疗器械质量抽查检验管理办法》规定国家医疗器械抽查检验的重点范围：安全风险性高、需要重点监管的；临床使用量大、使用人群和使用范围广的；投诉举报较多、舆情关注度高的；不良事件监测提示可能存在质量问题的；产品质量易受储存运输条件影响的；其他监管需要的。

14.2.1 检查内容

药品监督管理部门对医疗机构使用环节检查重点主要包括以下内容。

《医疗器械监督管理条例》《医疗器械使用质量监督管理办法》《医疗器械不良事件监测和再评价管理办法》《医疗器械冷链（运输）管理指南》等法规、规范、标准要求是否全面落实。（1）是否购进、使用未依法注册或者备案、无合格证明文件以及过期、失效、淘汰的医疗器械；（2）是否建立覆盖质量管理全过程的使用质量管理制度；（3）是否严格查验供货商资质和产品证明文件；（4）对无菌和植入类医疗器械是否建立并执行使用前质量检查制度；（5）是否对植入和介入类的医疗器械建立使用记录，植入性医疗器械使用记录是否永久保存，相关资料是否纳入信息化管理系统，相关信息是否能够追溯；（6）储存条件是否符合标签和说明书的标示要求，对需冷链管理的医疗器械是否配备相适应的设施设备；（7）是否履行医疗器械不良事件监测相关义务。

①　医用耗材采购和验收管理要求

医疗机构应当对医用耗材采购实行统一管理，指定医用耗材管理部门或者人员统一采购医用耗材，其他部门或者人员不得自行采购。医疗机构应当从具有资质的医用耗材生产经营企业购进医用耗材，并索取、查验供货者资质、医用耗材注册证或者备案凭证等证明文件。医疗机构对购进的医疗器械应当验明产品合格证明文件，并按规定进行验收，验收时应当真实、完整、准确地记录进货查验情况，并建立进货查验记录。进货查验记录内容应包括：医用耗材的名称、型号、规格、数量、生产批号、使用期限或者失效日期等信息。对有特殊储运要求的医疗器械还应当核实储运条件是否符合产品说明书和标签标示的要求。进货查验记录应当真实、准确、完整和可追溯，并按照国务院药品监督管理部门规定的期限予以保存。进货查验记录应当保存至医用耗材规定使用期限届满后2年或者使用终止后2年，其中植入性医疗器械进货查验记录应当永久保存。医疗机构不得购进和使用未依法注册或者备案、无合格证明文件以及过期、失效、淘汰的医用耗材。

②　医用耗材库存管理要求

医疗机构贮存医用耗材的场所、设施及条件应当与医疗器械品种、数量相适应，符合产品说明书、标签标识的要求及使用安全、有效的需要；对温度、湿度等环境条件有特殊要求的，还应当监测和记录贮存区域的温度、湿度等数据。医疗机构应当按照贮存条件、医用耗材有效期限等要求对贮存的医用耗材进行定期检查并记录。

③　医用耗材使用管理要求

医疗机构应当建立医用耗材使用前质量检查制度，医务人员在使用医用耗材前，应当按照产品说明书的有关要求进行检查。使用无菌医用耗材前，应当检查医用耗材的包装及其有效期限，包装破损、标识不清、超过有效期限或者可能影响使用安全、有效的，不得使用。

对重复使用的医用耗材，应当按照国务院卫生主管部门制定的消毒和管理的规定进行处理。一次性使用的医用耗材不得重复使用，对使用过的应当按照国家有关规定销毁并记录。医疗机构使用植入和介入类医用耗材，应当将医用耗材的名称、关键性技术参数等信息以及与使用质量安全密切相关的必要信息记载到病历等相关记录中。对植入和介入类医用耗材应当建立使用记录，植入性医用耗材使用记录应当永久保存，相关资料应当纳入信息化管理系统，确保信息可追溯。医疗机构应当加强对工作人员的技术培训，按照产品说明书、技术操作规范等要求使用医用耗材。医疗机构应当妥善保存购入第三类医用耗材的原始资料，并确保信息具有可追溯性。

14.2.2　注意事项

药品监督管理部门对医疗机构医用耗材管理的检查侧重于对医用耗材采购、验收、库存管理、领取、使用等全流程产品质量的检查，包括管理过程中的质量和使用过程中的质量。通过加强对医疗机构医用耗材质量的管理，确保医用耗材应用于患者的诊疗安全。药品监督管理部门对医疗机构医用耗材管理进行监督检查时，重点关注的是以下这几种情况。

1. 医疗机构是否使用不符合经注册或者备案的产品技术要求的医用耗材。

2. 医疗机构是否使用无合格证明文件、过期、失效、淘汰的医用耗材，或者使用未依法注册的医用耗材。

3. 医疗机构是否按照医用耗材产品说明书和标签标示要求贮存医用耗材。

4. 医疗机构是否转让或者捐赠过期、失效、淘汰、检验不合格的在用医用耗材。

5. 医疗机构是否建立并执行医用耗材进货查验制度，查验供货者的资质，真实、完整、准确地记录进货查验情况。

6. 医疗机构是否按规定建立和保存植入和介入类医用耗材使用记录。

7. 医疗机构是否按规定配备与其规模相适应的医用耗材质量管理机构或者质量管理人员，按规定建立覆盖质量管理全过程的使用质量管理制度。

8. 医疗机构是否按规定由指定的部门或者人员统一采购医用耗材。

9. 医疗机构是否购进、使用未备案的第一类医用耗材，或者从未备案的经营企业购进第二类医用耗材。

10. 医疗机构贮存医用耗材的场所、设施及条件是否与医用耗材品种、数量相适应，是否按照贮存条件、医疗器械有效期限等要求对贮存的医用耗材进行定期检查并记录。

11. 医疗机构是否按规定建立、执行医用耗材使用前质量检查制度。

12. 医疗机构是否按规定对其医用耗材质量管理工作进行自查、形成自查报告。

14.2.3　第三方供应链服务机构院外仓的检查

如果医疗机构使用第三方供应链管理机构提供医用耗材管理服务，并且医用耗材管理库房设在医疗机构外，属于第三方供应链服务机构的，应该按照《医疗器械经营质量管理规范附录：专门提供医疗器械运输贮存服务的企业质量管理现场检查指导原则》的通知（药监综械管〔2023〕44 号）进行检查。

相关质量检查要求见附录 1。

14.3 医保系统检查

医疗保险系统是指国家医疗保障局、省级医疗保障局及设区市级医疗保障局系统。

基本医疗保险医用耗材，是指经医疗器械主管部门注册或备案，获得国务院医疗保障行政部门医用耗材编码的医用耗材。2019 年，国务院办公厅印发了《关于印发治理高值医用耗材改革方案的通知》，对加强高值医用耗材医保支付管理提出了进一步要求。加强医用耗材医保支付管理的目标是让医用耗材医保分类更加规范，支付管理更加科学高效。医保系统对医疗机构医用耗材的监管，依据《医疗保障基金飞行检查管理暂行办法》，主要针对的是《基本医保医用耗材目录》内的医用耗材，主要依据《基本医疗保险医用耗材管理暂行办法》和《基本医疗保险医用耗材支付管理暂行办法》两个文件开展，检查侧重于对医疗机构医用耗材合理支付进行监管。

14.3.1 检查内容

（1）定点医疗机构应优先配备和使用《基本医保医用耗材目录》内医用耗材及医保部门组织的集中带量采购中选医用耗材。

（2）使用价格高于支付标准的医用耗材，要求定点医疗机构和医务人员要保障参保患者的知情同意权。

（3）使用《基本医保医用耗材目录》内医用耗材，要求使用的医用耗材满足 2 个条件，一是要以疾病诊断或治疗为目的，符合《医用耗材目录》限定的支付范围；二是要符合在医用耗材注册证的适用范围，且由定点医疗机构具有相应资质的医务人员开具（急救、抢救可放宽至定点医疗机构以外）。满足以上 2 个条件予以支付。如果使用的医用耗材是用于非疾病诊疗项目使用的，超出合理使用范围的，或者各种科研性、临床验证性等应由第三方支付费用的，医保基金不予支付。如出现由于医用耗材自身原因导致使用不成功或发生超出实际植入数量的植入性医用耗材费用的情况，医保基金和患者均不予支付。医疗机构在使用医用耗材进行医保计算时，需要特别关注医保支付政策对医用耗材支付的要求。

14.3.2 注意事项

（1）检查定点医疗机构医用耗材的管理情况。要求定点医疗机构健全院内医用耗材准入机制，加强对医用耗材使用情况的监测和监管。要建立健全基本医疗机构内部医疗保险医用耗材采购、配备、使用、支付、结算等方面的管理制度，确保安全、合理、规范使用，并按要求公示医用耗材价格，定期向医保部门报送医用耗材进销存等数据。

（2）检查医疗机构医保医用耗材使用合理性和费用合规性。要求定点医疗机构要规范医保医师的医用耗材使用行为，对医务人员要开展培训指导，对用价格高于支付标准的医用耗材或非医保目录内医用耗材，应保障参保人员的知情同意权。

医疗机构医疗器械使用质量管理自查表见附录 2。

14.3.3 案例介绍

南京市医保局建设医用耗材阳光监管平台

1 建设目标

定点医疗机构的医用耗材全面实行监管平台集中采购、集中结算，实施"招标、采购、配送、使用、结算、支付"全流程监控管理，阳光运行，实现价格降低、便企惠民。平台实时跟踪配送企业、配送产品、配送数量、配送时间、价格执行和产品交接等配送企业供货情况，"招标、采购、配送、使用、结算、支付"环节实现记录全过程。注重"四个落实"：一是落实主体责任。二是落实协同治理理念。三是落实平台运行与招采、谈判、采购、结算的联动一体作用。医用耗材使用行为的"探测器"，能够展示包含但不限于医生开具的医用耗材名称、数量、金额，病人使用医用耗材数量、收费记录等，通过大数据分析，梳理医用耗材带量采购与医保基金支出的关联性，运用医保支付政策，促进医疗机构使用谈判医用耗材，实现医保基金战略购买的"带量效果"。四是落实国家标准化要求。

2 重点监控管理

（1）预警规则（医院）：供货企业送达医用耗材后，医院 5 天内未进行到货确认的；医院收货后超过 50 天内未支付货款但未超过 55 天；应急采购量超过总采购量的 1.8%（三级）；应急采购量超过采购总量的 0.8%（二级）；采购非带量产品超过同类产品采购总量的 20%（按月）；带量采购品种累计采购量未完成计划进度的（按月）；开户后 2 个月未发生网上采购。

（2）异常规则（医院）：供货企业送达医用耗材后，医院 7 天内未进行到货确认的；医院收货后超过 55 天未支付货款；医疗机构使用某一品种数量超过采购量（高值医用耗材）；产品未备案并出现线下采购的情况（要求应急采购的产品必须先备案后使用）；医用耗材使用价格大于医用耗材采购价格；应急采购量超过采购总量的 2%（三级）；应急采购量超过采购总量的 1%（二级）；医用耗材有使用记录，但是没有入库记录；采购非带量产品超过同类产品采购总量的 30%（按月）；连续两次预警（每月带量采购品种累计采购量未完成计划进度）的；按科室专业分类，超范围使用非本科室的医用耗材；某件医用耗材使用后，存在重复计费现象的；未提供某种医疗服务行为，存在计费现象的；系统通过数据质量检测，发现不实数据的；使用超过有效期的医用耗材；市场监管部门发现产品问题的开户后 3 个月未发生网上采购。

（3）预警规则（医生）：过度使用，医用耗材使用量超过单病种平均使用量的 100%（高值医用耗材）。

（4）异常规则（医生）：串换使用，未使用医院医用耗材出库登记的医用耗材，用其他医用耗材替代；医生使用某件医用耗材月均使用量超上年平均使用量的 200%（限高值医用耗材，本年新进医生除外）。

医用耗材使用量超过单病种平均使用量 200%（高值医用耗材）；按病种分类，有超病种范围使用医用耗材记录的；未提供某种医疗服务行为，存在计费现象；线下投诉举报有贿赂问题。

本章小结

医疗机构医用耗材的管理主要涉及的监管系统包括卫生系统、药监系统和医保系统三大系统，对应的政府监管部门为卫生健康行政部门、药品监管部门和医保部门，每个监管系统根据管理职能的不同对医疗机构医用耗材管理的检查侧重点也不同，卫生系统检查侧重于对医疗机构使用人员的使用行为进行监管，药监系统检查侧重于对医用耗材产品的使用质量进行监管，医保系统检查侧重于对医疗机构医用耗材合理支付进行监管。医疗机构在开展医用耗材管理时，要了解不同监管系统对医用耗材管理的检查要求和检查要点，使医用耗材在采购、贮存、使用、追溯、监测、评价、监督等全过程符合各监管系统的监管要求，提升医疗机构内部医用耗材的管理水平，保障医用耗材在医疗机构应用的安全、有效、经济和适宜。

第15章

医用耗材供应链管理未来发展趋势

本章概要

- 管理趋势
- 市场趋势
- 模式趋势

医院物流供应链管理是指在医院内部，以及内部与外部供应商之间，对医疗物资和设备的采购、仓储、配送和管理等环节进行有效的协调和管理。它对于提高医院的运营效率、优化成本控制、确保医疗服务质量和安全具有重要的作用。然而随着医疗行业的发展和变革，医院物流供应链管理正面临着新的发展机遇和挑战，未来的医院物流供应链管理将呈现出智能化、自动化、精细化和服务化的发展趋势，下面本文将对这些趋势进行更加详细的说明。

15.1 管理趋势

15.1.1 管理精细化

精细化是一种管理思想和方法，旨在通过消除浪费和提高价值创造能力，实现企业的高效运作和持续改进。在医院物流供应链中，精细化发展的目标是通过优化流程、降低库存、提高响应速度和服务质量，实现医院物流供应链的高效运作。精细化的发展趋势主要表现在以下几个方面。

① 医用耗材追溯管理

医疗物资质量是医院物流供应链中至关重要的一环，为确保医疗物资的质量和安全，需要建立健全追溯体系和监管机制。建立完善的医疗物资质量追溯体系，通过使用技术手段如条码、视觉识别、RFID、物联网及区块链技术等对医疗物资进行标识和跟踪，可以实现对物资流向和使用情况的追踪。追溯体系不仅可以帮助医院监控物资的流通，还能够及时发现和处理可能存在的质量问题。

② **成本控制和优化**

利用精细化的大数据分析和算法模型，实现对供应链成本的精细控制和优化，提高供应链的成本效益。同时通过引入自动化设备和数字化技术，减少人工操作和纸质文档的使用，提高物流操作的效率和准确性，从而降低成本。

③ **供应链可视化**

通过数据可视化帮助医院管理者更容易地识别和理解数据中的模式、趋势和关系，而信息可视化帮助医院管理者更好地理解和分析信息。未来虚拟现实及交互可视化可以实现对供应链各个环节的实时监控和可视化展示，包括库存情况、订单状态、物流运输等，提供决策者全面的供应链信息。图 15-1 展示了某医院运营管理可视化面板，图 15-2 展示了某医院医用耗材的可视化流程。未来，随着物流供应链管理的数字化、自动化程度不断提高，供应链可视化技术将会得到更广泛的应用。医院将会通过供应链可视化技术实现对整个物流过程的全面掌控，从而提高物流效率和准确性，降低物流成本，提高医院的运营效益。

④ **供应链风险管理**

医院物流供应链是医疗机构运营的重要组成部分，为了确保医疗资源的及时供应和安全性，建立一套完整的风险管理体系至关重要。这个体系包括风险评估、防范措施和应急预案等方面的工作，通过对潜在风险进行识别和评估，并制订相应的应对计划，可以降低风险的发生和影响。

随着物联网、大数据和人工智能技术的发展，供应链风险管理将更加智能化。通过实时监测和分析数据，可以提前预警风险，并采取相应的措施进行应对。例如，利用物联网技术可以实时监测物流运输的状态和条件，通过大数据分析可以识别异常情况，并及时采取措施解决问题。同时，人工智能技术可以帮助优化供应链的规划和管理，提高供应链的效率和灵活性。

⑤ **强化医疗物资质量监管与标准制定**

加强对医疗物资质量的监管，制定明确的标准和规范，要求供应商提供合规证明和质量测试报告。此外，政府部门可以加强对医疗物资市场的监管和执法力度，对违法行为予以处罚，以提高医疗物资质量。

通过以上的细化发展，医院物流供应链管理将更加全面、细致、专业，实现供应链管理的精细化和智能化，为医院提供更好的物流服务和支持。

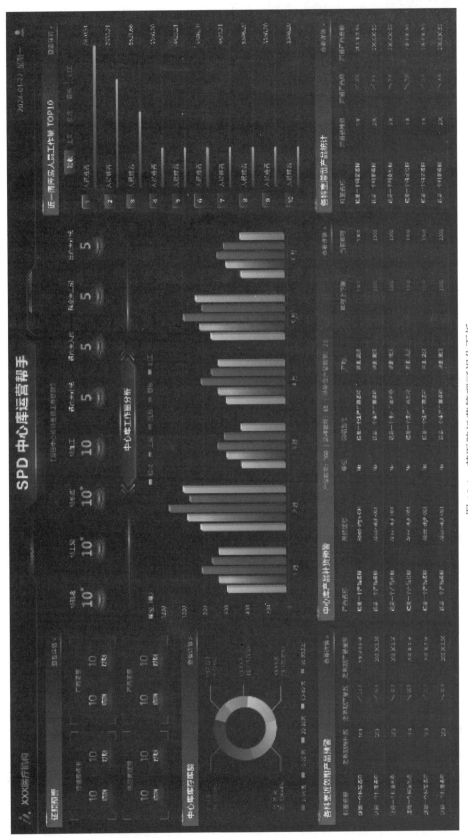

图 15-1　某医院运营管理可视化面板

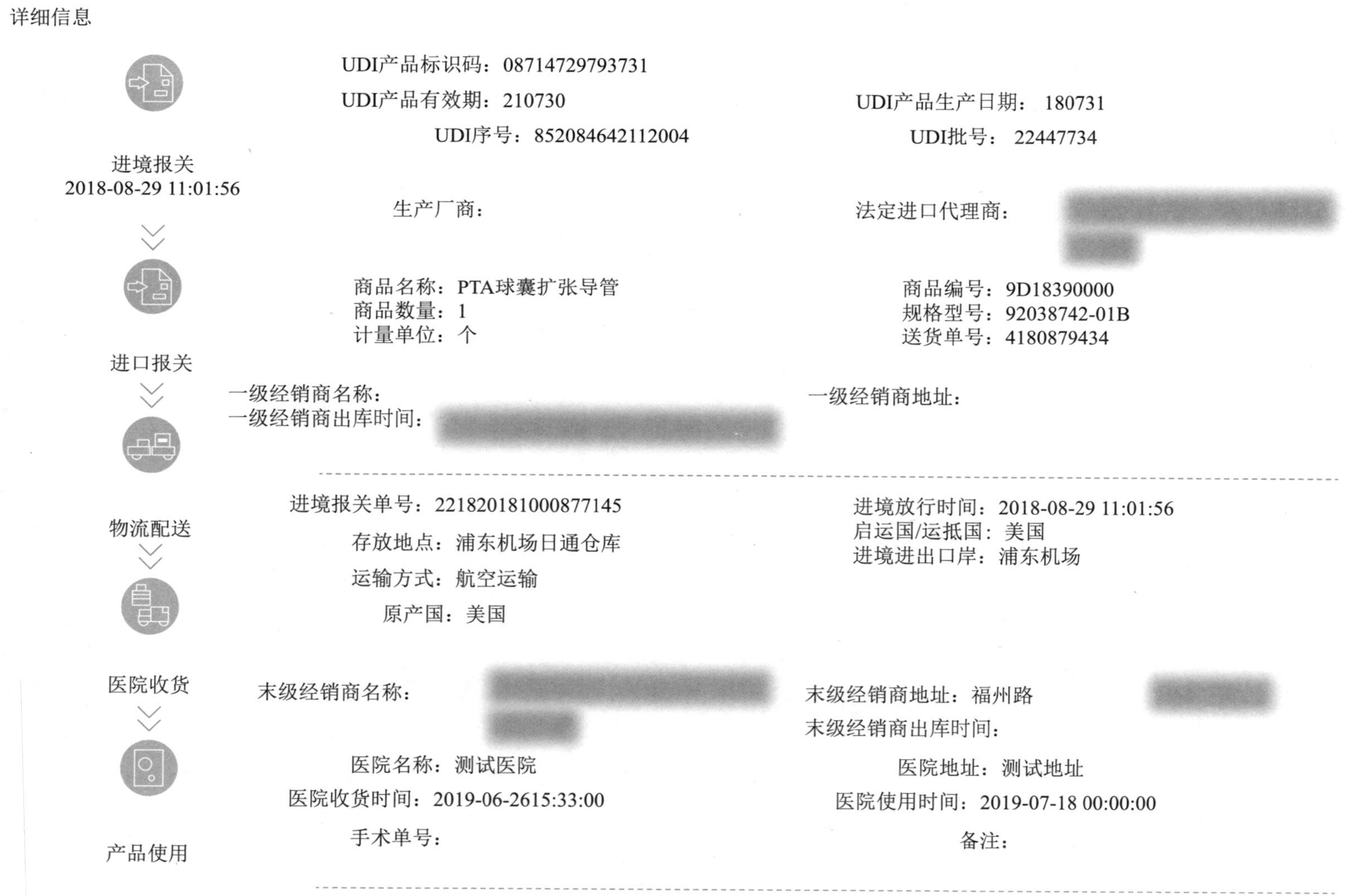

详细信息

进境报关
2018-08-29 11:01:56

UDI产品标识码：08714729793731
UDI产品有效期：210730
UDI序号：852084642112004

UDI产品生产日期：180731
UDI批号：22447734

生产厂商：

法定进口代理商：

商品名称：PTA球囊扩张导管
商品数量：1
计量单位：个

商品编号：9D18390000
规格型号：92038742-01B
送货单号：4180879434

进口报关

一级经销商名称：
一级经销商出库时间：

一级经销商地址：

物流配送

进境报关单号：221820181000877145
存放地点：浦东机场日通仓库
运输方式：航空运输
原产国：美国

进境放行时间：2018-08-29 11:01:56
启运国/运抵国：美国
进境进出口岸：浦东机场

医院收货

末级经销商名称：

末级经销商地址：福州路
末级经销商出库时间：

医院名称：测试医院
医院收货时间：2019-06-26 15:33:00
手术单号：

医院地址：测试地址
医院使用时间：2019-07-18 00:00:00
备注：

产品使用

图 15-2　某医院医用耗材的可视化流程

15.1.2 管理智能化趋势

医院物流供应链管理智能化是指利用信息技术和智能化技术，对医院物资采购、仓储、配送等环节进行优化和升级，实现全流程的自动化、数字化和智能化管理。随着物联网、大数据和人工智能等技术的逐步成熟和应用，医院物流供应链管理将逐渐实现智能化。例如：通过物联网（internet of things，IoT）和视觉识别技术，医院物流供应链可以实现对物流运输过程的实时监控和追踪，实现对货物流动、温湿度等信息的监测和管理。同时，物联网技术还可以用于智能仓储系统的管理，提高仓库操作效率和安全性。区块链技术可以实现医院物流供应链中的可追溯性和透明度。通过记录和共享交易信息，可以防止假冒伪劣产品的流入，提高供应链的安全性和信任度。人工智能技术（如 ChatGPT）可以应用于医院物流供应链中的预测和优化。通过对大数据的分析和挖掘，可以预测需求、优化运输路线、提高库存管理效率等，从而降低安全风险和成本。无人机和自动化设备，如无人机、自动化仓储设备和机器人等技术的应用，可以提高医院物流供应链的运输和储存效率，减少人为因素对安全的潜在影响。智能化的发展趋势主要表现在以下几个方面。

① 优化路径规划

优化路径规划是指通过合理的路径选择和规划，将物资和信息在医院内部快速、高效地传递，以满足患者的需求和提高医院的运作效率。未来，随着自动化技术的发展，医院物流供应链中的路径规划将更加智能化和自动化。例如，通过引入机器人和自动导航系统，可以实现医院内部物资的自动运输和配送。这将大大提高医院物流供应链的效率和准确性，减少人为错误和延误。同时物联网技术的快速发展将为医院物流供应链中的路径规划提供更多的数据和信息支持。通过在物资和设备上安装传感器，可以实时监测物资的位置和状态，及时调整路径规划，可以实现实时数据传输和信息共享，从而实现不同节点之间的协同工作和资源共享，提高物流效率和成本控制能力。

② 智能预测和需求预测

未来，随着数据量的不断增加和算法的不断优化，智能预测将变得更加准确和可靠。利用大数据分析及决策树、随机森林、支持向量机（support vector machine，SVM）、基于灰色 GM（1,1）和神经网络反向传播（back propagation，BP）等机器学习算法，对历史数据进行挖掘和分析，精准智能化预测未来的需求趋势。医院物流供应链管理可以根据智能预测的结果，制订合理的采购计划和库存管理策略，以满足患者和医生的需求。同时实现对医院物资需求的准确预测，从而提前采购和配送，降低库存和滞销风险，避免因需求不足或过剩而造成的资源浪费和成本增加。

③ 仓库的智能管理

未来医院将借助大数据和人工智能等技术手段，实现自动入库、自动出库、货物分拣等，提高仓储效率和准确性。通过物联网技术，仓库内的物品可以实现通过大数据分析，可以对仓库内的物品进行智能化预测和优化，提高仓库的存储效率和货物周转率。人工智能技术可以实现仓库内的自动化操作和智能化决策，提高仓库的作业效率和管理水平。这些技术手段的应用将使医院物流供应链中的仓库管理更加高效和智能化。

④ **采购的智能化**

随着人工智能和大数据技术的快速发展，智能化采购将越来越依赖于这些先进技术。人工智能可以通过学习和分析大量的数据，帮助医院预测和规划采购需求，优化供应链的运作，提高供应链的可靠性和灵活性。此外，人工智能还可以通过自动化采购过程，减少人为错误和延误，提高采购效率。大数据技术可以帮助医院分析和理解供应链中的数据，发现潜在的问题和机会，并做出相应的决策。同时还可以帮助医院实时了解物资的库存情况和使用情况，及时补充和调整采购计划。此外，物联网还可以帮助医院监测物资的质量和安全性，确保医院使用的物资符合相关的标准和规定。

⑤ **数据安全和信息保护**

医院物流供应链中涉及大量敏感信息，包括患者信息、药品信息等。医疗机构管理人员应重视信息安全，采取措施保护数据安全和隐私，如加密技术、访问控制和网络安全防护等。加强数据安全和信息保护，建立完善的数据管理和信息安全体系，确保医院和供应链合作伙伴的数据和信息安全。同时加强信息保护培训以及政府和监管机构的参与，可以确保医院物流供应链管理中的数据安全和信息保护得到更好的保障，从而提高医疗服务的质量和效率。此外，建立灾备机制和数据备份，确保在意外情况下数据的完整性和可恢复性。

15.2 政策趋势

15.2.1 医用耗材集中带量采购对未来医用耗材供应链的影响

首先"医用耗材集中带量采购"政策的实施将对医用耗材供应链的运作方式带来深刻影响。以往，医用耗材的采购多是分散进行的，医院根据自身的需求进行采购，而供应商则需要与众多的医院进行交易。这种方式下，供应链的管理相对复杂，同时也存在效率低下的问题。而集中带量采购的实施，将使得医用耗材的采购更加集中，供应商只需要与少数的采购机构进行交易，这将大大简化供应链的管理，提高供应链的效率。

其次，集中带量采购也将对医用耗材的生产和配送方式产生影响。由于采购量的集中，供应商需要提高生产和配送的效率，以满足大规模采购的需求。这就需要供应商进行生产和配送方式的改革，例如，通过引入先进的生产设备和技术，提高生产效率；通过优化配送路线和方式，提高配送效率。

15.2.2 UDI 和医保编码的映射对未来医用耗材供应链的影响

（1）医用耗材 UDI 统一标识的实施，也给医用耗材供应链带来了新的挑战和机遇。UDI 是医疗器械的唯一识别码，可用于追溯医疗器械的生产、流通和使用情况，提高医疗器械的安全性和有效性。例如,《医疗器械唯一标识体系(UDI)建设指导原则》(国家药品监督管理局公告 2019 年第 46 号)明确提出,要建立医疗器械唯一标识体系,这就要求医用耗材供应链能够适应这种新的标识体系,提高供应链的管理水平和服务质量。

首先,从合规性角度看,医疗器械的 UDI 系统要求供应链在全程流通环节中保证医用耗材的准确标识,以确保医用耗材的安全和有效。这需要医用耗材供应链在生产、分销、销售、使用和废弃等环节中实现全面的信息管理和控制,随时准确掌握医用耗材的动态信息,以满足监管部门和医院的合规要求。

其次,提升追溯性角度看,UDI 系统可用于追溯医疗器械的生产、流通和使用情况,提高医疗器械的管理水平,避免因质量问题导致的患者伤害。因此,医用耗材供应链需要建立全面的追溯机制,收集、管理和分析医用耗材的追溯信息,以满足这种新的追溯需求。UDI 系统可以支持医用耗材供应链的实时监控。供应链可以通过 UDI 系统实时监控医用耗材的生产、流通和使用情况,及时发现和处理问题,提高运作的灵活性和反应速度。

最后,从个性化服务角度看,UDI 系统可以帮助医用耗材供应链提供更个性化的服务。通过分析医用耗材的使用情况,供应链可以了解医院和患者的个性化需求,提供定制化的产品和服务,提高患者满意度。同时,根据这些个性化数据,UDI 系统可以进一步帮助医用耗材供应链实现更精准、更高效的运作。通过使用 UDI 系统,供应链可以实现精准的需求预测、库存管理、订单处理、配送、退货等流程,提高效率,降低成本,提高服务质量。

(2)根据国家医疗保障局关于做好基本医疗保险医用耗材支付管理相关工作的通知,"十四五"期间,要建立健全科学规范、明晰高效、公开透明的目录确定机制,按照准入法完成制定省(自治区、直辖市)统一的基本医疗保险医用耗材目录。国家医疗保障局推进医用耗材分类和代码统一。提高医用耗材代码应用的准确性、规范性,实现医用耗材代码采购、带码使用、带码结算、带码监管,确保医用耗材分类与代码全国统一。在"十四五"期间,逐步实行医用耗材医保通用名管理。

15.3 支付方式改革

15.3.1 DRG/DIP 支付方式改革对未来医用耗材供应链的影响

DRG/DIP 支付方式改革对我国医用耗材供应链产生了明显影响。这两种支付方式的实施,都是为了更好地控制医疗费用,提高医疗服务的效率和质量。在这种背景下,医用耗材供应链需要整合资源,优化流程,提高对患者需求和医疗政策调整的灵活性和反应速度,同时要提供个性化的服务,以满足不同医院、科室和手术的特定需求。

首先,DRG/DIP 支付方式的核心理念给医用耗材供应链管理带来了巨大的挑战。支付方式的改革将导致医用耗材的需求发生变化。在 DRG/DIP 支付方式下，医院将更加注重提高医疗服务的效率和质量，而不再是单纯地增加服务项目的数量，因此，医用耗材的需求将更加注重质量和效率。其次，支付方式的改革将对医用耗材供应链的运作方式产生影响。在 DRG/DIP 支付方式下，医院将更加注重控制医疗费用，因此，医用耗材供应链需要提高运作效率，降低运作成本，以帮助医院控制医疗费用。这就需要医用耗材供应链进行深度的整合和优化，提高运作效率，降低运作成本。

15.3.2 医疗保险医用耗材支付要促进"技术劳务与物耗分开"

为进一步夯实医用耗材管理、完善支付机制、提升医保效能，国家医保局印发《关于做好基本医疗保险医用耗材支付管理有关工作的通知》（简称《通知》）。未来医用耗材支付适应"一个原则"，具有"两重意义"，通过"三类举措"，达成"四更发展"。

目前医用耗材收费项目里，为数不少的医用耗材合并在医疗服务项目中打包收费，只有部分一次性使用的、价格高昂的医用耗材被"排除法"单独收费。这种"技耗不分"的收费模式导致医护人员劳务价值和医用耗材材料价值混杂，亟待改革。《通知》明确，医疗保险医用耗材支付要促进"技术劳务与物耗分开"，适应"技耗分离"原则给予医用耗材和医疗服务公允支付，帮助医药、医疗领域价格充分回归价值。即"技耗分离"原则下，医疗保险逐步将未被纳入医疗服务项目价格构成的一次性医用耗材按规定纳入医保支付管理范围。除了极少数不应或不必要与医疗服务项目分割的易耗品列入"负面清单"不另行收费外，其他医用耗材均可单独收费，符合临床必须、安全有效、价格合理的医用耗材纳入医保支付范围。

为实现以上目标，《通知》里强调了两个方面。

1. 推进医用耗材分类和代码统一，逐步实行医保通用名管理，实现"同物同名同码（类）同待遇"。这将彻底破解临床医用耗材定价的乱局，并结合集中采购、谈判议价等成果，完善医保管理，实现管理趋同，最终在趋同的管理基础上制定统一支付标准，实现全品类、全过程、动态化规范管理。国家医保局分解任务，给各省下达了新目标，在"十四五"期间，各省应建立全省统一的耗材目录，之后再逐渐过渡到全国统一。

2. 以基于卫生经济评估，结合医用耗材技术特性、安全性、有效性、经济性、适宜性、创新性，兼顾考虑社会价值、公平性与可及性、综合服务质量水平，统筹医保基金承受能力和参保人负担，合理确定支付标准的方式，取代当前各省医用耗材的医保支付，主要包括按额度支付、按固定比例支付、按不同价位不同比例支付和按医疗项目比例支付四种，未考虑医用耗材的技术特性和功能不同，且各省市（或统筹区）的标准存在极大差异，政策粗放。

通过更规范、更科学、更统一的医保医用耗材支付，医用耗材使用后全治疗周期的总成本被医保关注并监测，并由医保基于真实数据结论，采购、支付、监管多政策协同，把最契合国内医疗技术水平和社会经济发展水平的医用耗材引进来。

本章小结

　　本章深入探讨了医用耗材供应链管理在未来的发展方向和趋势。首先，从管理趋势方面来看，随着信息技术的不断发展，管理趋势将更加注重数字化、智能化和信息化。未来，医院医用耗材供应链管理将更加依赖先进的信息系统和大数据分析，以提高效率、降低成本，并实现精细化管理。其次，从市场趋势角度来看，随着医疗产业的不断发展和变革，市场趋势将更加注重多元化、个性化和定制化。医用耗材供应链管理将更加关注患者需求的个性化定制和多元化选择，以满足不同层次的医疗需求。最后，从模式趋势方面来看，未来的医用耗材供应链管理将更加注重创新、合作和可持续发展。新型的合作模式和供应链管理模式将不断涌现，以适应医疗产业的快速变化和发展需求，实现供应链的可持续发展和创新升级。通过对这些趋势的深入分析，读者可以更好地把握未来医用耗材供应链管理的发展方向，为医疗机构和供应链管理者提供了重要的参考和指导。未来，随着医疗产业的不断发展和变革，医用耗材供应链管理将迎来更多的机遇和挑战，需要不断创新和提升管理水平，以适应行业的发展变化。

参 考 文 献

[1] Govindan K，Mina H，Alavi B. A decision support system for demand management inhealthcare supply chains considering the epidemic outbreaks：A case study of coronavirus disease 2019（COVID-19）[J]. Transportation Research Part E：Logistics and Transportation Review，2020，138：101967.

[2] Carvalho J V，RochaÁ，Van de WeteringR，AbreuA. A Maturity model for hospital information systems[J]，Journal of Business Research，2019，94：388-399.

[3] RamaniKV. Managing hospital supplies[J]. Health Orangnization and Management. 2006，20（3）：218-226.

[4] KelleP，Woosley J，Schneider H. Pharmaceutical supply chain specifics and solutions for a hospital case[J]. Operations Research for Health Care，2012，1（2-3）：54-63.

[5] TsourougiannisD，Odeyemi I. Drug Pricing Information Management：Development Of A Web Based E-Pricing System[J].Value in Health，2015，18：A537-A538.

[6] Wen Y，Liu ZX，Liu JL. Logistics mode reengineering of hospital materials based on JIT theory. 2010 International Conference on Logistics Systems and Intelligent Management，ICLSIM 2010. 2.

[7] 陈春梅，李梅.供应链服务系统对南京市某儿童医院手术室高值耗材的管理效果评价 [J]. 医学与社会，2020，33（12）：28-31+36.

[8] 丁嘉鹏，李瑞，潘登.基于供应链管理模式的医用耗材精细化管理探索 [J]. 中国医院管理，2023，43（02）：75-77.

[9] 董芳芳，王雄，李杨茜.公立医院医用耗材管理存在的问题及对策 [J]. 中国社会医学杂志，2019，36（03）：231-233.

[10] 李立萍.基于 SPD 模式的医院院内医用耗材供应链管理信息系统分析与设计 [D]. 华中科技大学，2020.

[11] 李颖琦，梁思源.我国医疗机构供应链管理的发展沿革与趋势研究 [J].卫生经济研究，2023，40（06）：71-74.

[12] 刘同柱.SPD 模式下的医院医用耗材供应与库存管理问题研究 [D]. 合肥工业大学，2017.

[13] 刘同柱，沈爱宗，胡小建，等.基于 SPD 模式的医用耗材物流管理流程优化策略 [J]. 中国卫生事业管理，2017，34（02）：114-116+119.

[14] 刘晓华，许锋.医疗器械唯一标识在医用耗材供应链管理中的应用实践 [J]. 中华医院管理杂志，2018，34（05）：437-440.

[15] 汤国平，胡亮.医疗耗材管理信息系统的设计 [J]. 中国医疗器械杂志，2014，38（03）：229-231+234.

[16] 于波，陈潇君，李青，等 . 基于 SPD 的医院医用耗材管理风险评估体系构建与应用 [J]. 中国医院，2023，27（06）：46-48.

[17] 医疗器械经营质量管理规范 [OL]，2014-12-12. https：//www.nmpa.gov.cn/ylqx/ylqxggtg/ylqxqtggg/20141212120001470_2.html.

[18] GB 50222-2017，建筑内部装修设计防火规范 [S].

[19] GB 50222-2017，建筑内部装修设计防火规范 [S].

[20] 医疗器械监督管理条例 [OL]，2021-03-18. https：//www.gov.cn/zhengce/content/2021-03-18/content_5593739.htm.

[21] 医疗机构医用耗材管理办法（试行）[OL]，2019-06-06. https：//www.gov.cn/xinwen/2019-06/20/content_5401876.htm.

[22] 徐世琴，张丽香，刘珊，等 . 医疗器械 SPD 运营与消毒供应中心双闭环管理 [J]. 解放军医院管理杂志，2019，26（08）：724-726.

[23] 黎蔺娴，肖久庆，侯戬炜 . 北京市医药分开、医耗联动综合改革对住院费用及结构的影响研究——基于 T 医院的实证分析 [J]. 中国卫生政策研究，2020，13（8）：15-22.

[24] 刘信余，安楠，尹瑞芸，等 . 医耗联动改革背景下医院高值耗材管理模式探索 [J]. 管理会计研究，2020，3（3）：58-65+87.

[25] 国务院办公厅 . 国务院办公厅下发关于印发治理高值医用耗材改革方案的通知［EB/OL］.（2019-07-31）[2022-02-08］http：//www.gov.cn/xinwen/2019-07/31/content_5417576.htm.

[26] 张青，钱黎明，外来医疗器械清洗消毒及灭菌技术操作指南 [M].1 版 . 北京科学技术出版社，2018：29-99.

[27] 罗冰洁，吴晓东，雍鑫 . 基于五码合一的骨科医用耗材创新管理实践 [J]. 中国医院建筑与装备，2023，24（8）：3-7.

[28] 医疗机构医用耗材管理办法（试行）[OL]，2019-06-06. https：//www.gov.cn/xinwen/2019-06/20/content_5401876.htm.

[29] 罗琦 . HRP 系统在医院财务管理中的应用分析 [J]. 财会学习，2022（18）：26-28.

[30] 张霞 . HRP 综合运营建设助力医院财务管理精益化 [J]. 财会学习，2022（20）：10-13.

[31] 包晓青，章敏飞，王薇 . 基于 HRP 系统实现高值耗材全流程闭环追溯管理 [J]. 医院管理论坛，2022，39（04）：91-93.

[32] 李立萍 . 基于 SPD 模式的医院院内医用耗材供应链管理信息系统分析与设计 [D]. 华中科技大学，2020.DOI：10.27157/d.cnki.ghzku.2020.000986.

[33] 白路花，吕庆文，徐明明，等 . 供应链管理模式（SPD 模式）在医院医用耗材精细化管理中的应用分析 [J]. 北京生物医学工程，2022，41（06）：623-627.

[34] 孟璐珈，谢陈晨，周耀崇 . SPD 供应链管理模式在医用耗材管理中的应用 [J]. 中国设备工程，2023，No.515（01）：45-47.

[35] 王玥 . 新医改环境下医用耗材信息化管理模式探讨及优化 [J]. 中国医疗器械信息，2020，26（11）：162-163+176.

[36] 田林怀，吕裕霞，杨坤，等 . 基于物资字典的医用耗材精细化管理研究 [J]. 中国医学装备，2022，19（08）：138-143.

[37] 董政军，底雪梅，范洁，等 . 公立医院供应链管理模式实践中存在的典型问题与对策分析 [J]. 药学实践杂志，2021，39（04）：369-372.

[38] 中华人民共和国国务院 . 医疗机构管理条例 [EB/OL]. [2016-02-06]. http: //www-gov-cn/zhengce/2020-12/25/content_5575075-htm.

[39] 国家卫生健康委办公厅 . 医院智慧管理分级评估标准体系（试行）[EB/OL].（2021-03-15）[2021-03-15]. http: //www-nhc-gov-cn/yzygj/s3594q/202103/10ec6aca99ec47428d2841a110448de3-shtml.

[40] 秦利荣，刘军，孙志坚，等 . 医用耗材供应链（SPD）管理专家共识 [J]. 中国医药导刊，2023，25（04）：343-354.

[41] 郭宝浒，付礼霞，范医鲁 . 医疗机构如何规范医用耗材供应质量管理 [J]. 医疗设备信息，2006，（08）：54+56.

[42] 王泉 . Y 医院医用耗材供应链管理研究 [D]. 华中科技大学，2017.

[43] 张莲萍 . 医疗信息系统纵深防御安全模型及风险评价体系 [J]. 系统工程，2014，32（04）：147-154.

[44] 黄磊，徐晓敏，陈荃，等 . 区域基层卫生信息化评价指标体系的构建 [J]. 中国卫生政策研究，2022，15（08）：74-80.

[45] 国家卫生计生委医院管理研究所 . 中国临床工程发展研究报告（白皮书）[M]. 武汉：湖北科技出版社，2015：70-77.

[46] 曹荣桂 . 医院管理学－质量管理分册 [M].2 版 . 北京：人民卫生出版社，2013：1-9..

[47] 丁桂萍，高小坤，于静 . 对优化医用耗材不良事件监测与报告体系的探讨 [J]. 检验医学与临床，2013，10（24）：3409-3410.

[48] 时朝军，徐天笔 . 审计在医院医用耗材采购管理中的应用 [J]. 中国卫生标准管理，2018，9（10）：21-22.

[49] 李帅帅，郭惠涵，王凤，等 . 医用耗材资质档案管理要点与方法 [J]. 中国医疗设备，2014，29（12）：90-92.

[50] 王文婷，谷玮，袁丽艳，等 . 基于灰色聚类分析的医用耗材供应商综合评价研究 [J]. 中国医学装备，2020，17（12）：123-126.

[51] 马丽平，谢松城 . 医用耗材使用安全风险管理 [M]. 北京：清华大学出版社，2021：17-76.

附　录

医疗器械运输贮存服务的企业质量管理现场检查指导原则

章节	条款	内容
质量管理体系建立与改进	2.5	专门提供医疗器械运输、贮存服务的企业应当建立健全与运输、贮存的医疗器械相适应的质量管理体系，并保持其有效运行。运用质量管理技术与方法，持续改进质量管理体系。 质量管理体系建立：查看企业质量管理制度、工作程序与相关文件建立情况，查看质量记录、质量档案建立情况是否充分（包含贮存、运输全过程）、适宜、有效并持续更新； 质量意识：通过现场谈话等方式了解企业负责人、质量负责人对法律法规、质量管理体系及自身质量职责的熟悉程度； 持续改进：查看企业质量管理体系自查与改进情况以及相关记录。
	2.6	专门提供医疗器械运输、贮存服务的企业质量管理体系应当覆盖运输、贮存服务全过程，质量管理制度与文件应当至少包括： （一）质量文件审核批准管理制度； （二）委托方企业资质审核与产品资质核准管理制度； （三）医疗器械收货、验收管理制度； （四）医疗器械出入库管理制度； （五）医疗器械贮存管理制度； （六）医疗器械运输管理制度； （七）医疗器械退货管理制度； （八）医疗器械不合格品管理制度； （九）医疗器械质量记录管理制度； （十）冷链医疗器械管理制度及应急管理制度（若涉及）； （十一）医疗器械追溯管理制度； （十二）医疗器械产品召回管理制度； （十三）数据安全管理制度； （十四）计算机信息系统管理制度； （十五）设施设备维护及验证校准管理制度； （十六）环境卫生和人员健康状况管理制度； （十七）企业机构设置与岗位质量管理职责； （十八）与委托方的质量协议及相关文件。 制度与文件建立：查看企业建立的质量管理制度与文件清单及文件内容，是否包含（但不限于）上述制度与文件； 制度审批：抽查企业质量管理制度编制、审核、批准与更改情况的审核批准记录，是否按照质量文件审核批准管理制度执行，并符合相关管理职责和权限要求； 制度抽查：抽查制度、文件与企业实际情况是否一致（如企业机构设置、岗位质量管理职责文件与企业人员名册部门、岗位、人员配置对应情况，医疗器械贮存管理制度与日常贮存管理情况，与委托方的质量协议及相关文件适用版本等情况），以及相关执行记录，确认企业是否实施上述质量管理制度。

章节	条款	内容
质量管理体系建立与改进	2.7.1	专门提供医疗器械运输、贮存服务的企业应当建立覆盖运输、贮存服务全过程的质量记录，记录应当至少包括： （一）资质审核核准记录； （二）医疗器械收货记录； （三）医疗器械进货查验记录； （四）医疗器械在库检查记录； （五）医疗器械出库复核记录和发货记录； （六）医疗器械运输记录； （七）医疗器械退货记录； （八）库房及其他贮存设施温湿度监测记录； （九）符合医疗器械冷链管理要求的冷链产品的收货、验收、贮存、复核、包装、运输等质量管理记录； （十）异常情况处置及不合格医疗器械以及存在质量安全隐患医疗器械的处理记录。 质量记录建立：查看企业的质量记录清单及内容，是否包含（但不限于）上述记录； 质量记录清单：质量记录清单应明确质量记录的生成和保存形式（纸质记录或系统记录等形式）。
	2.7.2	记录内容应当真实、准确、完整和可追溯。 记录真实性：抽查记录中的产品信息、时间信息、操作信息、人员信息、与其他流程单据的衔接等内容是否真实、准确； 记录修改：记录应当清晰、完整，不得随意涂改或销毁；纸质记录修改应由修改人签名和日期、电子记录修改应留存修改人及日期信息； 记录完整与可追溯：抽查企业医疗器械收货、进货查验、在库检查、出库复核等流程质量记录，确认其是否完整和可追溯。
	2.7.3	记录的保存年限应当不低于《医疗器械经营质量管理规范》中规定的各项记录保存年限。专门提供医疗器械运输、贮存服务的企业应当运用信息化数字化技术，生成、保存质量记录信息。 保存年限：查看企业医疗器械质量记录管理制度中对质量记录的保存年限要求是否满足《医疗器械经营质量管理规范》中规定的各项记录保存年限（进货查验记录、销售记录应当保存至医疗器械有效期满后2年；没有有效期的，不得少于5年。植入类医疗器械进货查验记录和发货记录应当永久保存）。 保存方式：查看企业记录（纸质记录或系统记录等形式）保存方式是否安全，是否运用信息化数字化技术保存质量信息记录。
	2.8	专门提供医疗器械运输、贮存服务的企业应当进行委托方企业资质合法性审核和委托医疗器械产品资质核准，形成审核核准记录，建立基础数据。基础数据应当包括：委托方名称，企业证照期限，生产（经营）范围，委托协议期限；医疗器械名称，医疗器械注册人、备案人和受托生产企业名称，医疗器械注册证编号或者备案编号，注册证效期，医疗器械分类，型号，规格，医疗器械唯一标识产品标识部分（若有），医疗器械运输及贮存条件等内容。 资质审核核准：查看企业是否按照委托方企业资质审核与产品资质核准管理制度，执行委托方企业资质合法性审核和委托医疗器械产品资质核准，并留存审核核准记录； 基础数据：查看计算机信息系统的基础数据是否包括上述内容。
	2.9	专门提供医疗器械运输、贮存服务的企业应当依据委托方的收货指令收货，生成收货记录。记录应当包括：委托方名称，收货日期，供货单位名称，包装单位，数量，物流单元代码（若有），医疗器械运输及贮存条件，收货人员等内容。 制度执行：查看企业是否按照医疗器械收货、验收管理制度，执行收货操作，并留存收货记录； 收货记录：查看计算机信息系统的收货记录是否包括上述内容。
	2.10.1	专门提供医疗器械运输、贮存服务的企业应当依据《医疗器械经营质量管理规范》及与委托方确认的验收标准，对医疗器械进行验收，留存供货单位随货同行单据，根据验收结果生成进货查验记录。 制度执行：查看企业是否按照医疗器械收货、验收管理制度，执行验收操作，并留存进货查验记录和供货单位随货同行单据。

章节	条款	内容
质量管理体系建立与改进	2.10.2	进货查验记录应当包括：委托方名称，医疗器械注册人、备案人和受托生产企业名称，医疗器械的名称，型号，规格，医疗器械注册证编号或者备案编号，医疗器械的生产批号或者序列号，数量，使用期限或者失效日期，医疗器械唯一标识（若有），医疗器械运输及贮存条件，验收日期，验收结论，验收合格数量，验收人员等内容。 进货查验记录：查看计算机信息系统的进货查验记录是否包括上述内容。
	2.11	专门提供医疗器械运输、贮存服务的企业应当依据医疗器械在库贮存的质量管理要求对贮存的医疗器械进行定期检查，根据检查结果生成在库检查记录。记录应当包括：委托方名称，医疗器械注册人、备案人和受托生产企业名称，医疗器械名称，型号，规格，医疗器械注册证编号或者备案编号，生产批号或者序列号，产品放置库区及库位，贮存环境，产品效期，标签、包装等质量状况，检查日期，检查人员等内容。 制度执行：查看企业是否按照医疗器械贮存管理制度，依据医疗器械在库贮存的质量管理要求对贮存的医疗器械进行定期检查，并留存在库检查记录； 在库检查记录：查看在库检查记录是否包括上述内容。
	2.12.1	专门提供医疗器械运输、贮存服务的企业应当依据委托方的发货指令，进行拣选、出库质量复核，生成出库复核记录。 制度执行：查看企业是否按照医疗器械出入库管理制度，执行出库质量复核操作，并留存出库复核记录。
	2.12.2	出库复核记录应当包括：委托方名称，注册人、备案人和受托生产企业名称，医疗器械名称，型号，规格，医疗器械注册证编号或者备案编号，生产批号或者序列号，使用期限或者失效日期，医疗器械唯一标识（若有），医疗器械运输及贮存条件，复核数量，复核质量状况，复核日期，复核人员等内容； 出库复核记录：查看计算机信息系统的出库复核记录是否包括上述内容。
	2.12.3	专门提供医疗器械运输、贮存服务的企业应当依据出库复核结果进行发货，生成发货记录并提供符合《医疗器械经营质量管理规范》要求的随货同行单。发货记录应当包括：委托方名称，医疗器械注册人、备案人和受托生产企业名称，医疗器械名称，型号，规格，医疗器械注册证编号或者备案编号，生产批号或者序列号，使用期限或者失效日期，医疗器械唯一标识（若有），医疗器械运输及贮存条件，发货数量，收货单位名称，收货地址，发货日期等内容。 制度执行：查看企业是否按照医疗器械出入库管理制度，依据出库复核结果进行发货，生成并留存发货记录； 发货记录：查看计算机信息系统的发货记录是否包括上述内容； 随货同行单：查看企业是否在发货时提供符合《医疗器械经营质量管理规范》要求的随货同行单。
	2.13	专门提供医疗器械运输、贮存服务的企业应当依据委托方的配送指令运输至收货单位，形成运输记录。记录应当包括：委托方名称，收货单位名称、地址以及联系方式，运输方式，医疗器械名称，型号，规格，医疗器械注册证编号或者备案编号，生产批号或者序列号，数量，随货同行单号，医疗器械运输及贮存条件，发货时间和到货时间。 委托运输时还应当记录承运单位名称和运单号，自行运输时应当记录运输车辆车牌号和运输人员。 制度执行：查看企业是否按照医疗器械运输管理制度，执行运输操作，并留存运输记录； 运输记录：查看计算机信息系统的运输记录是否包括上述内容。
	2.14	专门提供医疗器械运输、贮存服务的企业应当依据委托方的退货指令接收退回产品，收货查验完成后生成退货记录。记录应当包括：退货日期，退货单位名称，委托方名称，医疗器械注册人、备案人和受托生产企业名称，医疗器械名称，型号，规格，医疗器械注册证编号或者备案编号，生产批号或者序列号，使用期限或者失效日期，医疗器械唯一标识（若有），医疗器械运输及贮存条件，产品质量状态，退货数量，退货收货查验人员等内容。 制度执行：查看企业是否按照医疗器械退货管理制度，执行退回产品的收货查验与退货管理，并留存退货记录； 退货记录：查看计算机信息系统的退货记录是否包括上述内容。

章节	条款	内容
质量管理体系建立与改进	2.15.1	专门提供医疗器械运输、贮存服务的企业应当每年至少一次对质量管理体系运行情况进行自查，形成自查报告，评估质量管理体系的充分性、适宜性和有效性。识别质量管理问题，制定改进措施。 自查频次与报告：查看企业是否每年至少一次对质量管理体系运行情况进行自查，形成自查报告。并依据监管部门要求按时提交。
	2.15.2	自查内容至少应当包括： （一）质量管理制度与法律、法规、规章和规范的符合性； （二）管理制度是否得到有效实施； （三）质量记录的准确性、完整性与真实性； （四）本年度药品监督管理部门检查不符合项是否有效整改，客户投诉、内部质量问题是否得到关注与改进。 自查内容：查看企业质量管理体系自查内容是否包括上述内容； 自查结果应用：查看企业是否通过自查与评估，识别企业存在的质量管理问题，并制定改进措施；改进措施是否得到关注与实施。
机构与人员	3.16	专门提供医疗器械运输、贮存服务的企业应当设立质量管理机构，负责医疗器械运输、贮存服务的质量管理。质量管理机构应当配备与所提供运输、贮存服务规模相适应的质量管理人员，质量管理人员中应当至少有2人具备大专及以上学历或者中级以上专业技术职称，同时应当具有3年以上医疗器械质量管理工作经历。 质量机构设立：查看企业机构设置与岗位质量管理职责、组织机构图、人员名册、质量人员工作条件等，核实企业是否设立质量管理机构并明确相应职责； 质量管理人员资质：查看企业人员名册、劳动合同、简历、学历或职称等证明文件，核实质量管理人员是否满足上述要求； 履职情况：查看质量管理人员的岗位职责以及履职记录，核实其是否有效履行职责；结合现场询问、业务量统计等方式，综合评估质量管理人员数量、能力是否与所提供运输、贮存服务规模相适应。
	3.17	专门提供医疗器械运输、贮存服务的企业法定代表人、企业负责人、质量负责人、质量管理人员应当符合《医疗器械经营质量管理规范》规定的资格要求。专门提供医疗器械运输、贮存服务的企业应当设置质量负责人，质量负责人原则上应当为企业高层管理人员，质量负责人应当独立履行职责，在企业内部对医疗器械质量管理具有裁决权，承担相应的质量管理责任。 熟悉法规和行业准入：以现场询问或考试等方式，了解法定代表人、企业负责人、质量负责人是否熟悉医疗器械相关法律法规、规章规范和所经营医疗器械的相关知识； 禁止从业的情形：可由监管部门核实或由企业承诺其企业法定代表人、企业负责人、质量负责人、质量管理人员无《医疗器械监督管理条例》第八十一条、第八十三条、第八十四条、第八十五条、第八十六条、第八十八条或第九十八条或其他相关法律法规禁止从业的情形； 质量负责人资质：查看企业人员名册、劳动合同、简历、学历或职称等证明文件，核实质量负责人是否满足资质要求并为企业高层管理人员； 履职情况：查看质量负责人任命文件、岗位职责以及履职记录，核实质量负责人是否能独立履行职责，在企业内部对医疗器械质量管理具有裁决权，承担相应的质量管理责任。
	3.18	从事体外诊断试剂的质量管理人员，应当至少有1人为主管检验师或具有检验学相关专业（包括检验学、生物医学工程、生物化学、免疫学、基因学、药学、生物技术、临床医学、医疗器械等专业）大专及以上学历或者中级以上专业技术职称，同时应当具有3年以上医疗器械质量管理工作经历。从事体外诊断试剂验收工作的人员，应当具有检验学相关专业中专及以上学历或者具有检验师初级以上专业技术职称。 质量人员资质：专门提供医疗器械运输、贮存服务的企业从事体外诊断试剂运输、贮存服务的，查看企业人员名册、劳动合同、简历、学历或职称等证明文件，核实企业质量管理机构中从事体外诊断试剂的质量管理人员和验收人员是否满足资质要求； 履职情况：查看从事体外诊断试剂的质量管理人员、验收人员的岗位质量职责以及履职记录，核实其是否有效履行职责。

章节	条款	内容
机构与人员	3.19	质量负责人及质量管理人员应当专职专岗，质量管理人员不得兼职其他业务工作。 查看质量负责人及质量管理人员任命文件、劳动合同、工作条件，查看质量管理人员履职记录，核实质量管理人员是否存在兼职其他业务工作的情况。
	3.20	专门提供医疗器械运输、贮存服务的企业应当设立医疗器械物流管理机构，负责医疗器械运输、贮存服务的运营管理。配备的物流管理人员中，应当至少有2人具备物流管理相关专业大专及以上学历或者中级及以上专业技术职称，并具有2年以上医药行业相关工作经历。 物流机构设立：查看企业机构设置与岗位质量管理职责、组织机构图、人员名册等，核实企业是否设立物流管理机构并明确相应职责； 物流管理人员资质：查看企业人员名册、劳动合同、简历、学历或职称等证明文件，核实物流管理人员是否满足上述要求； 履职情况：查看物流管理人员的岗位职责以及履职记录，核实其是否有效履行职责。
	3.21	专门提供医疗器械运输、贮存服务的企业应当配备计算机系统管理人员，负责医疗器械运输、贮存服务过程中的计算机系统维护与管理工作。配备的计算机系统管理人员中，应当至少有2人具备计算机相关专业大专及以上学历或者中级及以上专业技术职称，并具有1年以上医药行业相关工作经历。 计算机管理人员配置：查看企业组织机构图、人员名册、计算机信息系统管理权限等，核实企业是否配备计算机信息系统管理人员； 计算机管理人员资质：查看企业人员名册、劳动合同、简历、学历或职称等证明文件，核实计算机信息系统管理人员是否满足上述要求； 履职情况：查看计算机信息系统管理人员的岗位职责以及履职记录，核实其是否有效履行职责。
	3.22	专门提供医疗器械运输、贮存服务的企业应当至少配备1名设施设备管理人员，负责医疗器械运输、贮存服务过程中的设施设备维护与管理工作。 设施设备管理人员配置：查看企业组织机构图、人员名册等，核实企业是否配备设施设备管理人员； 设施设备管理人员资质：查看企业人员名册、劳动合同等，核实企业是否配备至少1名设施设备管理人员； 履职情况：查看设施设备管理人员的岗位职责以及履职记录，核实其是否有效履行职责。
	3.23	专门提供医疗器械运输、贮存服务的企业应当对从事医疗器械运输、贮存服务的工作人员进行与其职责和工作内容相关的岗前培训和继续培训，建立培训记录，并经考核合格后方可上岗。培训内容应当至少包括：相关法律、法规，医疗器械专业知识及技能，物流管理知识，质量管理制度，岗位职责及操作规程，医疗器械运输、贮存的相关标准和技术指南等。 培训策划与实施：查看企业是否制订岗前培训和继续培训计划，实施培训并留存培训、考核记录；从企业人员名册中抽取关键岗位人员，核实其接受培训、考核的情况； 培训内容：查看企业培训内容是否包括上述内容。
	3.24	专门提供医疗器械运输、贮存服务的企业应当建立员工健康档案，质量管理、收货、验收、在库检查、运输、贮存等直接接触医疗器械岗位的人员，应当至少每年进行一次健康检查。身体条件不符合相应岗位特定要求的，不得从事相关工作。 制度执行：查看企业是否按照人员健康状况管理制度，实施人员健康管理，并建立员工健康档案； 健康检查：从企业人员名册中抽取直接接触医疗器械岗位人员，核实其是否至少每年进行一次健康检查，并留存检查记录；检查项目应与其岗位工作内容所需具备的身体条件相适宜； 违规上岗情况：查看是否存在身体条件不符合相应岗位特定要求，仍然从事相关工作的情况。

章节	条款	内容
设施与设备	4.25	专门提供医疗器械运输、贮存服务的企业应当配备与所提供运输、贮存服务规模相适应的经营管理场所。经营管理场所应当配备日常办公与计算机设备，整洁、卫生，满足日常管理要求。 经营管理场所真实性：查看企业经营场所产权证明 / 使用权证明或租赁合同 / 协议等并现场核实； 经营管理场所条件：现场查看企业经营场所是否与经营规模相适应，是否整洁、卫生，满足日常管理要求。
	4.26.1	专门提供医疗器械运输、贮存服务的企业应当配备与所提供的运输、贮存服务规模以及所运输、贮存医疗器械产品相适应的仓储条件，开展现代物流自动化、智能化与集约化管理，并依据医疗器械产品质量特性和管理要求，合理设置满足不同质量状态、贮存环境要求的库区与库位。 库房总体要求：现场查看企业库房平面布局图、选址、设计、布局、建造和维护等是否符合医疗器械贮存的要求，并确认仓储条件是否满足开展现代物流自动化、智能化与集约化管理的要求； 库区设置：现场查看库房是否依据医疗器械产品质量特性合理设置，设置的库区或库位能否满足医疗器械的贮存条件； 分区管理：现场查看库房是否按质量状态实行分区管理，包括待验区、合格品区、不合格品区、发货区、退货区等，并有明显区分（如可采用色标管理，设置待验区、退货区为黄色、合格品区和发货区为绿色、不合格品区为红色）； 冷库库房分区管理：现场查看冷库内应按质量状态实行分区管理，还应设置包装材料预冷区（货位），并有明显标识。
	4.26.2	库房温度、湿度应当符合所贮存医疗器械说明书或者标签标示的要求，库房及设施与设备基本要求应当符合《医疗器械经营质量管理规范》。 库房平面图：现场查看企业仓库平面图（温区设置、温度探点设置、物流动线等）与实际库房布局是否一致； 抽查产品贮存条件：现场确认库房及设施与设备的温度、湿度设置情况，抽查贮存的医疗器械，核实贮存环境是否满足医疗器械产品说明书或标签标示的要求。
	4.27	库房中贮存非医疗器械产品时，应当做好库房分区管理，充分评估非医疗器械产品对医疗器械产品的污染风险，制定措施确保医疗器械贮存环境安全。组合销售的医疗器械和非医疗器械可以不分开贮存。 非医疗器械产品贮存：现场确认是否有非医疗器械产品，确认非医疗器械与医疗器械产品是否采用分隔方式或者分离方式有效分开； 组合销售出库产品：医疗器械和非医疗器械组合销售出库的产品可不分开存放。医疗器械和非医疗器械组合销售的，应提供组合销售出库记录或者委托方出具的相关组合销售说明文件； 防止污染的措施：查看贮存的非医疗器械产品对医疗器械产品的污染风险以及企业采取的措施。
	4.28	专门提供医疗器械运输、贮存服务的企业应当配备与所提供运输、贮存服务规模相适应的设备设施，仓储设备设施应当满足医疗器械运输、贮存服务全过程的物流操作与质量管理要求，应当包括以下设备： （一）计算机硬件设备。应当配备满足收货、验收、上架、在库检查、拣选、复核、包装、运输及质量管理等各环节管理要求的设备。 （二）医疗器械唯一标识采集识读设备。包括扫码枪、手持终端等采集识读设备。 （三）货架系统。包括托盘货架、拆零拣选货架及其他货架。 （四）装卸搬运及输送设备。包括推车、叉车（手动、电动）及其他设备。 （五）分拣及出库设备。包括电子标签辅助拣货系统或手持终端拣货系统等设备。 （六）避光、通风、防潮、防虫、防鼠等设备。 （七）温湿度自动监测及控制设备。应当配备符合医疗器械冷链管理要求的环境监测及控制设备，定期对环境监测设备进行校准或检定，并予以标识。 （八）运输车辆及设备。应当配备与所提供运输、贮存服务规模相适应的运输车辆。冷链运输车辆应当配备卫星定位系统，可实现对车辆运输监控。冷藏箱（保温箱）、冷藏运输车辆应当符合医疗器械冷链管理相关要求。

章节	条款	内容
设施与设备	4.28	仓储设备设施配置：现场查看企业配备的设施设备是否与所提供运输、贮存服务的规模相适应，各类设备配置数量是否满足日常操作和质量管理要求； 检定校准：查看需检定或校准的计量器具和计量设备校准、检定证明及其使用、检定记录等，确认按照国家有关规定进行定期校准或者检定，并予以标识； 运输车辆及设备：根据企业配置车辆情况，查看常温运输车辆和冷藏运输车辆产权、行驶证等证明文件；若采用车辆租赁等方式，应查看车辆租赁协议是否有效并能满足日常运输需求； 冷链设备：涉及时，检查冷链运输车辆是否配备卫星定位系统，实现对车辆运输监控。查看温湿度自动监测及控制设备、冷藏箱（保温箱）、冷藏运输车辆是否符合《医疗器械冷链（运输、贮存）管理指南》相关要求。
	4.29	专门提供医疗器械运输、贮存服务的企业应当加强实时监测监控管理，应当包括：库房进出通道及各库区的视频监控，各库区温湿度监控，运输车辆监控，仓储设备监控以及异常状况报警等功能。 监测监控管理：现场查看企业是否具备实时监测监控能力； 监测监控场景：监测监控场景是否包括库房进出通道及各库区的视频监控，各库区温湿度监控，运输车辆监控，仓储设备监控以及异常状况报警等功能； 异常状况报警：现场查看企业是否具有监控系统报警功能（包括温湿度超标报警、断电报警等），报警需采用灯光或声音或信息等易察觉方式。
	4.30	专门提供医疗器械运输、贮存服务的企业运输、贮存产品包括冷链管理医疗器械时，应当配备备用供电设备或采用双路供电，保证在紧急情况下能够及时采取有效应对措施。 制度执行：涉及时，检查企业是否按照冷链医疗器械应急管理制度执行，配置相关设施与设备、人员与工作流程，保证在紧急情况下能够及时采取有效应对措施； 备用供电设备：现场确认企业是否配备备用供电设备或采用双路供电等设施；备用供电设备是否建立使用、清洁、维护和维修的操作规程，并保存相应的记录。
计算机信息系统	5.32	专门提供医疗器械运输、贮存服务的企业应当配备与现代物流运输、贮存业务要求相适应的计算机信息管理系统，在确保医疗器械质量安全的基础上，持续优化物流管理。 计算机信息系统应当包括仓库管理系统、温湿度监测系统、运输管理系统等。需冷链运输医疗器械的还应当配备冷链运输管理系统。计算机信息系统应当对医疗器械的运输、贮存全过程实行动态管理和控制，对相关数据进行收集、记录、查询、统计。 制度执行：查看企业是否按照计算机信息系统管理制度，执行计算信息系统的相关管理； 信息系统配备：现场查看企业配置的计算机信息系统（包括仓库管理系统、温湿度监测系统、运输管理系统，涉及时还应包括冷链运输管理系统）以及质量管理、收货验收、贮存、出库复核、运输等岗位配备专用的终端设备，是否满足日常使用与质量管理要求； 信息系统运行网络环境：检查企业是否配置支持系统正常运行的服务器空间和网络环境条件，以保证各岗位在工作位置可以进行信息系统操作； 信息系统质量控制功能：检查企业计算机信息系统质量控制点设置清单（应包括资质审核核准、基础数据建立与更改、进货查验、在库检查、出库复核、退货、温湿度等质控点），评估系统是否具备对全过程实行动态管理和控制的能力。
	5.33	专门提供医疗器械运输、贮存服务的企业计算机信息系统中各岗位人员需经过身份确认、设定操作权限，相关权限建立与更改应当由质量负责人或其授权人批准后实施。 权限设置情况：检查企业计算机信息系统权限设置情况，重点查看系统权限设置是否合理；在人员名册中抽查不同岗位员工，经过身份确认进入计算机信息系统后，核实其操作权限是否与工作职能相匹配，并与管理制度规定和岗位设置一致； 依据权限操作：现场查看操作人员登录管理，验证密码或者密钥登录方式是否得到控制，防止使用他人账号登录； 权限管理情况：检查企业计算机信息系统权限建立与更改情况，是否由质量负责人或其授权人批准后实施。

章节	条款	内容
计算机信息系统	5.34	专门提供医疗器械运输、贮存服务的企业应当制定管理措施，保证计算机信息系统的数据准确、真实、安全，不得随意更改；需要数据更改时应当由质量负责人或其授权人审核批准，并留存更改及审核批准记录。 制度执行：查看企业是否按照数据安全管理制度，执行数据管理工作，通过数据库、权限管理等保证计算机信息系统的数据准确、真实、安全； 数据更改控制：检查企业是否在数据安全管理制度中识别数据更改的相关情形，并制定了相应的技术措施和管理流程，使计算机信息系统数据不得随意更改；需要数据更改时，应记录修改原因并保留原始记录可查；重点检查数据更改是否由质量负责人或其授权人审核批准，并留存更改及审核批准记录。
	5.35	专门提供医疗器械运输、贮存服务的企业计算机信息系统应当具备与委托方在基础数据、收货、验收、库存、发货等环节实时电子数据交互的能力，并具备与药品监督管理部门实时同步电子数据的功能。 业务数据交互功能：检查企业与委托方基础数据、收货、验收、库存、发货等环节实时电子数据交互情况，是否可以及时、可靠、完整地交互数据； 监管数据交互功能：询问企业是否预留与药品监督管理部门实时同步电子数据的功能。
	5.36	仓库管理系统应当具备以下功能： （一）基础数据管理：委托方企业、医疗器械资质及基础数据维护与交互、证照期限预警、经营范围监控功能； （二）质量记录管理：自动生成收货、验收、在库检查、发货、复核等工作记录的功能； （三）识别与货位分配：入库、出库时能够通过信息化手段采集医疗器械唯一标识信息，并具备根据医疗器械贮存条件自动分配货位的功能； （四）质量控制功能：医疗器械收货、验收、上架、贮存、在库检查、拣选、复核、发货、退回等各环节质量状况进行实时判断和控制功能；医疗器械产品近效期预警、过效期锁定功能； （五）打印功能：过程单据、记录以及货位、上架、拣货条码等标识的打印功能。 仓库管理系统基本功能：检查企业仓库管理系统是否包含：基础数据管理、质量记录管理、识别与货位分配、质量控制功能、打印功能； 基础数据管理：可采用模拟单据操作等方式，检查企业仓库管理系统基础数据是否可实现与委托方数据交互的功能，是否可以进行证照期限预警、经营范围监控； 质量记录管理：可采用模拟单据操作、现场查看等方式，检查企业仓库管理系统中各操作环节是否可以自动生成相关工作记录，并可依据实际情况记录操作人员信息、单据生成时间等； 识别与货位分配：可采用模拟单据操作、标签识读等方式，检查企业仓库管理系统是否可以在入库、出库时采集医疗器械唯一标识，识别并记录医疗器械唯一标识信息；是否可以根据医疗器械贮存条件自动分配货位的功能； 质量控制功能：可采用模拟单据操作、现场查看等方式，检查企业仓库管理系统是否可以在医疗器械收货、验收、上架、贮存、在库检查、拣选、复核、发货、退回等各环节进行实时判断和控制功能；贮存的医疗器械产品是否可实现近效期预警、过效期锁定； 打印功能：可采用模拟单据操作、现场查看等方式，检查企业仓库管理系统是否可以打印过程单据、记录以及货位、上架、拣货条码的功能。
	5.37	运输管理系统应当具备对运输车辆、运输医疗器械、承运人员、调度分配、送达状况等信息进行追踪管理的功能。 运输管理系统基本功能：检查企业运输管理系统是否包含对运输车辆、运输医疗器械、承运人员、调度分配、送达状况等信息进行追踪管理的功能；涉及冷链运输时，还应具有温湿度监测记录功能； 单据抽取核实：现场抽取运输记录，检查相关信息是否记录完整、准确、真实。

章节	条款	内容
计算机信息系统	5.38	冷链运输管理系统应当具备以下功能： （一）运输记录：对医疗器械运输过程中温度进行监测、记录、保存、查询的功能； （二）自动报警：对医疗器械运输过程中异常温度进行自动报警的功能，采用航空运输等特殊场景时可以不启动自动报警功能； （三）过程温度：对医疗器械运输过程中温度进行统计，形成温度曲线的功能； （四）在线查询：在线查询医疗器械运输过程温度的功能，采用航空运输等特殊场景时可以不启动在线查询功能。 冷链运输管理系统基本功能：涉及时，检查企业冷链运输管理系统是否包含：运输记录、自动报警、过程温度记录、过程温度在线查询功能； 单据抽取核实：现场抽取冷链运输记录，检查运输过程中的温度监测记录及温度曲线等； 在线查询功能查看：通过登录查看等方式，检查企业在线查询医疗器械运输过程温度的功能。
	5.39	专门提供医疗器械运输、贮存服务的企业应当具备独立的服务器或存储空间，采用安全可靠的方式存储记录各类数据，按日备份。应当确保备份数据存储安全，防止损坏和丢失。数据的保存年限应当不低于《医疗器械经营质量管理规范》中各项记录的保存年限。 制度执行：查看企业是否按照数据安全管理制度，执行数据安全管理工作，企业计算机信息系统中的各类记录信息和数据存储是否安全、可靠，是否按工作日备份数据； 数据保存：检查企业备份数据的介质是否存放于安全场所，防止与服务器同时遭遇灾害造成损坏或丢失； 记录保存：检查计算机信息系统历史记录和备份的信息数据，在规定管理年限内的信息数据，是否存在丢失或查询不到、信息不完整等情况。
质量责任	6.40	医疗器械注册人、备案人和经营企业委托专门提供医疗器械运输、贮存服务的企业运输、贮存时，委托方应当依法承担质量管理责任。 委托方是医疗器械经营的质量责任主体。委托方应当负责其经营医疗器械的供货者、购货者与医疗器械产品资质审核、采购、销售、售后服务及医疗器械召回、不良事件监测等工作，并对委托的专门提供医疗器械运输、贮存服务的企业进行必要的质量监督。 专门提供医疗器械运输、贮存服务的企业负责收货、验收、贮存、在库检查、出库复核、发货与运输的具体操作，以及协助委托方进行退货、召回、不良事件监测等工作。 在操作过程中发现委托方产品相关质量疑问时，由委托方质量负责人进行质量裁决并承担相应的质量管理责任。 协议签订：查看企业签署的委托合同和质量保证协议，是否明确双方质量责任义务； 质量疑问处理：通过现场询问、查看进货查验记录、退货记录、不合格品处理记录等方式，确认在处理相关质量疑问时，是否与企业质量管理制度及文件规定一致，并完整留存质量疑问情况、委托方质量负责人质量裁决意见以及质量疑问处理措施记录。
	6.41	专门提供医疗器械运输、贮存服务的企业应当与委托方签订书面协议，明确运输、贮存的服务范围与质量管理要求，约定双方质量责任和义务。 服务范围与质量管理要求：抽查企业与委托方签署的质量保证协议，是否明确运输贮存的服务范围与质量管理要求，服务范围和质量管理要求应当符合法规要求； 质量责任和义务：抽查企业与委托方签署的质量保证协议，是否约定双方质量责任和义务； 协议效期管理：检查企业是否实施协议效期管理。
	6.42.1	医疗器械经营企业委托专门提供医疗器械运输、贮存服务的企业贮存时，应当按规定办理库房地址变更。不需要经营许可或者备案的企业除外。 质量责任和义务：抽查委托方清单中协议仍有效的经营企业委托方，查看其经营许可或者备案证照的库房地址是否已进行相应变更。
	6.42.2	专门提供医疗器械运输、贮存服务的企业应当在委托协议到期前向委托方提示到期信息。当贮存委托协议终止时，委托方应当及时按规定办理库房地址变更。 协议效期管理与提醒：询问和查看企业如何实施协议效期管理以及委托方到期前提醒； 协议终止情况报告：需要时，是否及时将贮存委托协议终止等委托方信息向监管部门报告。

章节	条款	内容
质量责任	6.43.1	专门提供医疗器械运输、贮存服务的企业以及委托方可以委托其他具备质量保障能力的承运单位运输医疗器械，签订运输质量保证协议，定期对承运单位运输医疗器械的质量保障能力进行考核评估，确保运输过程的质量安全。 运输质量保证协议：查看企业与承运单位之间的运输质量保证协议，是否明确承运过程中的质量责任； 承运方评估与定期考核：查看企业委托运输评估记录，是否对承运方进行定期的质量考核评估并保存记录； 运输信息采集：查看企业是否通过数据对接或信息采集等方式，获取了运输信息。
	6.43.2	运输质量保证协议应当包括运输过程中的质量责任、运输操作规程、在途时限、温度控制、签收和回执要求等内容。 运输质量保证协议：查看运输质量保证协议是否包含运输过程中的质量责任、运输操作规程、在途时限、温度控制、签收和回执要求等内容； 委托运输记录：已开展委托运输活动的，抽查运输过程中相关运行数据记录（如运输过程中的温度控制记录、在途时限等），确认企业是否按照协议实施质量管理。
	6.44	专门提供医疗器械运输、贮存服务的企业发现运输、贮存的医疗器械有严重质量安全问题，不符合强制性标准、经注册或者备案的医疗器械产品技术要求，应当立即采取控制措施，向所在地药品监督管理部门报告，并及时通知委托方。需要召回的，应当协助召回。 质量隐患报告：查看企业是否实施医疗器械质量安全排查工作，包括加强日常巡查、搜集监管部门发布的相关质量公告、抽检公告、不良事件公告等。询问企业是否发现医疗器械严重质量安全问题，若有需检查相关记录及报告； 协助召回：查看企业医疗器械产品召回管理制度是否符合法规、规范要求，询问企业是否协助委托方或监管部门实施召回，若有，需检查相关召回记录。
	6.45	专门提供医疗器械运输、贮存服务的企业应当接受药品监督管理部门的监督，对开展的调查予以配合。 接受监管情况：询问企业接受药品监督管理部门开展调查情况，查看企业接受药品监督管理部门的监督记录。
附则	7.46	委托运输、贮存产品为冷链管理医疗器械时，还应当符合医疗器械冷链管理的相关要求。 检查资质：抽查所贮存运输的冷链产品医疗器械注册证、本企业医疗器械经营许可（备案）证、委托方的医疗器械生产（经营）许可证； 冷链贮存质量状态：抽查冷链产品贮存环境是否满足标签说明书要求；以及产品标签、唯一标识、包装质量状态； 冷链验证与人员管理：检查冷链贮存、运输设施设备的验证报告；查看冷链操作规程、人员及相关培训考核记录；现场查看冷链产品操作过程，判定操作是否符合操作规程。
	7.47	委托运输、贮存产品为植入和介入类医疗器械时，还应当严格执行医疗器械法律、法规、规章和规范对植入和介入类医疗器械管理的相关要求。植入类医疗器械进货查验记录和发货记录应当永久保存。 检查资质：抽查所贮存运输的植介入产品医疗器械注册证、本企业医疗器械经营许可证、委托方的医疗器械生产（经营）许可证； 检查贮存产品：抽查植介入产品贮存环境是否满足标签说明书要求，以及产品标签、唯一标识、包装质量状态； 检查质量追溯：检查计算机信息系统能否实现植介入产品可追溯（验收、入库、出库、运输、退货的全程追溯）；抽查所贮存运输的植介入产品的供货者随货同行单据与进货验收记录； 检查质量记录保存：检查植入类医疗器械进货查验记录和发货记录的资料及数据保存方式和措施，是否可以确保长期保存。

附录2　医疗机构医疗器械使用质量管理自查表

医疗机构医疗器械使用质量管理自查表

单位名称（盖章）：

自查人员：　　　　　　　　　　　　　　　　　　自查日期：

序号	自查要点	自查情况	原因分析	整改措施	整改结果
1	医疗器械使用单位是否配备与其规模相适应的医疗器械质量管理机构或者质量管理人员。				
2	医疗器械质量管理机构或者质量管理人员是否承担本单位使用医疗器械的质量管理责任。				
3	医疗器械使用单位是否建立覆盖质量管理全过程的使用质量管理制度。				
4	医疗器械使用单位发现所使用的医疗器械发生不良事件或者可疑不良事件的,是否按照医疗器械不良事件监测的有关规定报告并处理。				
5	医疗器械使用单位是否对医疗器械采购实行统一管理,由其指定的部门或者人员统一采购医疗器械,其他部门或者人员不得自行采购。				
6	医疗器械使用单位是否从具有资质的医疗器械生产经营企业购进医疗器械,索取、查验供货者资质、医疗器械注册证或者备案凭证等证明文件。对购进的医疗器械应当验明产品合格证明文件,并按规定进行验收。对有特殊储运要求的医疗器械还应当核实储运条件是否符合产品说明书和标签标示的要求。				
7	医疗器械使用单位是否真实、完整、准确地记录进货查验情况。进货查验记录是否保存至医疗器械规定使用期限届满后2年或者使用终止后2年。大型医疗器械进货查验记录是否保存至医疗器械规定使用期限届满后5年或者使用终止后5年;植入类医疗器械进货查验记录是否永久保存。				
8	医疗器械使用单位是否妥善保存购入第三类医疗器械的原始资料,确保信息具有可追溯性。				
9	医疗器械使用单位贮存医疗器械的场所、设施及条件是否与医疗器械品种、数量相适应,符合产品说明书、标签标示的要求及使用安全、有效的需要;对温度、湿度等环境条件有特殊要求的,是否监测和记录贮存区域的温度、湿度等数据。				
10	医疗器械使用单位应当按照贮存条件、医疗器械有效期限等要求对贮存的医疗器械进行定期检查并记录。				
11	医疗器械使用单位不得购进和使用未依法注册或者备案、无合格证明文件以及过期、失效、淘汰的医疗器械。				
12	医疗器械使用单位应当建立医疗器械使用前质量检查制度。在使用医疗器械前,应当按照产品说明书的有关要求进行检查。使用无菌医疗器械前,应当检查直接接触医疗器械的包装及其有效期限。包装破损、标示不清、超过有效期限或者可能影响使用安全、有效的,不得使用。				
13	医疗器械使用单位对植入和介入类医疗器械是否建立使用记录,植入类医疗器械使用记录永久保存,相关资料是否纳入信息化管理系统,确保信息可追溯。				

233

序号	自查要点	自查情况	原因分析	整改措施	整改结果
14	医疗器械使用单位是否建立医疗器械维护维修管理制度。对需要定期检查、检验、校准、保养、维护的医疗器械，是否按照产品说明书的要求进行检查、检验、校准、保养、维护并记录，及时进行分析、评估，确保医疗器械处于良好状态。				
15	对使用期限长的大型医疗器械，是否逐台建立使用档案，记录其使用、维护等情况。记录保存期限是否符合不得少于医疗器械规定使用期限届满后 5 年或者使用终止后 5 年的要求。				
16	由医疗器械生产经营企业或者维修服务机构对医疗器械进行维护维修的，是否在合同中约定明确的质量要求、维修要求等相关事项，医疗器械使用单位是否在每次维护维修后索取并保存相关记录；医疗器械使用单位自行对医疗器械进行维护维修的，是否加强对从事医疗器械维护维修的技术人员的培训考核，并建立培训档案。				
17	医疗器械使用单位发现使用的医疗器械存在安全隐患的，是否立即停止使用，通知检修；经检修仍不能达到使用安全标准的，是否停止使用，并按照有关规定处置。				
18	医疗器械使用单位之间转让在用医疗器械，转让方是否确保所转让的医疗器械安全、有效，并提供产品合法证明文件。转让双方是否签订协议，移交产品说明书、使用和维修记录档案复印件等资料，并经有资质的检验机构检验合格后方可转让。受让方是否进行查验，符合要求后使用。是否转让未依法注册或者备案、无合格证明文件或者检验不合格，以及过期、失效、淘汰的医疗器械。				
19	医疗器械使用单位接受医疗器械生产经营企业或者其他机构、个人捐赠医疗器械的，捐赠方是否提供医疗器械的相关合法证明文件，受赠方是否进行查验，符合要求后使用。是否捐赠未依法注册或者备案、无合格证明文件或者检验不合格，以及过期、失效、淘汰的医疗器械。				

质量负责人签名：　　　　　　　　　　　　　　　　联系方式：

单位法定代表人或负责人签名：　　　　　　　　　联系方式：